U0202996

临床护理与管理信息化实践指导

Practice Guidelines of Nursing and Managing Informationization

（第 2 版）

名誉主编　么　莉　计　虹

主　　编　张洪君　李葆华　王攀峰

副 主 编　李春燕　王　泠　韩斌如　丁小容

编　　委　（按姓名汉语拼音排序）

蔡军红（深圳市宝安区妇幼保健院）　　　李宇轩（北京大学第三医院）

陈　芳（四川大学华西医院）　　　　　　陆宇晗（北京大学肿瘤医院）

陈冠宇（医惠科技有限公司）　　　　　　骆金铠（首都医科大学附属北京友谊医院）

陈　雁（南京大学医学院附属鼓楼医院）　王利玲（深圳市宝安区妇幼保健院）

丁小容（北京大学深圳医院）　　　　　　王　泠（北京大学人民医院）

方　茜（贵州省人民医院）　　　　　　　王攀峰（北京大学第三医院）

高巧燕（威海市中心医院）　　　　　　　王　艳（首都医科大学附属北京友谊医院）

耿琳华（深圳市宝安区妇幼保健院）　　　夏喆彬（山东威高海纳思医疗科技有限公司）

韩斌如（首都医科大学宣武医院）　　　　肖适崎（中国医科大学附属盛京医院）

衡反修（北京大学肿瘤医院）　　　　　　许蕊凤（北京大学第三医院）

侯黎莉（上海交通大学医学院附属第九人民　杨润静（医惠科技有限公司）
　　　　医院）　　　　　　　　　　　　应燕萍（广西医科大学第一附属医院）

计　虹（北京大学第三医院）　　　　　　翟　壮（贵州省人民医院）

蒋　艳（四川大学华西医院）　　　　　　张　红（北京大学肿瘤医院）

金静芬（浙江大学医学院附属第二医院）　张洪君（北京大学第三医院）

李葆华（北京大学第三医院）　　　　　　张素秋（中国中医科学院广安门医院）

李春燕（北京护理学会）　　　　　　　　张　月（首都医科大学附属北京友谊医院）

李健明（深圳市宝安区妇幼保健院）　　　郑凌峻（医惠科技有限公司）

李　峻（北京美鑫科技有限公司）　　　　周玉洁（北京大学第三医院）

李　蕊（北京大学第三医院）　　　　　　左晓霞（北京大学首钢医院）

北京大学医学出版社

LINCHUANG HULI YU GUANLI XINXIHUA SHIJIAN ZHIDAO

图书在版编目（CIP）数据

临床护理与管理信息化实践指导 / 张洪君，李葆华，
王攀峰主编．—2版．—北京：北京大学医学出版社，
2021.11

　ISBN 978-7-5659-2438-5

　Ⅰ．①临…　Ⅱ．①张…②李…③王…　Ⅲ．①护理 -
管理信息系统 - 指南　Ⅳ．① R47-62

　中国版本图书馆 CIP 数据核字（2021）第 218998 号

临床护理与管理信息化实践指导（第 2 版）

主　　编：张洪君　李葆华　王攀峰
出版发行：北京大学医学出版社
地　　址：（100191）北京市海淀区学院路 38 号　北京大学医学部院内
电　　话：发行部 010-82802230；图书邮购 010-82802495
网　　址：http://www.pumpress.com.cn
E - m a i l：booksale@bjmu.edu.cn
印　　刷：北京信彩瑞禾印刷厂
经　　销：新华书店
责任编辑：赵　欣　　责任校对：靳新强　　责任印制：李　啸
开　　本：850 mm×1168 mm　1/16　印张：21.5　　字数：617 千字
版　　次：2021 年 11 月第 2 版　2021 年 11 月第 1 次印刷
书　　号：ISBN 978-7-5659-2438-5
定　　价：80.00 元

前 言

进入 21 世纪以来，国内外医疗信息化建设迅速发展，大数据时代的到来以及互联网的广泛应用改变了医院临床护理和护理管理模式。临床护理工作程序包括评估、判断、给予护理措施、进行护理评价等内容，这一科学工作程序在每一环节都需要信息技术与护理学的结合；护理管理中的各个方面、各个环节，均需要信息技术提供支持。在护理信息的构建过程中，护理人员不是被动应用工程师研发的软件就能满足临床护理的需求，而是以临床护理和护理管理需求为中心，结合护理知识的传递，以及护理技术的学习与研发，以护理人员为主导，构建安全、高效、临床实用性强的护理信息系统。

本书第 1 版于 2016 年出版，成为国内临床护理信息与护理管理信息的实践版最新指导用书，为众多医院广大的护理人员和管理者提供了丰富的护理信息经验和工作方法。新版修订传承了上一版的主要内容，包括临床应用系统和护理管理系统等内容，也更新了大量专科护理部分和延续性护理内容，使本书的内容具备几个特点：①全面性：涵盖了护理管理、电子记录、临床医嘱闭环管理等方面，可满足临床护理和护理管理的信息化需求；②专科性：更新了大量以专科为特色的护理信息内容，如急诊、ICU、手术室、消毒供应等内容，更加满足各专业的特色需求；③前瞻性：内容不仅限于医院的护理信息系统，根据国家战略规划以及广大人民群众的需求，还涉及延续性护理及居家护理的信息系统等内容。本书以丰富的实用案例贯穿护理工作各个方面，将管理的思路与方法融入其中，以期提高临床护理人员和护理管理者的实际应用能力，根据医院特点研发特定护理信息，满足护理人员需求，应用信息化手段帮助护理人员提高决策能力，实现数据的整合与大数据的管理科研成果评价。

全书分为上下两篇，共九章内容。上篇为综合篇，包括四章内容。第一章为护理信息管理概论；第二章为通用护理电子记录系统；第三章为临床护理应用系统，介绍各类医嘱闭环系统；第四章为护理管理系统，介绍护理人力资源管理、护士长无纸化办公系统、护理质量管理系统、护理不良事件上报系统等内容。下篇为专科篇，共五章。第五章为专科护理记录与评估系统，如 PICC 置管执行系统、血液净化信息管理系统、癌症疼痛全程管理信息系统以及急诊信息系统等，在此章内，还涵盖了延续性护理和"互联网 +"等信息系统内容；第六章为妇儿护理信息系统；第七章为重症监护信息系统；第八章涵盖手术室、消毒供应、围术期护理等信息系统内容；第九章为中医护理信息系统。

本书在编写过程中得到了各位编委的大力支持，在此表示衷心的感谢。虽然参考汲取了国内外最新护理信息理论和实践经验，但限于水平和时间因素，书中难免有不足之处，真诚希望读者批评指正。

主编

目　录

上 篇

综 合 篇

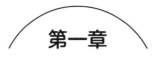

第一章

护理信息管理概论

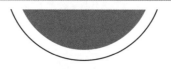

第一节　护理信息学的定义及发展

一、护理信息学概述

护理信息学（nursing informatics）是一门结合护理科学、计算机科学以及信息科学的新兴交叉学科，以信息化的手段在整个护理业务范畴内管理临床业务数据、患者信息反馈、护理资产信息以及其他相关内容；通过信息的采集、信息数据的获取、转换、传输、处理和控制的综合功能帮助医生、护士、患者本人和其他保健服务人员决策，帮助收集系统性信息，提高分析能力、临床决策能力，从而提高研究和持续改进水平。

护理信息学是应用信息科学理论和技术方法，去研究解决护理学科所提出的问题的专门学科。它是以护理学理论为业务基础，以护理管理模式和流程为规范方法，以医疗护理信息为处理对象，以护理信息的相互关系和内在运作规律为主要研究内容，以计算机网络为工具，以帮助护士和其他保健服务人员解决护理信息各种问题，也为患者对自身信息的知情同意提供了保障。

二、护理信息学的发展

（一）国外的发展

1992 年，美国护士协会（American Nurses' Association，ANA）认可护理信息学具备特有的知识体系，是护理学的一门专业。在国际护理信息学的发展过程中，美国居于领先地位，曾多次提出将护理信息学作为优先发展的研究方向，主要侧重护理实践和护理科研。在美国等发达国家，护理信息学已形成本学科三种资格认证：护理信息师、护理信息高级实践护士和护理信息学专家。拥有护理学士学位的护士可经由美国护理认证中心举办的考试获得护理信息师资格，拥有护理硕士学位并获得硕士层次的护理信息课程证书者可申请护理信息高级实践护士资格考试。美国护理学会很早就认为护理信息学是护理专业中可以整合护理科学、计算机科学与信息科学三个方面，管理与沟通相关数据、信息、知识与智能的护理专科。此外，1985 年巴西也开始关注护理信息学，并于 1990 年在圣保罗联邦大学建立护理信息学小组，从事护理信息学的临床实践、行政、教育和研究工作。这也说明国外护理信息学的发展速度远远快于国内。

20 世纪 80 代后期，护理信息学教育在国外开始兴起，最开始是将计算机课程加入基础护理的课程中。20 世纪 90 年代，英国、加拿大、澳大利亚、美国陆续有护理学院和护士学校单独开设护理信息学课程和专业学位课程。到 21 世纪初，在一些发达国家的护理学院，护理信息学已经形成了一门独立的学科，有一支涉及博士、硕士与本科教育的专业教学与研究师资队伍，同时它还为护理继续教育和护理本科教育提供了丰富的教学力量。美国是护理信息学教育相对比较成熟的国家，主要是以研究生教育培养模式为主，除此之外，还配合短期培训、远程教育、研究生证书教育等多种教育形式，满足了不同情况下学生对教育的需求。同时，巴西、阿根廷等南美洲国家也在 21 世纪开始关注护理信息学教育相关课程介绍。

（二）国内的发展

在 20 世纪 80 年代早期至 90 年代，我国推行责任制整体护理，也是护理信息学的最初始阶段。20 世纪 80 年代初，由于我国医疗的快速发展，医院护理管理模式的逐渐改善，使护理管理人员逐渐意识到护理信息的收集、加工、处理、利用对护理管理决策的重要性，这对临床护理人员的知识更新和技能补缺提出了巨大的挑战。1987 年，由原空军石家庄医院研制的"计算机辅助与生物心理社会医学模式的要求，按照责任制护理"的模式实现，以辅助实现责任制护理中的"计划护理"为目的。该软件采用汉字菜单、人机对话形式，操作简单，经过 3 ~ 5 分钟的患者信息数据录入，就可以打印出所有的护理计划和护理记录，使临床护理人员摆脱繁琐的文字工作，节省了大量的时间而用在患者的护理上。1991 年，山西省人民医院护理部代表我国首次参加国际护理信息学大会以及第四届国际护理信息学大会，并在大会上发表了论文"微机护理程序软件系统的应用效果与评价"。1991 年第五届中医药信息发布会在大连召开，中华医学信息协会正式成立了护理信息学组，会议上辽宁、江苏等地一些医院介绍了计算机在病房管理中的应用。这一阶段是护理信息学的孕育阶段，在这一时期，计算机在护理中的应用越来越广泛，护理学和信息学逐渐交融并受到关注，相关学术活动也逐渐出现，这为护理信息学的形成和发展打下了坚实的基础。

从 20 世纪 90 年代开始，国务院各部委以"三金"工程为基础在全国进行金字系列信息化建设。为了加强卫生事业的宏观调控及微观管理，结合我国卫生信息系统发展现状，1995 年卫生部向全国各省市卫生厅、卫生局、医学院校、医学研究机构和相关卫生部门发布了关于国家卫生信息网络建设的文件。到 20 世纪 90 年代末期，我国医药院校对护理专业学生相继开展了信息学教育，增设了计算机基础和文献检索等课程。这一阶段计算机技术在临床、教学、科研等方面的作用日益凸显，护理学与信息学相交融的理论和技术问题显现出来，护理信息学的概念、研究领域、学科理论及应用实践等方面的观点被提出来。1997 年，湖北中医学院附属医院信息工程与护理人员组成编委会，开始《护理信息学概论》一书的编撰工作。该书于 2000 年由科学技术文献出版社出版，成为全国现代护理培训教材。这是我国首部关于护理信息学的论著，该书阐述了护理信息学的概念，介绍了计算机在护理中的应用实践。这一时期我国护理信息学的学科体系逐渐建立，是护理信息学发展的关键阶段。

21 世纪之后，信息化建设从计算机数据化发展到智能化，全国范围内的医院信息系统建设规模庞大，医院智能化前沿信息化评价已经达到较高的水平，我国的护理信息化也随着发展建设进入高峰时期。护理管理信息系统（management information system，MIS）的设计和操作衍生了大量的研究和发展项目，加快了我国护理信息管理机制的形成。2007 年，卫生部统计信息中心对全国 3765 所医院（三级以上 663 家，三级以下 3102 家）进行信息化现状调查，结果显示：属护理信息系统范畴的住院护士工作站系统、医嘱处理系统和门急诊护士工作站系统已经分别占到 64.89%、55.75% 和 36.39%。2013 年，护理专业被我国教育部列入紧缺人才优先发展专业之一，由此看来，护理的信息化教育对加强对护理人员的培养和再教育显得尤为重要，护理的信息化亦是信息化教育的重要组成部分之一。2019 年，国家已开展了智慧化医院建设规模和内容的评审，建设模式是基于单体医院智慧化和以医联体为基础的智慧化集团，以及覆盖一定区域的智慧医疗服务体系。在提高教学效能的重要作用方面，《国家中长期教育改革和发展规划纲要（2010—2020 年)》明确提出信息技术对教育发展具有革命性影响。2020 年信息技术与教育融合发展的水平显著提升，充分发挥现代信息技术的独特优势，教育模式、教学方式不断优化。

（张洪君）

第二节　护理信息应用与规范

一、护理信息的主要特征

护理信息的特征是受患者接受多维服务和医院管理运营、信息化发展等空间影响，从过去的垂直柱状方式发展到今日横向互联互通方式，护理信息发展速度快，信息数据的应用可以帮助护理人员认识和解决问题。

护理的信息来源多样，可能由护理人员或者患者手动输入，也可能由护理信息系统从其他信息系统（如电子医嘱系统、医院管理系统、科研系统、院内教学系统）获取，甚至可能从体征监测设备、药品电子监管码或其他设备获取数据。

1．信息复杂　由于护理工作与医疗、医技、药剂、后勤等部门都有着紧密联系，因而信息的数据量非常大，且概念性信息多，量化性信息少，其中病历、医嘱、处方等常因医生的习惯不同，采用不同的语言，书写时往往是英文、拉丁文、中文等几种文字混合，所以护理信息具有复杂性。

2．相关性强　护理信息大多是由若干相关信息变量构成的信息群，如临床特别护理天数、分级护理质量合格率、压疮发生率、抢救器材完好率等，都是由一组相互作用的信息提供的。护理信息的输出模式在以上信息变量相互作用下才能确定，护理记录就是一种较大的护理信息群。

3．随机性大　在日常护理工作中，患者的病情变化和医嘱的修改随机性最多，医院内的突发事件难以预料，且选择性小，如转科、入院、出院、转院，故护理信息的产生、采集、处理随机性很大。

4．质量要求高　护理信息又直接关系着患者的健康与生命，所以在其准确性、完整性、可靠性方面对护理信息管理提出了非常高的要求，使护理信息管理和研究具有一定的深度和难度，也是开展护理信息管理的重要价值和必要性所在。

二、护理信息与护理信息化标准

标准是一切科学管理的共同基础，制订标准、贯彻实施标准、完善和修订标准是一项管理的全部活动。这个过程不是一次完结的，而是不断循环、螺旋式上升的。其最普遍、最主要的形式是"统一"，这也是标准化的基本原理。在医学领域，医生、护士的医疗护理行为是由一系列必要的专业学术标准来规范的，它从根本上保证了医疗护理质量，促进了医学学术的不断发展，如疾病的诊疗标准、国际标准疾病分类等。

护理信息化与护理信息化标准是医院信息化的重要组成部分，医院信息系统是利用电子计算机和通讯设备，为医院所属各部门提供对患者诊疗信息和行政管理信息的收集、存储、处理、提取及数据交换的能力，并满足所有授权用户功能需求的信息系统。医院信息系统既支持医院的行政管理与事务处理业务，又支持医护人员的临床活动，收集和处理患者的临床医疗信息。简单地说，护理信息化就是利用现代网络技术、计算机技术、通信技术等，对护理工作进行信息化处理和应用的统称。

护理信息化标准参照有关定义，可以解释为在护理工作中为获得最佳秩序，经研究制订并由公认机构批准，共同重复使用的护理信息化工作规范性文件，包括业务标准、术语标准、文档标准、数据交换标准等。护理信息化标准的作用主要体现在对管理工作和技术文档等所有过程和结果的规范性表达上。没有标准就没有信息交流的条件，就不可能实现信息的共享，标准化是信息化的基础。

三、护理信息规范标准的研究现状

本书介绍一些大型、一体化医院信息系统，其中涵盖了病房床位管理、医嘱处理、计费等工作，提高了护理文书的处理效率。按照要求，一大批医疗机构信息化建设正在飞速发展，电子病历和电子医院在很多地方已经实现或正在开展，医院的信息化发展取得了令人瞩目的成就。但是，随着医院信息化的发展，标准方面也存在诸多问题：一是医院管理模式不规范；二是医院信息标准化程度低；三是信息标准不能与医保系统联动；四是软件开发缺乏统一规划。信息化建设快速发展的同时带来了一个巨大的缺陷：其信息化可能会由于标准的缺失而造成很多建设推倒重来的可怕后果。现在众多医院和医院信息系统（hospital information system，HIS）厂商都大力推行各自开发的系统，没有统一的技术标准，没有全国甚至全省统一的数据结构和术语命名。这对卫生系统的信息交换、资源共享甚至于一次简单的患者转诊都将造成极大的障碍，在医院管理信息系统阶段可能还会影响到质量标准的评价，在医院临床信息系统和区域卫生信息化建设上将提醒业内管理者和信息中心专业人员要有风险管理意识。

我国香港等地区已经在护理信息化建设方面开始研究和引进美国的护理标准化数据集。现在国内虽然已经建设了少数临床护理信息系统，实现了护理电子记录，但护理标准化术语和分类还没有成功应用，护理信息化标准建设还远没有开始。

在当今信息化高速发展的背景下，很多行业尤其是工程建设行业，国家技术标准和规范都涵盖了具体工作的方方面面，针对本省情况都在国家标准基础上制订了细化的省级标准及行业标准，这些技术标准一般每隔 5 年甚至更短时间都有新的版本出现。相比之下，护理信息化的标准至今还没有国家标准或行业标准。护理信息的标准化建设是卫生信息标准化的重要组成部分，实现护理信息标准化可以提高信息系统运行过程中计算机处理效率，促进信息资源的交流和共享，实现系统之间的兼容性，使护理信息系统与标准化卫生信息系统完美整合。

四、护理信息规范标准建设的必要性

医院是关乎患者生命的地方，现有的 HIS 对医院护理信息的支持多数仅限于对临床护理中的医嘱处理和出入院患者一般信息处理，已明显暴露出目前医院护理工作发展的弱点。护理需要的大量临床信息的采集、处理不仅是计算机等硬件的支持，技术标准更是关键。护理信息表达内容及方式，如护理工作流程、护理记录格式等内容都需要统一的标准，将其作为基础才能发挥正常护理工作运行的作用。而相关护理软件和医院信息系统平台不能很好地交互，在市场开发培育相对薄弱的现状下，用户根据自身情况定制和开发应用系统，其系统的维护、升级就没有保障，同时也很难有较长的生命周期。

信息技术的发展要求必须进行信息标准化建设，包括术语和编码的标准化、接口的标准化等，它是信息共享的基础，是国家基础信息库建设的保证，进行相关国际标准的制订更是我国在国际竞争中获取主动权的关键环节。如果没有信息的标准化，就会导致一个个信息孤岛的出现。因此，护理信息化标准研究迫在眉睫。

五、护理信息标准化的含义

护理信息标准化（nursing information standardization）是本学科现代化的基础性工作，是制订、贯彻、修订学术标准的有组织活动的全过程。具体来讲，主要包括护理学信息内容（包含各个专业的护理）的标准化、学科信息管理指标体系的建立及专业信息分类与编码三方面。它是护理学科建设和发展的系统工程，要用系统论的思想、理论和原则来指导各类护理信息标准的制订，使之全面配套、层次恰当、目标明确，并随着科学技术的发展而不断深化发展。

（一）护理学信息内容标准化

护理学信息内容标准化主要包括三个方面的内容：一是理论标准化，即将护理学科理论结构化、体系化，并用规范化的语言再现经典护理学的精华和内涵，重构现代护理学信息模式和框架；二是操作规范信息化，即对护理操作的规范化和护理操作技术的信息化；三是应用现代管理理论和方法，建立护理学术管理规范和流程。学科内容标准化是一个循序渐进的过程，需要有志于护理理论研究者不断地归纳总结，使之成为护理行为的准则和实际工作的行动指南。现有的护理学理论和各种技术方法的标准与规范都是护理学术内容标准化的成果，如各科疾病护理常规、各科疾病健康指导、基础护理技术操作规程、护理分级管理标准、护理工作检查评分方法等。

（二）护理学科信息管理指标体系的建立

护理学科信息管理是综合系统业务处理部分，包括信息管理、人力资源管理、科室业务管理、质量管理。指标体系是在"标准"的指导下，根据信息管理的目标要求，对相应信息管理系统中的每个管理"项目"进行概念的界定，确立其内涵"信息"之间的关系，并把所有的"信息项"依据它们自身的作用和相互间的关系，按一定的逻辑层次关系进行归纳整合所形成的一个信息项集合。

护理信息管理指标体系是建立护理信息管理系统的依据之一，是系统的重要管理内容。以创建内科病区护理信息管理系统为例，首先按内科护理学理论和内科病区管理流程与相应的规范，分门别类地提取该病区护理信息管理项目，并对每一管理项目进行概念的界定、作用的说明，确定该项目所含"信息"间的逻辑与数量关系，最终以内科病区的每一个信息管理流程为准进行"信息项"归类整合，从而构成内科病区护理信息管理系统指标体系。它将成为该系统计算机程序设计的依据和内科病区信息管理系统的重要构成。

（三）护理专业信息分类与编码

护理专业信息分类与编码是护理信息标准化的重要内容。所谓信息的标准化处理，就是对"信息"自身的描述形式、其概念所进行的界定和表示符号的统一与规范。具体来讲包括两方面内容：一是将"信息"按规定的术语原则进行科学分类，二是在分类的基础上进行统一的编码且编码符合病案体系要求。

护理专业信息的分类是在护理学科理论的指导下，采用分类学原则和方法对护理学科知识进行属性分类，将其学术内涵升华，使其概念的描述更准确、更完善，层次的划分更清晰、更具有逻辑性，使学科具有体系化特征。

护理信息编码就是将经过明确分类的护理信息用计算机容易识别和处理的符号对每一类护理信息进行分类标识，建立起既符合护理管理学理论，又适于护理信息处理（存储、传输和分析处理）的护理信息分类与代码体系，也即"信息"的代码化。它是信息项内涵特征的一种简洁表示方法，它将为计算机护理信息管理系统提供基本元素。可以断言，若没有护理信息的分类代码，就无法进行护理信息的计算机处理。

六、护理信息标准体系的原则

（一）以医疗护理工作为中心的原则

护理信息标准化是服务于护理专业的，各项标准要以适应医疗护理工作需要为基本原则，以保证患者安全为前提，并紧紧围绕医疗护理这个中心工作，以保证医疗护理工作的顺利进行。

（二）标准的简洁性原则

护理标准是护理学术标准化的成果。简洁性是制订护理标准的一条重要原则，要求"标准"的文字简练、通俗易懂，条文层次清晰、逻辑性强。标准应抓住护理活动的本质，去除护理活动中非本质的部分，使之更具代表性，更为精炼、合理，以反映其内在特征和规律性。

在把握护理活动本质的基础上，消除不必要的多样性，以提高标准的可操作性。

（三）标准的相对性原则

"标准"即"统一"，是一个相对的概念，具有很强的时效性。随着医学技术的进步和管理水平的提高，医学与护理学标准也将不断地深化和完善。标准化不是一劳永逸的，护理信息标准化是随着护理的发展而变化的。在实践中，护理学术标准和技术规范约束护理人员的医疗护理行为，指导着医疗护理实践，并得到发展。强调标准的相对性，有利于标准的实施和优化。优化，就是用数理统计、科学验证、现场调查等方法进行择优，废止那些已经不适于发展的标准，并制订新的标准。优化的目的是提高标准的可行性，获取最佳的效益，而效益的不断提高，又有赖于标准的不断优化，两者是相辅相成的。

（四）标准的配套性原则

只有各种相关的医疗护理标准互为协调、互相补充，才能充分发挥护理信息标准化的综合作用。医院是一个大系统，技术和管理问题时常交织在一起，需要协调的事务日渐增多，而"标准"都是在一定范围、一定层次上对某些事物所做的统一规定，只有通过协调，才能各司其职，互为补充，规范整个系统中的事物，所以制订医学与护理技术标准规范时应特别注重它们的配套性。

（张洪君）

第三节　护理信息学分类系统

护理信息标准化包括护理术语标准化、护理工作流程标准化、护理数据标准化等信息学分类及术语框架，分类是发展信息标准化工作的重要部分，作为护理实践的综合性术语集。20世纪80年代末期发展起来的护理最小数据集（nursing minimum data set，NMDS）包括护理行为和处理、护理相关的患者疗效以及护理强度。一旦临床数据被统一定义，护理工作者就可以用统一的术语来描述和比较患者的问题、患者的护理程序、护理的结果和为跨单位（如医院与社区）医护提供所需要的资源。全世界有几种处于试验、使用和推广不同阶段的术语系统，其中，跨国际通用的有国际护理实践分类（international classification for nursing practice，ICNP），这是一部描述护理实践和处理的专业词汇参考指南，来源于若干已有的分类和术语系统。另外，还有英国 Read 编码的护理术语系统及各种分类系统，北美护理诊断协会（North American Nursing Diagnosis Association，NANDA）的护理诊断术语、护理干预分类（nursing interventions classsification，NIC，含6个域、26个类和366个干预项目），奥马哈（Omaha）系统的护理处理术语系统及其他许多系统。

一、国际护理实践分类系统

（一）国际护理实践分类系统的定义、目的及意义

ICNP 是由国际护士理事会（Internatinal Council of Nurses，ICN）发展的国际护理实践分类系统。ICNP 认为护理专业需要一种国际共通的语言，以求统一，是护理实践术语集。此分类系统建立和描述护理工作的共同语言，可以跨越国界、种族、情境和实践的限制，而且通过护理信息与医院信息系统的联机，可提供患者需要的护理方向和资源分配，并促进护理研究的发展。

ICNP 的发展目的是用护理的专业语言叙述和记录临床护理实践，为临床护理决策提供科学基础，同时它本身作为一套护理专业语言和分类系统，也便于将护理资料纳入当今健康服务计算机化的信息系统。其具体描述为：将护理实践加以整理，以便说明护理业务；将护理实践加以分类，以便管理、研究、教学、沟通与共享；将护理实践编码，作为护理记录电子化的基础。在当前信息高度发达的时代，护理信息系统对护理工作的科学管理具有重要意义，而标准化术语是现代电子病历十分重要的组成部分，因此发展一种标准化护理语言势在必行。以临床护理实践为基础的统一的标准化护理语言，能够描述各种医疗机构对个人、家庭及社区所提供的护理保健服务，是进行电子医疗记录不可缺少的语言工具，能够进行编码处理，使临床护理数据进入计算机，存储大量数据，为创建数据库提供基础，形成网络管理，使信息共享，为临床护理实践、管理决策、科学研究提供准确的依据。ICNP 的研究促进了各地护理实践术语与现存护理实践术语的发展以及两者的融会贯通。

（二）ICNP 的形成及发展过程

1989 年，美国护理学会在 ICN 国家代表会中提出 ICNP。1991 年，ICN 专业服务委员会正式提出 ICNP 的名称并沿用至今。工作小组提出其发展原则是从基层做起，并经临床实地审慎验证，随后向各国护理学会收集所使用的护理分类系统状况。ICNP 形成过程包括对护理实践语言进行命名、分类、排序、记录、校对，最后形成护理实践术语数据库。1996 年 ICNP 第 1 版面世，1999 年 ICNP 第 2 版出版。2000 年在 ICNP 研讨会上，与会代表分别发布了 4 种语言的 ICNP 版本，以及以 ICNP 为基础的护理电子化记录软件系统，并示范了以 ICNP 为基础的护理记录软件系统应用于护理病历记录、物品管理等项目的实例；亦有代表提出了将 ICNP 送 ISO 认证。由此可见，ICNP 已蓬勃发展起来。

在我国台湾地区，ICNP 的研究与发展相对成熟。台湾地区于 1997 年完成 ICNP 的翻译，并出版 ICNP 第 1 版的中译本；2002 年完成第 2 版的译本修订，并完成第 2 版中文浏览器，2004

年进行临床测试；2004 年举办 ICNP 临床测试成果发布会，加速了中文版电子化护理记录向国际化的迈进，为形成统一的标准化护理语言奠定了基础。2008 年，袁剑云等带领国内一批学者翻译了中文版本的护理结局指标分类体系，这为护理信息的名词分类、行为与措施等的衔接奠定了基础。

（三）ICNP 的分类系统

ICNP 包括护理现象分类（nursing phenomena classification）、护理行为分类（nursing actions classification）和护理结局分类（nursing outcomes classification）的综合护理实践分类系统。以 ISO 2003 为标准，形成护理现象、护理行为及护理结局的语言描述和定义。

1. 护理现象分类　护理现象即护理焦点，是指与护理实践相关的健康因素。护理诊断是对一个护理现象的判定，是护理干预的核心，这是信息模板设置的思维导引。例如患者出现咳嗽咳痰、痰液黏稠不易咳出就是症状，即焦点，以此时的现象做出判断——护理诊断"清理呼吸道无效"，给予的干预措施的核心是保证入量、雾化稀释痰液等。护理现象分类是一个多轴系、分类等级的结构，共分 8 个轴系：①焦点（focus）；②判断（judgement）；③频率（frequency）；④持续时间（duration）；⑤方式（means）；⑥身体部位（body site）；⑦行动（action）；⑧服务对象（client）。这个轴系帮助完善信息模板需求，例如设置头晕症状的评估模板，其发生的症状、体征等的现象列举，并设置护理行动措施，点击确认项，可转化成护理记录。而在给予护理措施操作后也能进入另一模块"护理工作量的统计表"。通过对不同的轴系中某些条目进行组合来表达护理概念。

2. 护理行为分类　护理行为指护士在护理实践中所采取的行为。护理干预则是针对护理诊断的行为，目的是产生护理结局。护理行为分类也是一个多轴系、分等级的结构，共分为 8 个轴系：①行为类型（action type）；②对象（target）；③方法（means）；④时间（time）；⑤分布（distribution）；⑥部位（location）；⑦途径（route）；⑧受益人（beneficiary）。护理干预是由护理行为分类轴中的概念所构成的，其构成原则是：一个护理干预必须包括行为类型轴的条目及至少一个对象轴的条目，也可以选择来自其他轴的条目以增强或扩展干预。

3. 护理结局分类　护理结局指在某个特定时间内，护理行为所关注的焦点在该行为影响下发生改变的结果。一个护理结局的构成原则为：①使用与护理诊断相同的构成原则，即一个护理结局必须包括来自护理实践焦点轴的一个条目；必须包括来自判断轴的一个条目；可以选择来自其他轴的条目以增强或扩展该诊断；对于该护理诊断，每个轴的条目只能使用一个。②必须是在执行一个干预后的某个时间所产生的。

（四）临床实证研究

通过融合世界各地现存的护理术语形成的 ICNP 是否适用于临床护理实践并为之服务，需要各领域大量的研究予以验证，目前已出现了一些临床实证研究结果。

Dykes 等研究发现，ICNP 宽阔的概念范围及逻辑性较强的结果使之成为一个富有弹性的、健全的语言标准。ICNP 提供的能够捕获并利用微小数据的框架有利于循证护理实践的发展。Hyun 等对 ICNP 的涵盖性及表达性研究发现，ICNP 在护理现象分类中可描述 87.5% NAN 的护理诊断、89.7% 家庭保健分类（home health care classification，HHCC）的诊断、72.7% Omaha 问题分类系统；在护理行为分类中，ICNP 可描述 79.4% NIC 的护理措施、80.6% HHCC 的措施、71.4% Omaha 的措施分类。研究结果显示 ICNP 可描述的护理现象为 70% 以上，具有较高的一致性，因此建议 ICNP 可作为国际护理统一的语言系统。Ruland 针对 ICU 患者的循环系统和居家患者的排泄系统用 ICNP 转译，并与原始护理记录作比较。转译的内容有护理现象和护理行为两方面，所有转译的资料与原始资料的符合度分为相同或相似、部分概念符合及完全不符合。

研究结果发现 ICNP 中护理现象发展得比护理行为完整。建议再增加 ICNP 项目的代表性，在护理现象中多加入有关时间的项目，增加可表达患者观点、喜好、决策及经验的项目，增加可表达征兆、症状、护理诊断的项目，并发展简单实用的 ICNP 方法。Ehnforsm 等探讨 ICNP 应用于营养及皮肤护理的研究，结果发现 ICNP 护理现象可描述 59% ～ 62% 的记录内容，护理行为可描述 30% ～ 44% 的护理措施，约有 1/4 的记录与 ICNP 转译不一致或无法转译。我国台湾地区于 2004 年以 ICNP 第 2 版中文版浏览器进行护理记录电子化的临床测试，验证其适用性。ICNP 术语转译（第一级、第二级）原纸质版护理记录的字句；第三级：以 ICNP 术语转译后，需要再输入数据，以符合原纸质版护理记录的字句；第四级：无法以 ICNP 术语转译原纸质版护理记录的字句。测试结果发现大多数医院护理行为所占百分比高于护理现象。其适用性分析结果显示，在护理现象方面以第一级最多（占 57.2%），其次为第二级（占 26.2%），两者合计为 83.4%，表明护理现象多能被 ICNP 术语转译，而在护理行为方面仅 39.0% 的护理措施能被 ICNP 术语转译，结果偏低。

日本学者 Jiang 等借助一种电子载体试图将 ICNP 与本国护理实践系统结合起来，结果发现行为轴的行为类型（action type）、对象（target）及部位（location）能够得以较好地体现。韩国学者发现 ICNP 第 2 版浏览器用户界面有效、适用。

我国大陆地区目前尚缺乏与国际接轨的统一的标准化临床护理语言来反映临床护理实践，限制了与其他国家的护理交流，影响了我国护理信息化与护理专业的发展。因此，需要加紧对 ICNP 的相关研究，以建立适合我国国情的标准化护理信息系统。

二、Read 临床分类

Read 临床分类（Read clinical classification，RCC）由英国全科医生 Jamns Read 于 20 世纪 80 年代初开发，1990 年为英国国家医疗保健部采用和进一步开发。RCC 计划覆盖医疗卫生领域的所有范围。

RCC 使用 5 位字母数字代码，每一代码代表一个临床概念和相关的"首选术语"。每一个代码可以与多个日常用语中使用的同义词、首字母缩写词、人名、简缩词等连接起来，并且这些概念以分级的结构顺序排列，每一层面的下一级表示更细分化的概念。RCC 为 ICD-9 等广泛使用的录入提供了良好的基础。

护理人员编码对临床分类编码要非常清楚。病案首页是病案的重要部分，包含疾病、疾病程度、手术操作、医疗质量等重要信息，这些信息可以以编码形式呈现，对这些病案信息编码的检索利用、质量的评判与经济效益相关。因此护理信息应符合病案编码的要求，才能提升护理及护理管理准确率。因而，护理信息分类系统要学习国际护理实践临床分类思路，结合医院病案编码，创立并完善符合我国实际的医院信息化管理体系，才能促进护理信息更好地发展。

三、奥马哈系统

奥马哈系统是一个以研究为基础、综合的、标准化的护理实践分类系统，它由互为关联的 3 个子系统构成，分别是问题分类系统（problem classification scheme）、处置干预系统（intervention scheme）和效果评价系统（problem rating scale for outcomes）。

奥马哈系统的实施以患者为导向，由案例护士或专科护士执行案例管理程序，其过程通常包括 6 个环节：评估资料、陈述问题、确认健康问题的得分、护理计划及执行、护理过程中的评估、评价成果。奥马哈系统旨在促进护理实践、语言记录和信息管理，被引用到社区护理、延续护理、临床护理、护理教育和护理研究多个领域。该系统是发达国家早已采用的护理术语分类系统。

四、全国卫生系统预料器械仪器设备（商品物质）分类代码

该编码系统是原卫生部批准颁布的第一个行业信息代码标准，用树型 4 层 8 位的分类编码形式覆盖全部医疗用器械的仪器设备，已被原卫生部计财司设备处推荐给全行业应用。

（张洪君）

第四节　护理信息系统的主要功能

护理信息系统（nursing information system，NIS）是医院信息系统的重要分支，利用电子计算机和网络设备为临床护理提供信息，收集、存储、提取、转换信息，满足临床工作和管理工作的需求，包括护理教育、护理研究、绩效管理等。

一、基本功能

1. 通过医院局域网，从 HIS 获取或查询患者的一般信息，以及既往住院或就诊信息。
2. 实现对床位的管理以及对病区一次性卫生材料消耗的管理。
3. 实现医嘱管理，包括医嘱的录入、审核、确认、打印、执行、查询。
4. 实现费用管理，包括对医嘱的后台自动计费、患者费用查询、打印费用清单和欠费催缴单。
5. 实现基本护理管理，包括护理诊断、护理记录单、护理计划、护理评估和专项评分、护理人员档案和护士排班的录入及打印。

二、辅助支持功能

国外已开发利用的辅助护士决策系统有：①计算机辅助护理诊断和干预系统（computer-aided nursing diagnosis and intervention，CANDI），这是一个支持护士根据临床资料自动做出诊断和处理意见的系统。② Creighton 在线多模块专家系统（Creighton on-line multiple modular expert system），这是一个辅助护士做出计划和安排的系统。

国内的一些医院也尝试开发了护理信息系统的决策支持功能，建立了患者病情（症状、体征）、护理诊断、相关因素、护理措施等字典库，设计了一些决策支持功能，使护士能利用这些字典库，在护理信息系统终端方便地通过相关选择完成护理记录，极大减少了护理书写的工作时间，提高护理记录和护理工作的质量。

三、护理知识库和健康宣教功能

护理信息系统应具有自身的护理知识库，并提供在线查询检索，使护士能利用护理信息系统方便地获取所需要的护理知识。如果这些护理知识是结构化的，则能发挥更大的作用。

护理信息系统应具有为各种疾病提供护理知识的功能，患者可以通过设在门诊大厅或病房休息室的电脑终端自由查询、获取。另外，通过护理信息系统，护士可为每一个患者制订护理

计划，量身定制个性化的"护理健康处方"。

四、护理管理功能

（一）护理人力资源管理

护理人力资源包括护士资质、培训、技术档案管理，薪酬管理，职称与晋升管理，培养与继续教育管理，科室护士配置及调动管理。随着医学模式的改变、整体护理的实施，患者对护理的需求不断增加，信息使护理人数与资源配置情况更加直观。NIS 的应用有效地解决了传统护理人员编配方法导致的护理人力资源分配失衡，不同程度地克服了非责任制和超负荷工作等不良状况，实现了对护理人力资源动态、合理的调配，有效地提高了护理质量，增加了护士对工作的满意度。

（二）护理质量管理

将电子计算机作为先进的管理手段广泛应用于护理质量的控制与评价，是现代护理思想、方法和手段的集中体现，提高了护理的现代化管理水平，是护理学科发展的必然趋势。护理质量管理可随时为管理者提供护理质量的相关准确信息，为管理者提供了有效的决策支持；迅速、准确地为临床护理工作者提供有效的信息反馈，使各科护士能即时了解和分析工作中存在的不足，迅速采取管理对策，减少工作失误，提高护理质量。

（三）护理成本管理

护理成本管理包括对人工成本（护士工资、奖金分配）、材料成本（卫生材料、低值易耗品）、设备成本（固定资产折旧及维修）、药品成本（消毒灭菌等）、作业成本（卫生业务、洗涤费用）、行政管理成本、教学科研成本等综合要素的管理。随着医院管理成本化意识的不断增加，越来越多的管理者认识到护理是重要的成本中心。如何降低护理成本，实现护理资源的优化配置，成为管理者关注的课题。

（四）护理教学管理

护理教学管理包括知识库、题库、案例学习、教学计划、课程安排、教学设备、师资配置、教学资料、教学质量、学籍管理、进修护士管理等。

（五）护理科研管理

完善临床护理数据化管理，使数据语言互联互通，应从数据的开发入手，整合并应用数据。护理的科研水平可以改变护士的认知，改善管理，有助于认识世界、改造世界，有助于护理事业的发展，因而应注重课题的研究管理、经费预算和管理、资料管理、成果及转化管理等。

（张洪君）

第五节　护理信息系统结构

如前文所述，护理信息系统和医院内的绝大部分信息化管理场景有交互，所以作为单独信息来搭建护理系统，会因为信息的割裂，造成无法真正解决护理业务的痛点。

同时，护理人员工作的复杂性和高强度，要求护理信息系统必须大量地进行信息的自动采集和记录、筛选。

一、整体架构

如图 1-5-1 所示，护理临床信息系统的逻辑架构是以临床护理业务为中心，以无线网络为平台，以移动计算、对象感知、海量存储、数据挖掘等技术为基础，以数据平台总线为出发点构建的体系，并以护理电子记录为载体来表现。通过一系列的时序性、层次性和逻辑性分析，将护理业务信息、患者处置及护理计划等相关信息用服务中间件的形式有机地关联起来，并对所记录的海量信息进行科学分类和抽象描述，使之系统化、条理化和结构化。

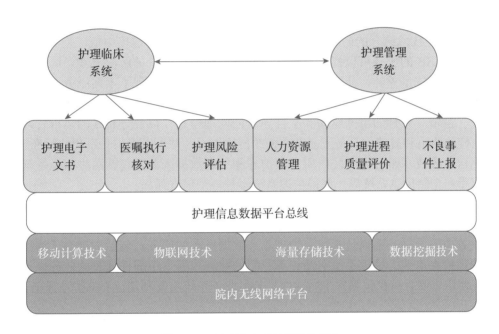

图 1-5-1　护理信息系统的整体架构

二、移动计算技术

移动计算机是分布式计算在移动通信环境下的扩展与延伸。20 世纪 80—90 年代，分布式计算技术得到了很大的发展，并逐步成熟。建立在网络上的分布式计算系统反映了一种非常自然的信息处理模式，其宗旨是在整合全局资源的基础上实现任务的分解与协同、数据的共享，减少集中处理的压力，从而提高护理过程效率、系统可伸缩性以及实用性与交叉性。分布式计算的思想还被广泛应用在数据库、操作系统、文件系统以及通用信息处理环境上。

通信技术日新月异的发展促使无线、移动通信逐渐成为了一种灵活、方便的大众化技术。而通信技术的最高发展目标就是利用各种可能的网络技术，实现任何人（whoever）在任何时间（whenever）、任何地点（wherever）与任何人（whomever）进行任何种类（whatever）的信息交换，即所谓 5W 通信。个人化通信模式、宽带数据通信能力以及通信内容的融合是迈向 5W 发展的必然途径。而最终的目标是达到通信与数据服务的智能化，从而在合适的时间、合适的地点实现合适的信息交换与数据服务。通信技术与计算机技术相互融合，移动、无线通信与互联网相互渗透，促成了移动互联网的出现与发展。

三、海量存储和数据挖掘技术

数据挖掘（data mining），又称为资料探勘、数据采矿，它是数据库知识发现（knowledge discovery in databases，KDD）中的一个步骤。数据挖掘一般是指从大量的数据中通过算法搜索隐藏于其中的信息过程。数据挖掘通常与计算机科学有关，并通过统计、在线分析处理、情报检索、机器学习、专家系统（依靠过去的经验法则）和模式识别等诸多方法来实现上述目标。

四、基于企业服务总线的数据平台总线技术

企业服务总线（enterprise service bus，ESB）是医院信息集成平台。它是传统中间件技术与XML、Web 服务等技术结合的产物。ESB 提供了网络中最基本的连接中枢，是构筑企业神经系统的必要元素。ESB 的出现可以提供比传统中间件产品更为廉价的解决方案，同时它还可以消除不同应用之间的技术差异，让不同的应用服务器协调运作，实现了不同服务之间的通信与整合。从功能上看，ESB 提供了对数据质量进行评价的完整性指标、事件、表单、记录、表项主数据一致性、逻辑一致性的事件驱动和文档导向的处理模式，以及分布式的运行管理机制，它支持基于内容的路由和过滤，具备了复杂数据的传输能力，并可以提供一系列的标准接口。

数据平台总线技术整合了医院内所有和护理相关的数据来源，包括医生信息系统、医技信息系统、药库和仓储信息系统等，使得护理系统不是一个信息孤岛。

中间件是一种独立的系统软件或服务程序，位于操作系统之上，为特定的业务提供专门的发布服务。

护理业务中间件是一系列包含特定护理业务数据发布的服务，包括护理电子病历、护理安全用药、护理检查申请、护理手术室预约等专门的业务。通过中间件发布的业务，不仅可以供护士站系统使用，而且可供包括医生站在内的其他业务系统重复利用核心的护理数据。

五、无限网络技术

医院采用局域网技术，局域网是指在一个局部区域内的、近距离的计算机互联组成的网，通常采用有线或者无线方式连接，分布范围一般在几米到几千米之间，例如一个医院内的几座大楼或几个分部之间互联的网。一个单位内部的联网多为局域网。

在医院内部，无限网络的实现靠 AP 实现，AP 的覆盖范围一般为 7 ~ 10 米，根据病房空间大小、房间分布格局，一个护理单元大概需要 6 ~ 10 个 AP 满足移动信息对无线网络的需求。在医院局域网络中，通过无线移动终端实时调用患者的基本情况，包括电子记录单、体温单、医嘱信息、病史信息、病理信息、化验检验信息、放射信息、影像信息等。

（张洪君）

第六节 物联网发展与临床护理和护理管理

根据 2005 年国际电信联盟（International Telecommunication Union，ITU）发布的《ITU 互联网报告 2005：物联网》，物联网被定义为：利用二维码、射频识别（radio frequency identification，RFID）及各类传感器等技术和设备，按约定的协议，把任何物体与互联网连接，进行信息交换和通信，实现物与物、物与人之间的交互，支持智能的信息化应用，实现对物体的智能化识别、定位、跟踪、监控和管理的一种网络。随着物联网时代的来临，其理念和技术无不渗透到现代临床护理的每项工作中，如移动查房、患者安全管理、医疗器械追溯管理、健康监测、智能决策支持等，并促使临床护理在管理模式、工作流程、临床路径等诸多方面的创新与发展。

一、物联网给临床护理带来的发展机遇

自从 2011 年护理学从临床医学二级学科中独立成为一级学科后，护理学的外延和内涵均发生了改变。临床护理工作的范畴也远远超出了传统的护理领域，渗透到了治疗、保健、康复、预防等多方面。临床护理工作的内容不断深化细致，促进护理管理综合评价指标体系日趋规范、精准和完善。加强临床护理事务和业务的全过程跟踪与监督管理等方面的需求，加速了海量数据的产生，这些建立在数据基础上的科学管理，无一不对临床护理工作提出了新的挑战。

临床护理信息可分为主观信息（如现病史、既往史、治疗经过、体格检查、心理状况、行为状态及风险评估等）和客观信息（如体温、脉搏、呼吸、血压、血糖等生理参数），因此，采取的处理方法也各不相同。前者必须由护理人员采集和记录，即完全手工处理方式。后者则可通过仪器（电子血压计、血糖仪、心电监护仪等）采集记录，即仪器替代手工的半自动化处理方式。完成信息采集后，回护士站分类处理，一部分输入到计算机护理数据库中存储、分析和再提取，实现护理信息管理。另一部分以纸质资料形式留存，由护理管理人员事后进行质量控制。目前，在临床这种方法使用较普遍，但仍然存在一些问题：①采集过程实质上还是以手工为主，采集后需要手工输入计算机，劳动强度大，效率低，出错率高；②工作流程复杂，专业技术要求高，并且极易受人员、时间、地点、环境、作业形式与数量等因素干扰，导致数据采集的完整性、准确性、稳定性不高；③临床护理诊疗数据采集、传输、处理等具有时段性和滞后性，无法提供必要的动态数据，影响临床护理诊疗决策和效果的精准性。这些问题真实地反映了当前临床护理信息管理的现状和水平，也是计算机护理信息系统进一步深入应用必须正视与解决的难点。

物联网可以不受时间、空间限制而进行全面、高效、实时、动态、连续、便捷的自动获取、交换以及持续分析信息，为临床护理实时提供准确数据基础和强大的人工智能处理。物联网通过大量信息生成设备，如自动生成方式的 RFID、传感器、GPS 等和人工生成方式的智能手机、PDA、计算机等，替代人自动去"感知"人体、设施及被测量目标的信息，借助多网络的融合传递和移动计算等技术，按照设定的业务逻辑和网络协议进行传递、交换、通讯和处理信息，并提取有效信息来支持决策和管理，可即时反馈、监控、调节和管理，从而最终实现对人、物、活动过程的智能化定位、控制、跟踪、监控和管理的目的。简单理解就是物联网通过传感技术、网络、智能计算等技术来实现对人、物与环境的控制和管理。因此，物联网的应用使护理人员能够即时获得最新的信息，为患者提供尽可能完善的服务；同时简化了流程，减少了护士的事务性工作，提高有效护理时间以及应对临床紧急事件处理；改进管理效率，显著减少临床实践涉及的多科室交涉协调。

二、物联网在临床护理中的应用

（一）护理移动查房

查房时医护人员应用 PDA 对住院患者条形码腕带进行扫描，即可实时读取、存储、编辑患者相关动态信息（如病史、诊断、过敏史、每天的用药、生命体征、检查结果、费用、护理级别、输液巡视等）。医生开处方时护士即可同步执行，改变了以往护士需要在护士站完成医嘱处理，不断往返于病房、医生工作站、护士站之间的现象。管理者也能及时掌握护理人员医嘱执行的进程、效率以及护理工作量等情况。信息的流动使工作流程更加顺畅、信息便捷而准确，帮助一线护理工作者直接优化工作流程，减少环节，缩短反复人工核对、转录、医嘱执行周期以及处理事务性工作的间接护理时间，降低了工作强度，提高了护理效率、服务品质和质量监管的力度。

（二）患者安全管理

物联网中 RFID 应用于患者安全管理有显著的效果，能够实现国际患者安全管理目标提出的 6 个方面的要求：有效身份确认、有效交流、药物安全、手术精准安全、降低医院感染、防止坠床 / 滑倒。如对新生儿或高危患者（如精神疾病、重症监护、高风险、老年患者及孕妇等）进行 GPS 定位动向追踪、行为识别及跌倒检测安全管理。在病房的出入口配置 RFID 阅读器，通过扫描条形码腕带确认身份来进行安全控制管理，储存这些身份及出入时间信息供查询，既可以防止婴儿被盗，也能及时了解患者外出动向。患者佩戴的 RFID 腕带会将实时动态信息传递给物联网，在医护人员接入网络的智能设备（如平板电脑、PDA 或智能手机）直接显示出其精准的 GPS 定位、行为状态、跌倒指数等信息。管床医生、护士或家属随时知晓其去向及状态，及时避免风险的发生。

（三）药品、器械和装备管理

通过 PDA 对储存药品、器械和物资的 RFID 条形码标进行识别，完成清点、查询或定位追溯记录管理。当这些物品的定位、数目、有效使用期等不符合管理规定时，PDA 扫描会准确定位、追踪并警示。在对药房进行药物的库存、保存期限管理和药品防伪识别管理时，也便于药剂师掌握药品动态信息，有利于药品的安全使用和合理制订采购计划。利用对器械、装备等的定位和追踪技术，实现可视化器械、装备管理和立即寻址，为安全管理提供保障，使医院管理部门可以全程监控。

（四）精准化护理

"精准化"来源于科学管理之父泰勒的精益理念，目标是通过精确化、科学化、合理化的方法来管理。精准化护理实现的是个性化、科学精准及精益求精。临床上采用物联网技术的血糖监测和治疗管理就是一个典型案例，通过近红外光谱原理实现无损、连续 24 h 测定动态血糖值，描绘出血糖波动、漂移变化幅度的曲线图以及异常血糖值和持续时间等，可使医护人员和患者掌握血糖连续变化与个体运动状态、情绪波动、药物干预、饮食差异等因素的相关性，以指导制订个体化的血糖控制方案，实现精准化治疗与护理。

（五）健康监测

实时智能健康监护系统是当今生命科学领域一个被公认为技术领先的物联网技术应用系统。通过佩戴微小的集多种医疗设备功能的生理传感器，能在人运动状态时连续不间断地监测和分析人体多项重要生命数据和状态（心率、血氧饱和度、体温、环境温度、缺氧程度、心律不齐、睡眠质量、呼吸暂停类型、呼吸暂停程度、呼吸频率、运动类型、运动程度、跌倒、动脉压等），借助智能手机和网络将数据实时传输到中央数据库，并做进一步的信息提取、数据挖掘和智能分析处理，从而对人体健康进行 24 h 实时监护。在脑梗死、心脏骤停、跌倒等突发病情产生健康数据异常时，自动及时地提示与 120 报警，并可通过 GPS 确定患者的位置，让病危者第一时间得到救助。

（六）慢性病与健康管理

随着医疗服务模式由临床治疗向疾病预防和慢性病管理过渡，从病房转移到社区和家庭，物联网技术服务于健康管理模式的应用将会越来越普及。物联网能准确有效地从人体物质世界获取所需的生命特征信息，实现远程护理和监测管理，使用户迅速进入医疗护理环境，得到有效便捷的健康管理和救助。

（七）临床护理智能决策支持

物联网技术为临床护理多方面深度决策提供了良好的平台，护理人员可根据不同层次、不同用途、不同需求，在海量的数据信息基础上提炼满足需求的决策信息，从而改善临床护理实践、管理、服务、流程再造与临床路径规划，最终全面促进和革新健康护理。

（八）输液监控管理系统

输液监控管理系统可自动判别输液器种类及规格、输液剩余量，预估剩余时间，判别堵针、漏针、空瓶、滴停等情况。系统通过网络把每个床位的输液状态信息实时传送到护士站、二级护理站及护士手中的 PDA 上，护士在病区任意区域都可以看到每个床位的输液进程，同时系统可通过图文和语音提示护士更换药液。系统结合 RFID 技术，系统拓扑图如图 1-6-1 所示。

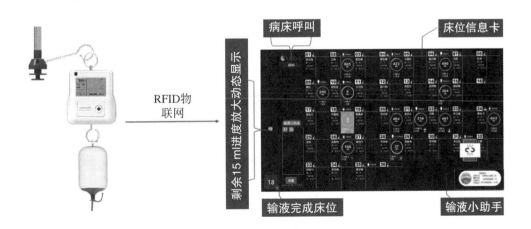

图 1-6-1　输液监控管理系统拓扑图

系统主要功能：

1. 智能判定输液器　可智能判断输液瓶种类（玻璃瓶、塑料瓶、塑料软袋）以及输液器的规格（50 ml、100 ml、200 ml、250 ml、500 ml、1000 ml、3000 ml 及其他特殊类型），同时可支持多瓶串联。

2. 智能判定输液余量　可智能判定不同类型、不同规格容器加入或抽取的液体量。

3. 智能修正　可对输液过程中的患者暂时离开、换袋前后输液袋空瓶和满瓶重量一致、冲管和手术完毕导致的半瓶液体的识别问题、患者的人为晃动，拉扯导致的重力监测等不同原因导致的错误进行修正。

4. 动态实时监视　对输液的实时剩余量监测、输液的剩余预估时间监测、输液的瞬时速度监测（1分钟或设定的时间内）、输液的平均速度监测（整体平均和5分钟内的平均速度）、输液完成的预警监测、输液滴停、空瓶状态和漏针堵针等特殊情况的报警。

5. 数据统一管理　记录输液的全过程，记录链接PDA、移动护理推车等信息化设备，对接病区呼叫系统、HIS和电子病历，统计其接口数据，记录输液相关护理工作（如报警后多久时间护士前去处理）。

（郑凌峻　陈冠宇　杨润静）

第七节　护理信息化在电子病历评级中的要点

《关于进一步推进以电子病历为核心的医疗机构信息化建设工作的通知》（国卫办医发〔2018〕20号）文件指出，推进电子病历信息化建设，对建立健全现代医院管理制度，保障医疗质量和安全，提高医疗服务效率，改善群众就医体验，加强医疗服务监管，促进"智慧医院"发展等，具有重要意义。为持续推进以电子病历为核心的医疗机构信息化建设，《电子病历系统应用水平分级评价管理办法（试行）》和《电子病历系统应用水平分级评价标准（试行）》相继颁布。国家卫健委明确要求到2019年，所有三级医院要达到分级评价3级以上；到2020年，所有三级医院要达到分级评价4级以上，二级医院要达到分级评价3级以上。《国家三级公立医院绩效考核操作手册（2020版）》中也将电子病历应用功能水平分级纳入三级公立医院绩效考核国家监测指标。护理是电子病历中的关键一环，需要厘清护理在电子病历中的角色与作用。

一、电子病历及电子病历系统的定义

电子病历是指医务人员在医疗活动过程中，使用信息系统生成的文字、符号、图表、图形、数字、影像等数字化信息，并能实现存储、管理、传输和重现的医疗记录，是病历的一种记录形式，包括门（急）诊病历和住院病历。

电子病历系统应当具有用户授权与认证、使用审计、数据存储与管理、患者隐私保护和字典数据管理等基础功能，保障电子病历数据的安全性、可靠性和可用性。主要功能包括电子病历创建功能、患者既往诊疗信息管理功能、住院病历管理功能、医嘱管理功能、检验检查报告管理功能、电子病历展现功能、临床知识库功能、医疗质量管理与控制功能。同时应当支持临床科室与药事管理、检查检验、医疗设备管理、收费管理等部门之间建立数据接口，逐步实现院内数据共享，优化工作流程，提高工作效率。

二、电子病历系统的作用

1. 促进医疗管理水平提高　通过对电子病历信息系统的后台监控，分析判断诊疗行为是否符合相关法律法规、核心制度、技术规范、用药指南等要求，从而加强对护理行为的监管。通过电子病历系统加强诊疗权限管理，如将护士资格等信息纳入电子病历信息系统，对护理人员登录电子病历信息系统记录、查阅、修改病历信息和签署医疗文书等分级、分类设置权限，防止出现超权限诊疗行为。

2．改善医疗服务体验　通过互联网等信息技术拓展医疗服务空间和内容，在实体医疗机构基础上，运用互联网技术提供安全适宜的医疗健康服务，促进线上线下医疗健康服务结合。借助互联网技术，不断优化医疗服务流程，为患者提供线上预约、移动支付、床旁结算、就诊提醒、结果查询、信息推送等便捷服务，提高医疗服务效率。对患者就诊信息进行统计分析，开展门诊患者科室分布、就诊时间分布大数据统计分析，优化门诊科室、检查检验科室等布局，推进错峰就诊、检查、治疗等，有效分流患者，减少就诊拥挤和等待时间。

3．促进智慧医院发展　通过电子病历信息化建设，探索建立健全智慧医院标准、管理规范和质量控制方式方法，发挥互联网、大数据等有关技术在医疗管理工作中的优势，逐步使患者在就诊过程中享受到更智能、更高效、更便捷、更安全、更富有人性化的个体化诊疗。鼓励将成熟的人工智能嵌入电子病历信息系统，发挥其在护理决策支持、智能跟踪随访等方面的作用，提高护理人员工作效率，保障医疗质量与安全。

三、电子病历系统应用水平分级评价

电子病历系统应用水平划分为 0 ~ 8 共 9 个等级，10 个角色，39 个评价项目。

1．9 个等级　每一等级的标准包括对电子病历各个局部系统的要求和对医疗机构整体电子病历系统的要求。

0 级：未形成电子病历系统。

1 级：独立医疗信息系统建立。

2 级：医疗信息部门内部交换。

3 级：部门间数据交换。

4 级：全院信息共享，初级医疗决策支持。

5 级：统一数据管理，中级医疗决策支持。

6 级：全流程医疗数据闭环管理，高级医疗决策支持。

7 级：医疗安全质量管控，区域医疗信息共享。

8 级：健康信息整合，医疗安全质量持续提升。

2．10 个角色　病房医师、病房护士、门诊医师、检查科室、检验处理、治疗信息处理、医疗保障、病历管理、电子病历基础、信息利用。

3．39 个评价项目　病房医嘱处理、病房检验申请、病房检验报告、病房检查申请、病房检查报告、病房病历记录、患者管理与评估、医嘱执行、护理记录、处方书写、门诊检验申请、门诊检验报告、门诊检查申请、门诊检查报告、门诊病历记录、申请与预约、检查记录、检查报告、检查图像、标本处理、检验结果记录、报告生成、一般治疗记录、手术预约与登记、麻醉信息、监护数据、血液准备、配血与用血、门诊药品调剂、病房药品配置、病历质量控制、电子病历文档应用、病历数据存储、电子认证与签名、基础设施与安全管控、系统灾难恢复体系、临床数据整合、医疗质量控制、知识获取及管理。

按照国家卫生健康委员会电子病历应用功能水平分级标准评估。具体计算方法：满足每一级别要求的基本项、选择项实现的个数，且基本项的有效应用范围超过 80%、数据质量指数超过 0.5；选择项的有效应用范围超过 50%，数据质量指数超过 0.5。同时满足以上要求和前序级别的所有要求，即为达到该级别。

电子病历系统应用水平分级评价为各医疗机构提供了电子病历系统建设的发展指南，指导医疗机构科学、合理、有序地发展电子病历系统，也引导电子病历系统开发厂商朝着功能实用、

信息共享、更趋智能化的方向发展。

四、电子病历评级与护士的关系

护理工作是临床工作的重要组成部分，而护理人员则是医院信息系统使用最广泛的人群。信息技术与护理活动密切结合是新时期护理的一个重要特征，护士为信息系统主要操作者、医疗行为主要执行者之一，多系统、跨部门，需要与医生、医技、后勤等其他人员或科室协同行为，关乎患者安全及医疗护理质量。

五、电子病历评级中直接涉及护理业务的相应标准解读

1．患者管理与评估（5～7级均为选择项）

5级功能：①入院评估记录在医院统一医疗数据管理体系中管理；②具有查询既往病历记录数据、检查检验结果等供评估时参考的功能。

"患者管理与评估"5级主要评价内容为临床提供了一个统一的入院评估记录的管理工具。各个临床科室的医护人员不再需要在不同系统中查找入院评估信息。这个要求实现后，医疗过程和电子病历都能够使用统一管理的入院评估信息。为临床提供的管理工具以一致的方式进行入院评估记录管理即可满足要求，例如患者入院后护士通过移动护理信息系统进行患者入院评估记录。在本级别的要求中增加了信息系统查询既往病历记录数据、检查检验结果的要求，这项功能可以为医护人员进行相应评估时提供较完备的历史数据做对照参考。

6级功能：①有患者入出转、出科检查、治疗等活动的跟踪记录；②能够查询患者在院内其他部门的诊疗活动记录；③书写入院评估时有智能模板；④可根据患者病情和评估情况，对护理级别或护理措施给出建议。

"患者管理与评估"6级主要评价内容是为临床提供患者在院期间全过程的闭环追踪功能及数据共享，并能实现部分护理临床决策支持功能。患者在院期间可能会在不同部门流转，一部分的数据可能发生在院内其他部门诊疗活动中，在整个患者住院周期内需要多次使用，就需要不同部门在数据层面上能够进行信息的相互理解，临床科室也能更及时地了解其他医疗行为的进度，为患者提供更恰当的处置方案。智能模板体现在可以根据诊断、科室或性别等推荐入院评估模板，评估时可提醒缺失或必填项内容，模板自动同步患者基本信息、体征信息等。根据患者病情和评估情况对护理级别或护理措施给出建议，实现方式例如患者入院后医护人员根据患者病情严重程度确定病情等级，护士通过 Barthel 指数确定患者自理能力的等级，系统依据病情等级和（或）自理能力等级推荐护理级别，住院周期内可动态调整。

7级功能：有利用患者入出转记录、患者评估记录等信息进行护理质量分析的工具。

"患者管理与评估"7级的功能要求要点是利用数据持续进行质量提升与改进。系统中对于患者流转、评估信息有完整详细记录，利用这些记录的数据，系统能够有相应的质量分析、监测等管理与控制功能。常用的护理质量监测内容如各类风险评估率、各类高风险患者数、各类不良事件发生率等。

2．医嘱执行（5级、6级为基本项，7级为选择项）

5级功能：①在执行中实时产生记录；②全院统一管理医嘱、执行记录，构成统一的电子病历内容；③新医嘱和医嘱变更可及时通知护士。

"医嘱执行"5级重点是实现系统向床旁的扩展和数据的及时交换，让护理人员在执行医嘱中实时产生记录。各个临床科室的医护人员在统一的系统中管理、查看医嘱执行记录，新医嘱和医嘱变更可通过特殊标识、弹窗、消息推送等形式及时通知护士。不仅优化了流程，提升护

理人员工作效率，同时可降低护理人员的差错概率，对提高医疗安全有极大的意义。

6级功能：①医嘱执行过程中有患者、药品、检验标本等机读自动识别手段进行自动核对；②完成医嘱执行的闭环信息记录；③执行高风险医嘱时有警示。

"医嘱执行"6级主要评价内容要求的机读识别可以是条形码（一维或二维均可）、RFID标签等各种方式，患者标识必须与药品、检验标本等标识信息匹配，能够对照。从避免对照错误和方便可能的人工核对的角度出发，推荐在药品、检验标本等标签上除印刷标识码条码外，同时标注患者信息，这样在信息系统失效情况下能够保障医疗工作仍可持续进行。医嘱闭环管理，即针对医嘱全过程、每个环节、所有人员，实现有效的、封闭的管理。可通过移动护理信息系统，全程扫码完成信息化的医嘱闭环管理，流程之中的每一个环节是何时、由何人、经过什么路径、什么时候执行的，整个过程都能够追溯出来，是可监控的，信息是同步记录并可以反馈和控制的，确保了医嘱执行过程中的及时性和准确性，从而降低了可能存在的误差。对高风险医嘱执行时有警示也是护理临床决策支持的体现，例如明显的高风险药物标识、双人核对机制的触发、特殊观察或检测项目的主动提示等。

以静脉药物（住院-静配）为例，常见闭环流程可能涉及的信息系统、角色如图1-7-1所示，图1-7-2呈现了护理信息系统医嘱执行主要流程及可能产生变异的节点。

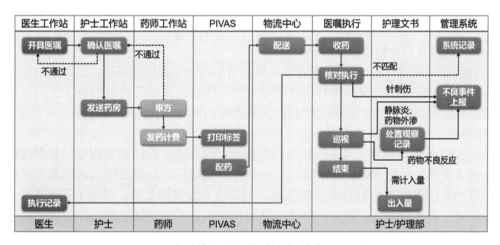

图 1-7-1　静脉药物（住院-静配）的常见闭环流程

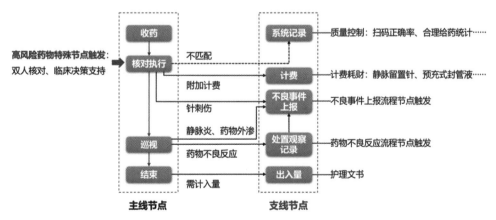

图 1-7-2　护理信息系统医嘱执行主要流程及可能产生变异的节点

7级功能：①医嘱执行过程中能够随时了解和查询医疗机构外部产生的历史医疗记录、体征记录；②有利用医嘱执行记录进行护理质量管理的工具。

"医嘱执行"项目的7级功能可实现跨医疗机构的持续医疗过程、产生连续的医疗信息记录的需要。按照国家分级诊疗的方针，大量的基层医疗机构将承担基础的医疗服务功能，但这些机构不一定需要配备高技术的医疗设备和医护人员。而大型医疗机构可以充分利用先进的医疗服务水平为那些不具备相应医疗力量的医疗服务机构提供支持。本级所列出的相关功能要求就是在这个应用场景中通过历史医疗记录等信息的传递与共享保障跨机构医疗服务能够顺利开展。系统中对于医嘱执行质量相关信息有详细记录，如执行时间、具体执行者等均有完整详细的记录，利用这些记录的数据，可监测诸如医嘱执行及时率、超时执行医嘱比例、各医嘱平均执行耗时等。

3. 护理记录（5级、6级为基本项，7级为选择项）

5级功能：①护理记录、体征记录数据在医院统一医疗数据管理体系中；②生命体征、护理处置可通过移动设备自动导入相应记录单（移动护理）；③有护理计划模板，护理记录数据可依据护理计划产生。

"护理记录"5级功能首先是要求各个临床科室的医护人员能在统一的系统中管理、查看护理记录、体征记录等数据，并且可以通过移动护理信息系统移动端实现实时记录、数据共享，提高数据的即时性与真实性。护理计划模板可通过移动护理信息系统带有的常用护理诊断等字典库，例如北美护理诊断协会（NANDA）正式通过的148个护理诊断、临床照护分类系统（CCC）的176项护理问题等，将主要护理问题与措施呈对应排列，措施中可关联需要记录的护理评估或执行记录并产生相应的任务。

6级功能：①根据护理记录（如患者体征等）有自动的护理措施提示；②具有分组安全控制机制和访问日志，以保障分组护理时信息的安全性；③有法律认可的可靠电子签名；④系统能够根据体征数据自动完成设定的护理评估；⑤可以在医院统一医疗数据管理体系中调阅患者的既往护理记录。

"护理记录"6级功能要求是为临床提供智能化护理记录、保障信息安全。智能化护理记录可通过知识库实现，常见两种实现形式。一种是专项型知识库，通过特定的护理记录数据关注特定的护理场景，提供相关的一组护理措施，例如压力性损伤管理、跌倒/坠床管理、高热管理、疼痛管理、营养管理等；还有一种是综合型知识库，系统依据患者整体的评估结果，给出全面的护理问题及护理措施的推荐，而非单一特定的一组，如图1-7-3。根据体征数据自动完成设定的护理评估常见于早期预警评估。信息安全应关注护士分级权限管理、责任组患者管理、不同病区权限控制、病历查看内容权限设置、操作访问日志。针对归档的护理记录，应对签名内容加密，必须保存时间戳，保存签名记录与医疗文书的关联关系。而在医院统一医疗数据管理体系中调阅患者既往护理记录可通过调阅出院病历或患者全息视图展现来实现。

7级功能：①护理记录书写时，可查询其他医疗机构相关病历数据和知识库数据；②能够利用护理记录数据进行护理质量分析；③护理记录生成与临床路径（指南）相衔接，可与医师医嘱紧密结合。

"护理记录"7级功能明确了跨医疗机构数据共享、知识库辅助临床决策支持、利用数据改善护理质量、医护合作等要求。有关跨医疗机构数据共享、知识库辅助临床决策支持，前文已做解读，在此不再赘述。可利用护理记录中大量的数据进行护理质量分析，如导管相关记录可用于非计划拔管的质量改进等。护理记录与临床路径的结合，可通过医师医嘱触发相关路径，形成相应的护理记录。

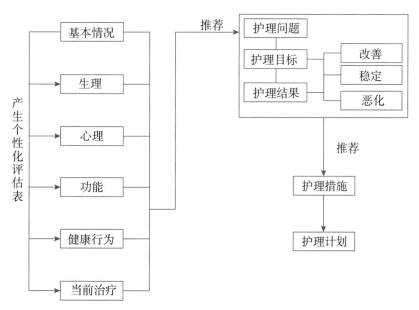

图 1-7-3 基于综合型知识库的智能化护理记录

（计 虹）

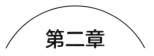

第二章

通用护理电子记录系统

第一节　电子体温单记录平台

本节内容为对电子体温单模块的描述，包括生命体征的录入、修改、查询、事件提醒等功能，依据各科室特色不同，设置专科的记录内容。本系统通过与出入量、患者入院数据、护理记录等数据交互，减少护士重复录入，节省护士的书写时间，保证数据一致性。

【案例】　杨某，普通病房入院 1 天，责任护士遵医嘱负责当日体温单的录入。

【流程图】　该步骤通过移动终端与护理电子病历、HIS 对接完成（图 2-1-1）。

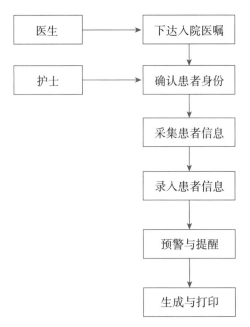

图 2-1-1　与 HIS 对接流程

【具体步骤】

Step 1　进入体温单界面

在患者一览表界面，选中所需要录入生命体征的患者姓名牌，点击右侧"体温单"，就会显示出该患者的体温单界面（图 2-1-2）。

电子体温单的主要界面由患者基本生命体征部分的表格构成，可以显示体温、脉搏、呼吸等，根据录入时间段的不同，每日可以显示 6 次记录，同时可以体现降温等特征。根据录入的信息，智能体温单可以显示患者的房颤特征，并按照国家卫生健康委员会的要求，画出心脉率的标志；呼吸次数记录可以体现出是否使用呼吸机等特征。

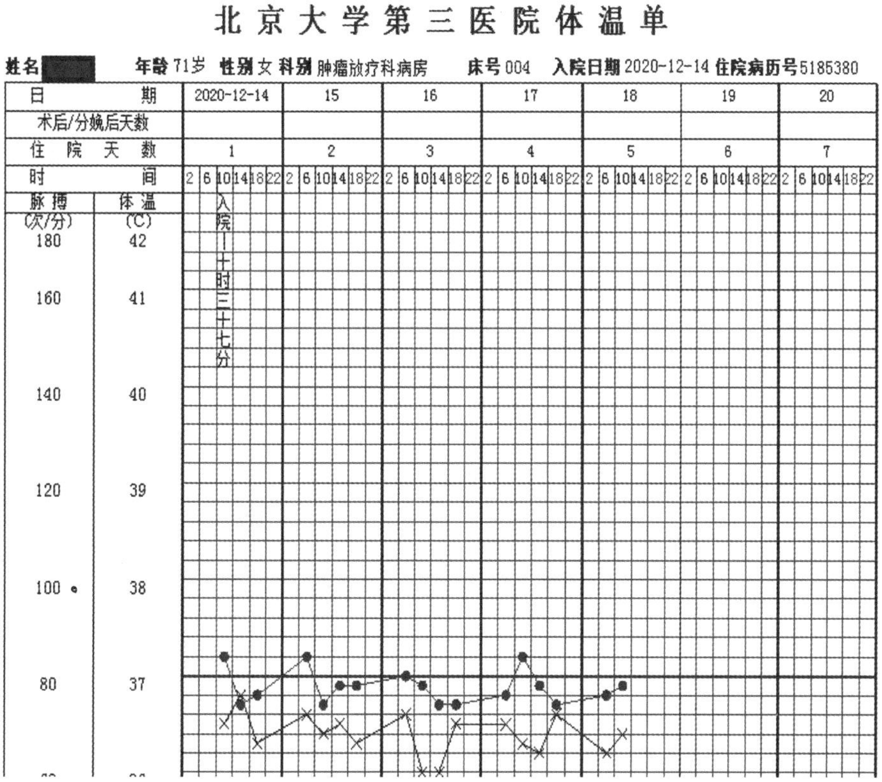

图 2-1-2　体温单界面

患者的固定信息，如眉栏信息从系统自动导入，包括患者姓名、性别、年龄、住院号、入院日期，自动标明页数，也可以自动导入住院天数、手术后天数或分娩后天数等；入院满 7 日时，系统自动添页，眉栏项目自动填写，日期自动调整。

患者的入院时间自动生成，为护士节省在 HIS 内扫描患者腕带，进行"入科"操作时的时间，确保了患者入科时间与体温单时间一致性，并且减少护士书写内容。

Step 2　录入生命体征

点击体温单界面右侧"录入"，便可进行该患者生命体征的录入操作，包括体温单上所显示的所有内容，包括体温、脉搏、心率、呼吸、血压、大便、尿量、身高、体重、自定义体征项、患者事件（包括转入、手术、分娩、出院、死亡）、置管信息（包括 PICC、CVC、尿管、胃管）等信息的录入（图 2-1-3）。

其中，体温可以根据患者实际情况，录入腋温、口温、肛温等，并且有些患者的特殊情况也可以据实录入，包括据测、检查、不升等。如果患者有体温过高等情况，在降温措施后，可再录入"降温后"体温，体温单会自动在体温单上画出降温后体温。

呼吸的录入，如果患者使用呼吸机，请选择"用呼吸机"，在体温单上显示时，会在呼吸次数上画红圈表示。

大便的录入，可以直接录入在过去 24 小时内的大便次数，如果为灌肠患者，可以选择"灌

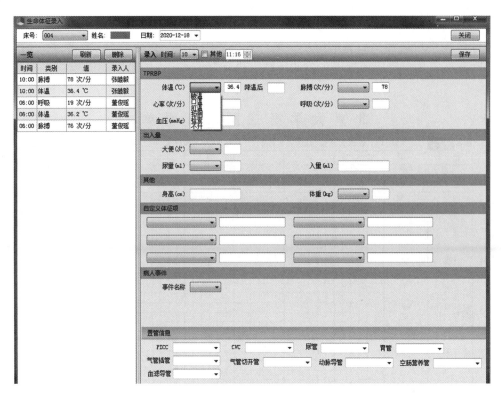

图 2-1-3　体温单录入界面

肠"，显示界面会出现三个框，依次为灌肠前大便次数、灌肠后大便次数、灌肠次数。

除了纸质体温单上固定的记录项目外，笔者所在医院研发的智能体温单还加设了个性化自定义记录项目。自定义记录项目为程序后台根据各科室特点设置完成，均为各科室常用护理项目和特殊护理项目，如外科各种引流、置管、某些特殊生命体征等，护士可以根据各患者的需要进行选择记录，如不选择，体温单则不显示该项目。该自定义项的设置，使患者的重要记录和观察内容在体温单上一目了然，并且能显示动态变化，为医生和护士观察患者病情提供了简单便捷的文字资料。

为了统计患者管路的使用时间，对胃管、尿管、PICC 和 CVC 等管路进行系统设置，可自行计算管路留置的天数，并显示于体温单，方便护士熟知患者管路的情况，也为医院感染控制提供了基础数据。

传统体温单受多种因素的影响，比较容易发生错误。由于绘制工具的不同，可导致绘制时笔迹的粗细、颜色都出现差异，或出现油墨不均的情况；绘制人的不同，可使体温单上的字迹、线条粗细、点圈叉的大小出现较大不同；有时，由于绘制人员的粗心，也会出现信息录入错误，导致体温单上有涂改划线痕迹，甚至出现住院号、姓名、时间错误等。电子体温单由于是电脑录入，录入信息均为统一字体、字号、颜色，体温、脉搏等信息的连线也是自动生成，点、圈、叉大小一致、整齐划一；且体温单的眉栏上患者的基本信息采用自动导入功能，避免了由于人为原因而造成的信息录入错误，杜绝了涂改和划线现象，保证了患者的信息真实性。

为方便夜班护士录入体征信息，设置批量录入界面（图 2-1-4），护士可在移动护士站中批量录入患者基本信息，包括体温、脉搏、心率、呼吸、血压、大便、尿量、入量、身高、体重等信息，快速生成病房所有患者的智能体温单。

在"护理任务"栏目，选择"体温单批量录入"即可出现批量录入的界面，如图 2-1-5 所示。

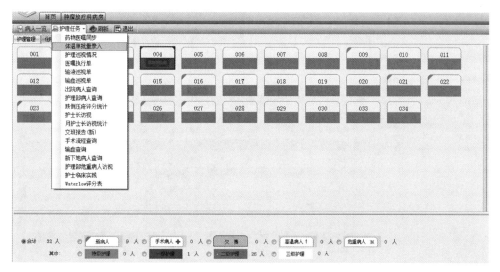

图 2-1-4 体温单批量录入点击界面

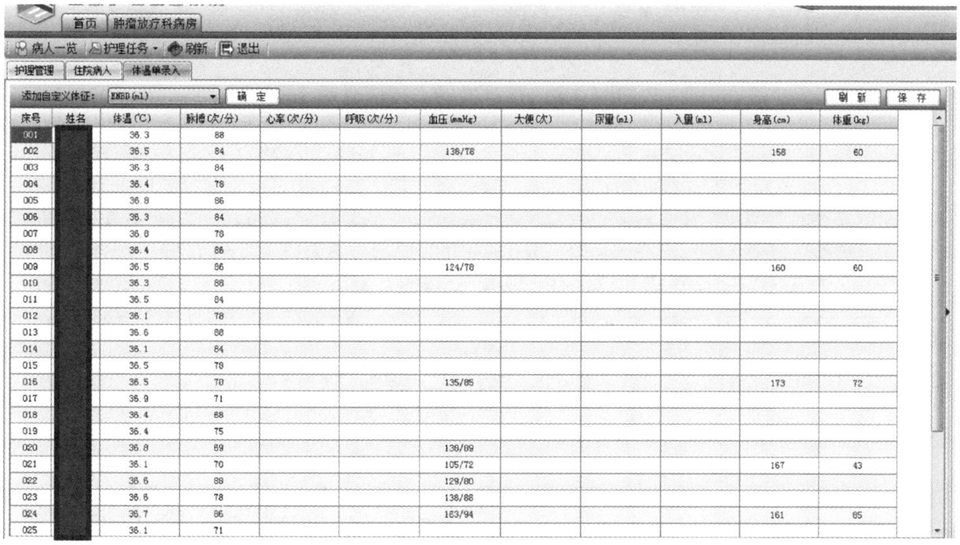

图 2-1-5 体温单批量录入界面

Step 3 修改已录入数据

在录入界面，选择"日期"，选择录入时间段，如"14"表示下午 2 时的数据，在数据左侧，点击要更改的数据，在数据框内，填入新的数据，点击右上"保存"键即可（图 2-1-6）。

Step 4 事件提醒

在临床工作中，患者的很多数据，如大便次数需要护理人员进行长期监测，一般 3 日以上无大便为异常，常规只能依靠护理人员在信息录入之后查看之前的记录，以便判断异常与否。

笔者所在医院在该系统事件"事件提醒"，包括"大便未录入""三天无大便""压疮评分提醒""体温提醒""压疮风险提醒"和"跌倒风险提醒"共 7 项，为护士更全面地掌握患者信息提供保障。

具体操作步骤如图 2-1-7 所示，在患者一览表界面，选择右侧"事件提醒"即可出现该界面。

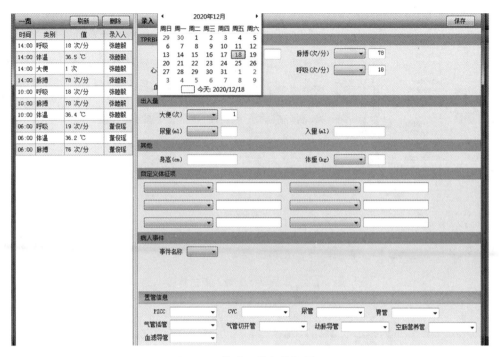

图 2-1-6 修改已录入数据界面

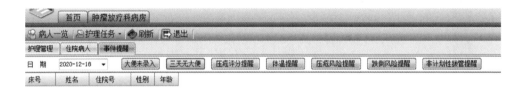

图 2-1-7 事件提醒界面

在体温单批量录入界面，右侧选择日期和时间段，系统会根据之前护理部提出的体温测试频率要求和规则，把该时间段需要测体温的患者床号列出，方便临床护士工作，如图 2-1-8 所示。

体温单可以客观描述记录患者的生命体征和其他信息，也可以对异常的生命体征快速警示，一旦出现异常生命体征，如患者血压值超过正常值范围即显示为红色，提醒护士该患者的生命体征异常，需要通知医生，加强关注或给予处理措施。

Step 5 体温单打印

在本系统中，体温单打印分为"分页打印"和"出院打印"。

分页打印用于患者住院期间，因为手术需要或其他原因，打印患者的单张或多张体温单，可以选择体温单的页码进行打印。

出院打印为出院时，打印患者所有的体温单，该按钮有自动检测功能，如果有大便未录入或者患者未录入出院时间等情况，系统会有提醒，如图 2-1-9 所示。

Step 6 数据交互功能

为了保证系统内不同模块数据功能的一致性，减少护士的重复书写和录入，电子体温单与其他模块应进行充分的数据交互（图 2-1-10）。

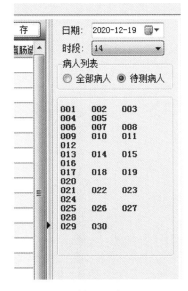

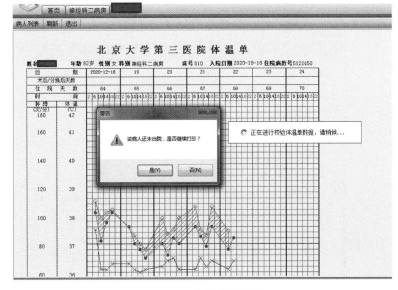

图 2-1-8　待测患者显示界面　　　　　　　图 2-1-9　打印检测界面

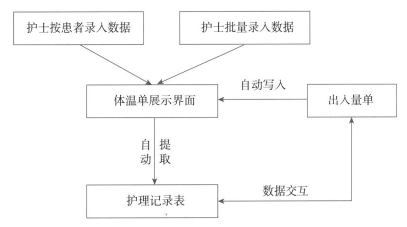

图 2-1-10　体温单数据交互示意图

患者在体温单已经录入的数据，在书写一般护理记录或特殊护理记录单时，可以从体温单已经录入的数据直接导入，避免重复书写（图 2-1-11）。

有的患者需要记录出入量等数据，可以在出入量单录入界面点击上方的"写入体温单"，把该患者的出入量数据直接写入体温单（图 2-1-12）。

Step 7　特殊科室的功能

全院不同科室根据患者情况有不同的需求，除了自定义项可以显示不同患者需要记录的内容不同外，根据需求，设置不同版本，满足专科需求。

如疼痛评分在体温单的显示，是北京市卫生健康委员会对疼痛规范化病房的要求之一，因此，笔者所在医院设置疼痛科专科体温单，点击右侧"肿瘤放疗科体温单"，体温单界面会有疼痛评分的曲线展示，如图 2-1-13 所示。

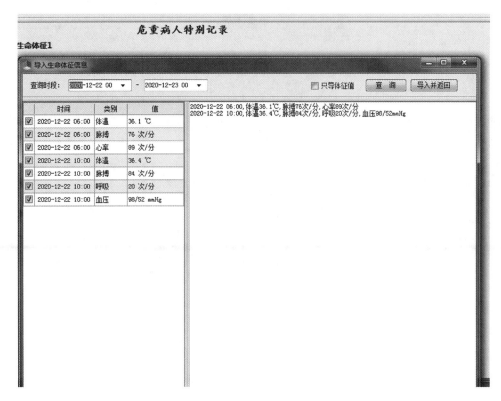

图 2-1-11 体温单数据导入危重护理记录界面

时间	入量名称	入量方式	途径	量ml	出量名称	出量方式	性质	量ml	签名
2020-12-21 09:35	葡萄糖注射液 5g	输液	静脉输液	100					李丽
2020-12-21 10:10	葡萄糖注射液 5g、美平(注射用美罗培南) 1g	输液	静脉输液	100					李丽
2020-12-21 10:45	葡萄糖注射液 5g、潘妥洛克(注射用泮托拉唑钠) 40mg	输液	静脉输液	100	尿		尿	淡黄	200	李丽
2020-12-21 11:00	瑞能250ml+温开水150ml+药50ml			450					李丽
2020-12-21 11:50	葡萄糖注射液 5g	输液	静脉输液	100					李丽
2020-12-21 12:33	大扶康(氟康唑氯化钠注射液) 0.2g	输液	静脉输液	100					李丽
2020-12-21 14:25	葡萄糖注射液 5g、美平(注射用美罗培南) 1g	输液	静脉输液	100					李丽
2020-12-21 14:50	葡萄糖注射液 5g	输液	静脉输液	100					李丽
2020-12-21 15:08	瑞能250ml+水150ml+50ml	饮食		450					李丽
2020-12-21 15:29					尿		尿	淡黄	800	李丽
2020-12-21 15:39	葡萄糖注射液 5g、美平(注射用美罗培南) 1g	输液	静脉输液	100					李丽
2020-12-21 20:46	瑞能250ML+温开水150ML+药50ML	口入	饮食	450					冯昱
2020-12-21 20:47					尿		尿	淡黄	450	冯昱
2020-12-22 01:28					大便		大便	软	100	冯昱
2020-12-22 06:58	瑞能250ml+水150ml+药50ml		饮食	450	尿		尿	淡黄	500	芦迪
24小时总结	总入量			2600	总出量				2050	芦迪

统计分类	量ml	统计分类	量ml
总入量	2600(差值:550)	总出量	2050
	1350	大便	100
输液	800	尿	1950
口入	450		

图 2-1-12 出入量记录单数据导入体温单界面

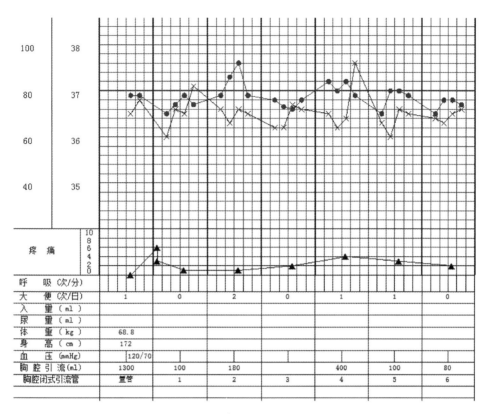

图 2-1-13 疼痛评分的体温单界面

Step 8 补充说明

护理管理者需要随时掌握全院或指定护理单元异常生命体征的患者数、处理情况等数据，这些统计可以为护理管理者提供基础数据，从护理管理角度了解病房的劳动强度，可以更科学地用好人力成本，调整人力资源。

患者在医院内科室转科时，由于各科室的护理自定义项目的设置不同，转出科室的特殊护理项目不能够显示在转入科室的自定义项目中，导致护理项目的缺失和遗漏，影响患者在新科室体温单的完整性，也对患者的病情完整监护和记录造成困扰。因此笔者所在医院就转交接过程中容易出现的问题进行科室协商和调整，比如 ICU 可能和外科所有病房有转交接，因此在 ICU 病房的自定义项包括了外科系统几乎所有的自定义项目，并且科室之间统一引流管的名称等，避免患者在转交接过程中出现上述问题。

【重点及难点】

1. 相对于传统纸质体温单，电子体温单记录平台更便捷、高效，同时对临床护士也提出了更高的专业要求。体温单与其他护理记录单等表单数据交互的实现能避免重复录入，提高护理文书书写效率，节约护士时间，进而提高工作效率。

2. 将移动护士站、PDA 等终端数据与 HIS 深度对接，同时有效解决移动网络问题，才能保证临床电子体温单记录平台高效运行。

3. 以往的护理体温单只记录患者体温、脉搏、呼吸、血压四大生命体征，而现在，疼痛已作为癌症患者的第五大生命体征被记入体温单，并在癌痛规范化治疗示范病房的疼痛护理管理中应用。但是，目前对于疼痛这一生命体征，临床上通过体温单所体现的运用尚不普遍。

（王攀峰）

第二节 患者入院评估记录

本节内容为患者入院评估相关系统，包含病史采集、基本信息采集、简明疼痛评估量表、营养风险筛查、静脉血栓栓塞形成（vascular thromboembolism，VTE）风险评估、华西心晴指数问卷风险评估、匹兹堡睡眠质量指数量表检查、侵入性操作沟通等。

该系统保证全面采集患者的病史相关信息，便于医务人员了解患者所患疾病的病因及临床表现，基于此系统护士可及时制订出相适应的护理计划、护理措施、健康宣教与指导，再由此不断完善护理工作，满足患者所需，给予患者生理、心理、社会全方位的优质护理服务。

【案例】 张某，男，34 岁，因体检发现胆囊结石 1 个月平诊入院。

【流程图】

患者凭入院证到胆道外科病房护士站—办公室护士分配床位—（通知责任护士）—责任护士对患者进行入院评估。

具体评估内容如下：

责任护士进行自我介绍，向张某介绍病房环境，利用 HIS 对其进行入院评估。

一、入院评估

【具体步骤】

Step 1 登录账号

每个有执业证书的护士均有一个自己的登录账号和密码，通过输入账号和密码，护士可登录护理信息系统，并具备相应的护理信息录入条件（图 2-2-1）。

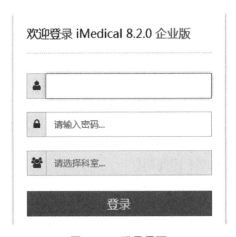

图 2-2-1 登录界面

Step 2 进入系统后，点击评估患者图标

如图 2-2-2 所示，选中需要评估人员图标。点击左上方的病历，下拉菜单键进入电子病历。

Step 3 点击电子病历，进入入院护理评估单界面

如图 2-2-3 所示。

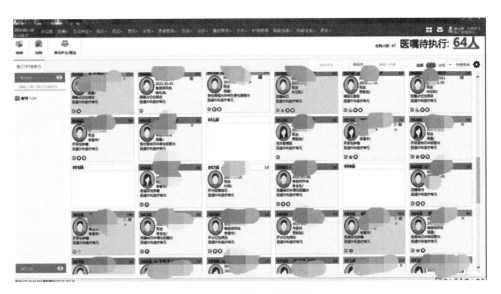

图 2-2-2 患者一览表界面

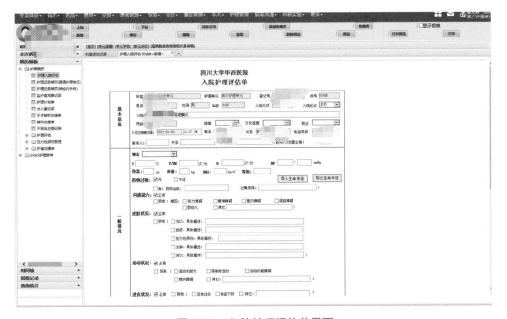

图 2-2-3 入院护理评估单界面

Step 4 按照评估表内容依次评估患者

如图 2-2-4 所示。具体包括：基本信息——一般情况—专项评估—专科评估—护理处置。

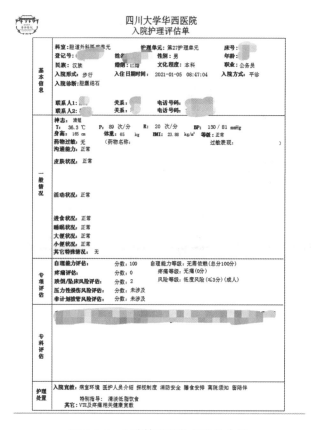

图 2-2-4　入院护理评估单具体内容

注：此评估表具体内容根据不同科室病种的不同，专科评估体现专科特点。

二、生活自理能力评估

【具体步骤】

Step 1　点击入院护理评估单中的生活自理能力评估

Step 2　自动弹出患者生活自理能力风险评估表

如图 2-2-5 所示，评估内容中每一项拥有不同的分值，根据具体病情合理选择分值。根据评估结果，分为不同的等级，生活自理能力包括无依赖、轻度依赖、中度依赖、重度依赖。根据此项评估，护理人员对患者采取不同的护理级别，动态评估，实施全面的整体护理。

三、营养风险筛查

【具体步骤】

Step 1　点击患者图标，进入电子病历

Step 2　点击 NRS 2002 营养风险筛查

如图 2-2-6 所示，按照表格内容，首先进行使用对象和排除选项的筛查，其次进行目前患者

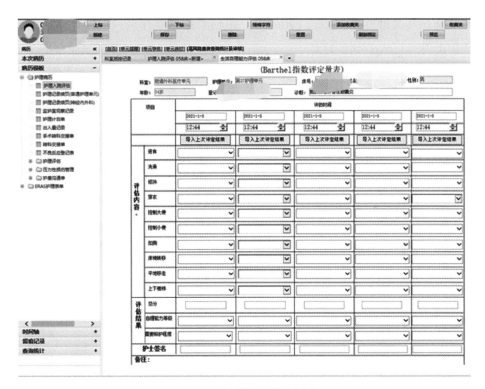

图 2-2-5 生活自理能力评估

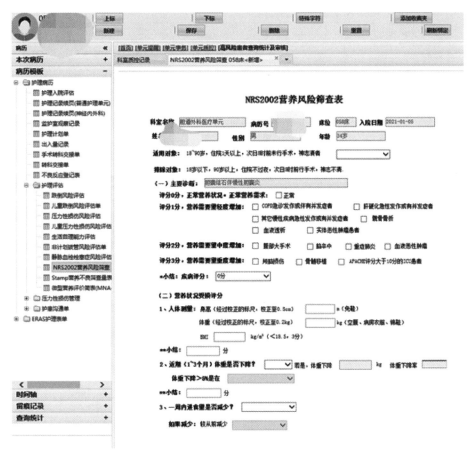

图 2-2-6 营养风险筛查评估界面

营养状态的筛查，再次进行营养状态受损评分，最后总结营养评分，根据评估情况请营养科会诊，进行营养干预。

四、简明疼痛评估量表

【具体步骤】

Step 1　点击患者图标，进入电子病历

Step 2　点击 ERAS 菜单栏下的简明疼痛评估量表

如图 2-2-7 所示，根据量表中的问题逐一询问，其中第 2 个问题体现患者疼痛部位，为疾病诊断提供重要支撑条件。再通过疼痛评估量尺或者表情图，了解患者目前疼痛程度，根据疼痛级别进行疼痛处理。

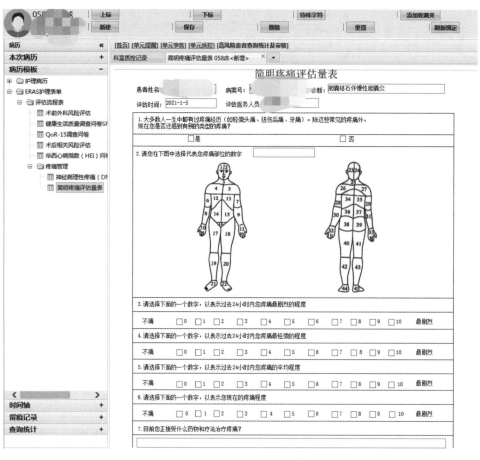

图 2-2-7　疼痛评估界面

五、华西心晴指数问卷风险评估

【具体步骤】

Step 1　点击患者图标，点击护嘱录入

如图 2-2-8 所示。

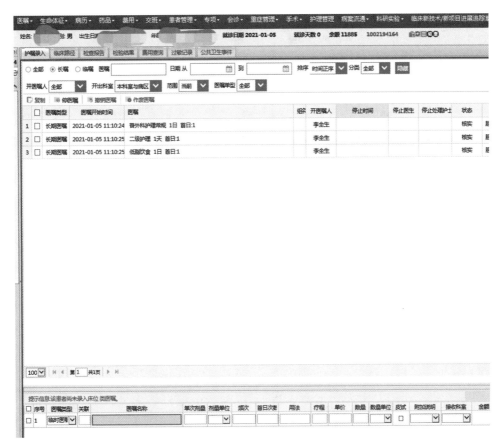

图 2-2-8　华西心晴指数评估

Step 2　录入医嘱

录入医嘱内容有床旁心理测评、华西心晴指数问卷分析。

Step 3　进行心晴指数评估

点击查看报告单栏目内，点击心晴指数问卷分析查看报告单栏目进入评估界面，总共 9 个题目，依次询问患者。评估完成后由心理卫生中心进行审核，得出评分，出具报告。

Step 4　护士打印心理指数健康报告单

护士在华西心晴指数问卷分析点击查看报告后弹出如图 2-2-9，点击右上方打印界面，可以打印报告单并归入病历。根据患者心理健康评分进行心理干预，对于心晴指数高风险患者，心理卫生中心会电话报告心晴危急值，护理人员应做好记录，及时通知医生，做好巡视，加强防

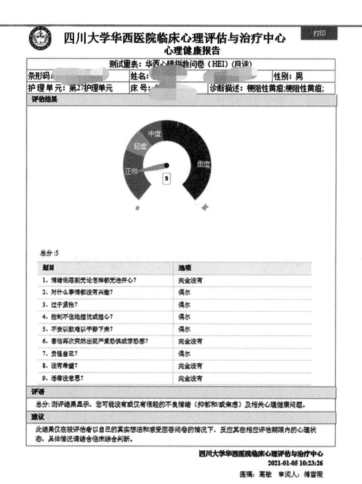

图 2-2-9　心理健康报告界面

护。必要时请心理卫生中心人员会诊。

六、护理计划单

【具体步骤】

Step 1　点击患者图标，进入电子病历下的护理计划单栏目

如图 2-2-10 所示。

Step 2　根据医嘱和病情制订护理计划

如图 2-2-11 所示，具体内容包括一般情况（护理级别、饮食、体位、仪器检测）、病情观察等项目，依次根据情况制订护理计划。

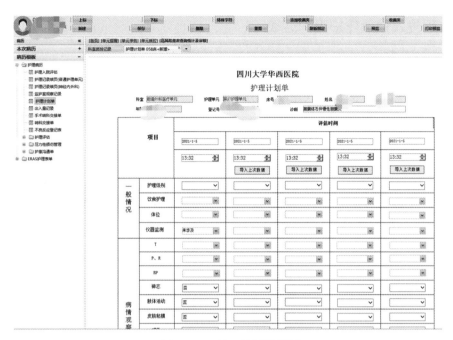

图 2-2-10　护理计划单界面

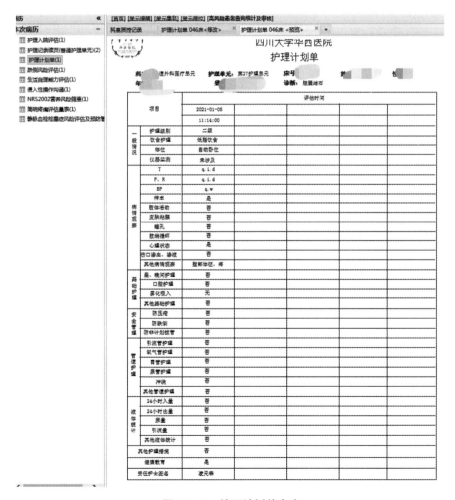

图 2-2-11　护理计划单内容

七、护理侵入性操作护患沟通表

【具体步骤】

Step 1　点击患者图标，进入电子病历下的侵入性操作沟通栏目

如图 2-2-12 所示，点击之后弹出的护理侵入性操作护患沟通表，点击表中根据病情需要需进行的项目。

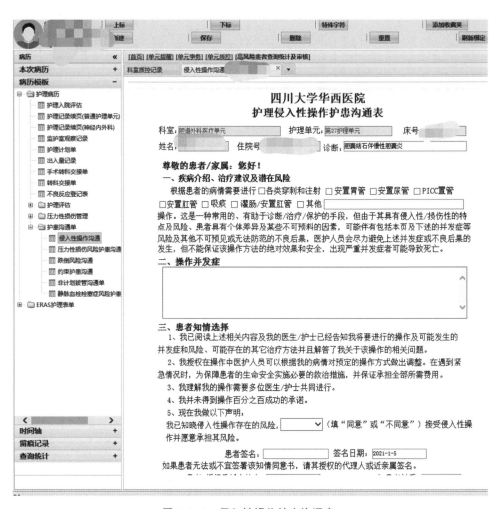

图 2-2-12　侵入性操作护患沟通表

Step 2　打印护理侵入性操作护患沟通表

可以打印出护患沟通表，与患者沟通签字。

以上评估针对平诊入院、无特殊情况者（带管、使用特殊药物、营养状况差、老年患者等），对于特殊患者人群，可增加如下几项评估内容：

1. 非计划拔管风险评估

【具体步骤】

Step 1　点击患者图标，进入电子病历下的非计划拔管风险评估单栏目

Step 2 根据表所示内容进行评估

如图 2-2-13 所示。

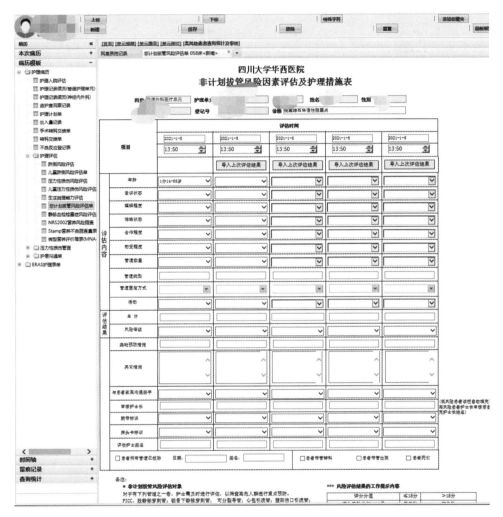

图 2-2-13 非计划拔管风险因素评估

Step 3 评估完毕自动生成观察记录

评估完毕点击上方保存栏会自动询问是否保存护理记录，如图 2-2-14 所示，点击生成。

Step 4 高危患者生成非计划拔管风险沟通单

评估分数 ≥ 19 分则为非计划拔管高风险患者，也会自动生成一笔护理记录，自动生成非计划拔管风险沟通单，护士打印沟通单与患者沟通签字，如图 2-2-15 所示。

2. 跌倒风险评估

【具体步骤】

Step 1 点击患者图标，进入电子病历下的跌倒风险评估单

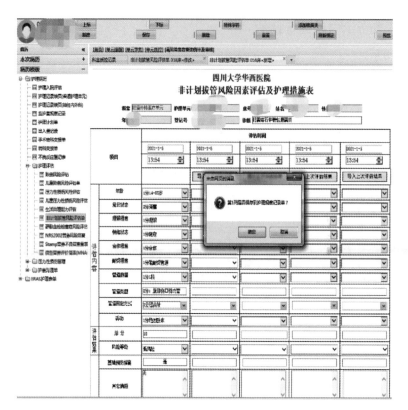

图 2-2-14　非计划拔管风险因素评估及护理措施表

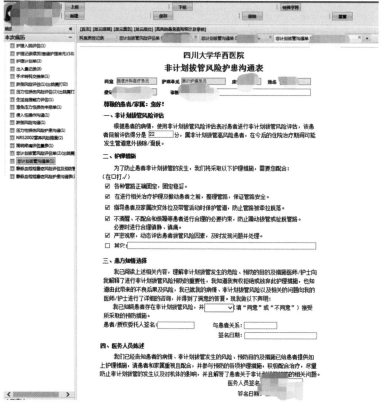

图 2-2-15　非计划拔管风险护患沟通表

Step 2　根据表所示内容进行评估

如图 2-2-16 所示。

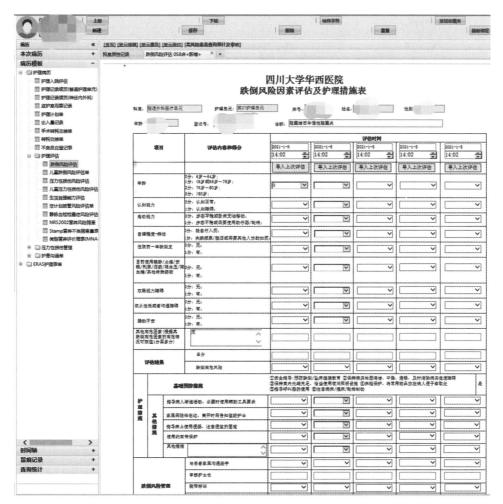

图 2-2-16　跌倒风险因素评估及护理措施表

Step 3　评估完毕自动生成观察记录

如图 2-2-17 所示。

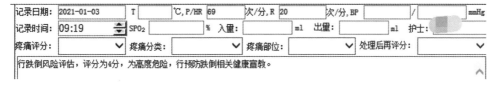

图 2-2-17　跌倒风险评估

Step 4 高危患者生成跌倒风险沟通单

如图 2-2-18 所示。与患者沟通签字，做好预防措施。

四川大学华西医院
跌倒风险护患沟通表

科室：胆道外科医疗单元 护理单元：第27护理单元 床号：

姓名： 住院号： 诊断：

尊敬的患者/家属：您好！

一、跌倒/坠床风险评估

根据患者的病情，符合跌倒/坠床危险因素评估条件，使用跌倒/坠床危险因素评估表对患者进行跌倒/坠床危险因素评估，该患者目前跌倒/坠床危险因素评估得分 4 分，属 高度风险(成年) 风险患者，在今后的住院治疗期间可能发生跌倒或坠床，从而可能发生损伤，如软组织损伤、骨折等，严重时甚至可能危及生命。

二、预防及处理措施

为了防止患者跌倒/坠床的发生，我们将采取以下护理措施：（在□打√）

☑ 安全指导：预防跌倒/坠床健康教育。
☑ 保持病房地面清洁、干燥、通畅，及时清除病房走道障碍。
☑ 保持室内光线充足，恰当使用夜间照明设施。
☑ 床档保护，将常用物品放在病人便于拿取处。
☑ 指导呼叫器的使用。
☑ 注意病床/推床/轮椅制动。
☑ 留陪伴一人。
□ 其他 无

三、患者知情选择

我已阅读上述相关内容，理解跌倒/坠床发生的危险、预防的目的及措施，医师/护士向我解释了进行跌倒/坠床预防的重要性，我知道我有权拒绝或放弃此护理措施，也知道由此带来的不良后果及风险，我已就我的病情、跌倒/坠床风险以及相关的问题向我的医师/护士进行了详细的咨询，并得到了满意的答复。现我做以下声明：

我已知晓患者存在跌倒/坠床风险，并 （请填"同意"或"不同意"）接受
所采取的跌倒/坠床预防措施。

患者/授权委托人签名： 与患者关系：

医务人员签名： 签名日期：2021-01-03

图 2-2-18 跌倒风险护患沟通表

（蒋 艳）

第三节 出院评估记录结构化管理

出院计划是一种跨学科的延续护理方法，包括识别、评估、目标设定、计划、实施、协调和评价，已被描述为住院治疗与出院后护理的关键联系。出院评估作为出院计划的关键组成部分，直接影响着出院计划的实施及效果，进而影响延续医疗服务质量、患者再住院率及满意度，因此，科学有效的出院评估一直是护理管理者关注的焦点。结构化的电子病历信息系统通过使用计算机和数据库技术，对患者病历信息进行数字化管理，为医护人员提供各结构化元素，有助于医护人员对各元素进行整合分析，并结合智能化手段，做出正确的出院评估及判断。基于信息平台的出院评估记录结构化管理具有科学、系统、智能、灵活、快速、有效等特点，能提高医疗卫生服务质量，确保患者安全及医疗卫生服务的延续性、协调性。

出院评估记录结构化管理的应用范围为相关医疗卫生服务机构（包括医院及社区等），可用于临床实践及医疗卫生服务研究等。出院评估记录结构化管理包括两部分：出院评估文书录入、出院评估文书质量控制及审核。出院评估文书录入可从两个端口进入，分别为护理信息系统电脑端口和个人数字辅助（personal digital assistant，PDA）端口。出院患者护理评估包括三个模块，分别为患者基本信息、出院评估及出院指导。出院患者护理评估遵循规范的护理指引，设置必填项，如漏项，系统可自动弹框提醒，以确保评估的全面性及记录的完整性。此外，其自动关联导入功能、同步医疗病历、嵌入相关评估量表及指引，引导评估者正确有效地评估及判断。出院评估文书质量控制及审核由特定权限的护理管理者从电脑端口进入并查看，确保出院评估质控监督及时到位，保证护理文书终末质量。

出院评估记录结构化管理的基本框架见图 2-3-1。

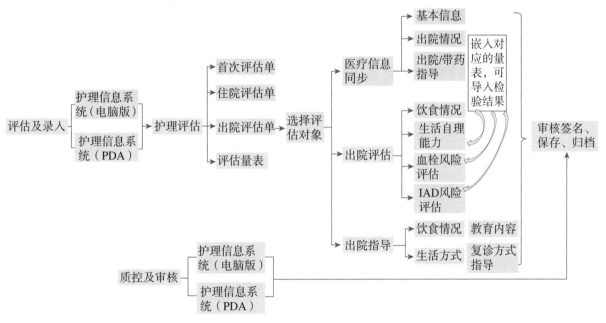

图 2-3-1　出院评估记录结构化管理的基本框架

【案例】　患者韦某病情好转，主管医生开出出院医嘱，责任护士对韦某进行出院评估。
【具体步骤】　出院患者评估记录可多端口录入，分别有电脑端及 PDA 端。
1. 出院患者护理评估界面的进入
（1）电脑端：确认医嘱后，进入电脑端护理信息系统。

Step 1　登录电脑版护理信息系统

如图 2-3-2 所示。

填写"用户账号"，有执业证书的护士有自己的账号，输入"用户密码"，点击"确定"进入系统。

Step 2　选择"护理评估"

"护理评估"下级菜单列表包括"首次评估单""住院评估单""出院评估单"及"评估量表"。选择"出院评估单"的"出院患者护理评估单"进行出院评估（图 2-3-3）。
（2）PDA 端：确认医嘱后，进入 PDA 护理信息系统。

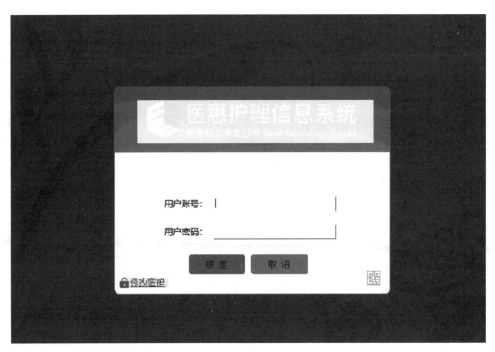

图 2-3-2   护理信息系统电脑端登录

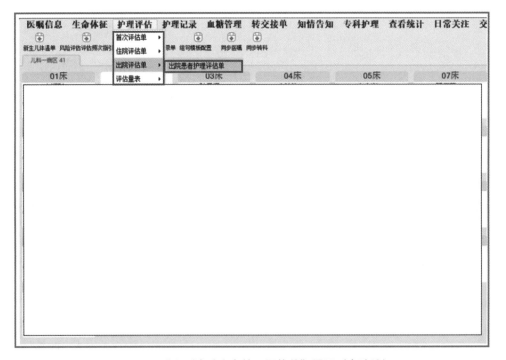

图 2-3-3   进入"出院患者护理评估单"界面（电脑端）

Step 1　进入 PDA 护理信息系统（图 2-3-4），登录后选择需要评估的患者，进入文书录入界面，如图 2-3-5。

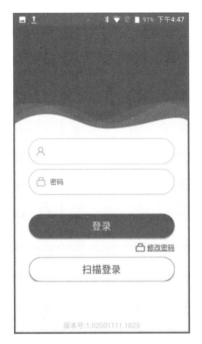 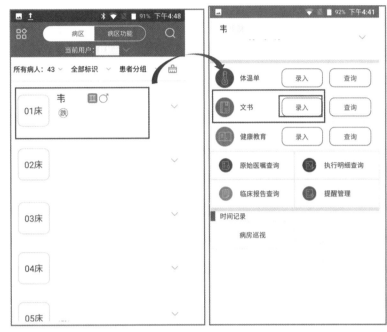

图 2-3-4　护理信息系统 PDA 登录　　　　图 2-3-5　进入护理信息 PDA 文书录入界面

Step 2　PDA 端护理文书的录入

　　选择要录入的文书的类型，即选择"出院评估单"的下级菜单列表"出院患者护理评估单"，见图 2-3-6，以下两端口出院患者护理评估操作相似，后续仅介绍电脑端出院患者护理评估。

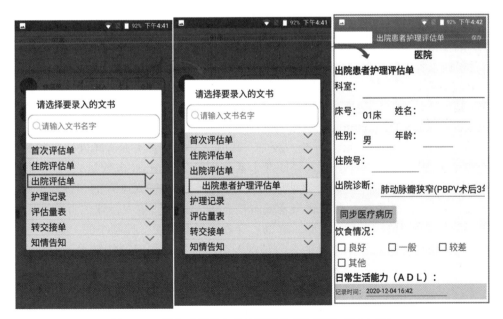

图 2-3-6　进入"出院患者护理评估单"界面（PDA 端）

2．出院患者护理评估界面

（1）基本信息关联及同步医疗病历信息

Step 1　进入"出院患者护理评估单"界面，选择需要进行出院评估的患者，患者基本信息自动关联病历系统并生成，基本信息条目包括科室、床号、姓名、性别、年龄、住院号、出院日期、出院诊断（图 2-3-7）。

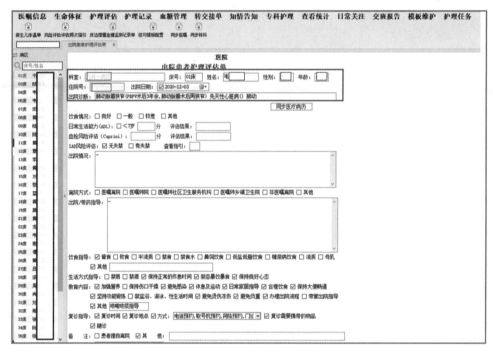

图 2-3-7　自动关联患者基本信息

Step 2　医疗信息同步

选择"同步医疗病历"（图 2-3-8），导入患者"出院情况""出院 / 带药指导"病历信息，指导评估者根据患者出院情况及出院指导进行综合分析，进而进行系统出院评估。

（2）出院患者护理评估：出院患者护理评估单（图 2-3-9）包括的主要模块有评估内容和指导内容，其中评估内容包括饮食评估、生活自理能力评估、血栓风险评估、失禁相关性皮炎（incontinence-associated dermatitis，IAD）风险评估、离院方式评估。

1）饮食状态评估：包括良好、一般、较差、其他，根据患者实际情况进行选择。

2）生活自理能力评估：自动嵌入"日常生活能力评定 Barthel 指数量表"。信息系统关联患者基本信息后，点击日常生活能力评估后的任意框格，自动进入嵌入的"日常生活能力评定 Barthel 指数量表"。信息系统自动关联患者基本信息进入此评估量表，评估者可在此量表对 10 个项目进行评估，分别包括进食、洗澡、修饰、穿衣、控制大便、控制小便、如厕、床椅转移、平地行走、上下楼梯，最后根据患者的总分情况及分级标准，得出评估结果，判断患者依赖程度。评估结果自动关联至出院患者护理评估单对应条目框格内，评估结束后评估护士签名（图 2-3-10）。

3）血栓风险评估：点击血栓风险评估后的任意一个框格，自动进入嵌入的"血栓风险评估

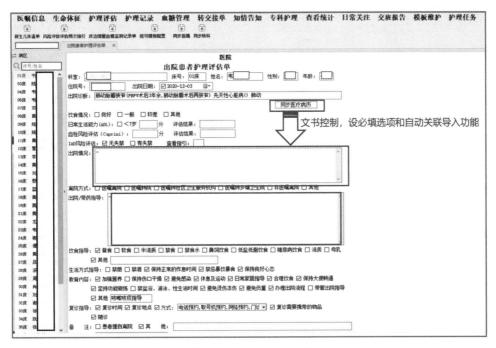

图 2-3-8　同步医疗病历

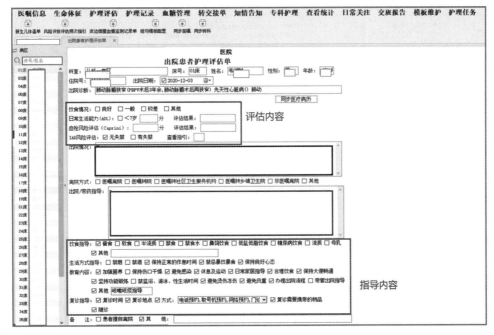

图 2-3-9　出院患者护理评估单主要模块

表（Caprini 评分表）"（图 2-3-11），信息系统关联患者基本信息后，可根据患者实际情况，选择对应的血栓风险因子，并予赋分。此界面也可以导入患者检验报告并查看，最后根据评估得分，判断风险等级，根据预防指引，选择并生成相应的预防措施。

如图 2-3-12 所示，导入检验报告。

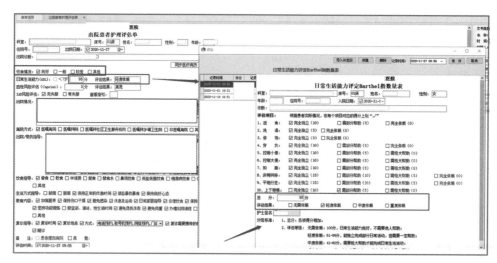

图 2-3-10　生活自理能力评估

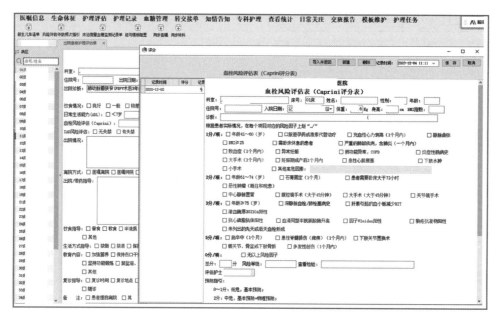

图 2-3-11　血栓风险评估

如图 2-3-13 所示，根据预防指引，选择并生成相应的预防措施。

4）IAD 风险评估：首先评估患者有无失禁，点击查看指引框，根据指引框相关内容，指导评估人员进行正确、有效地评估 IAD 情况（图 2-3-14）。

（3）出院患者教育指导：指导内容包括饮食指导、生活方式指导、教育内容、复诊指导等。可根据评估内容进行勾选，支持单选、多选及下拉一键选择。特殊指导内容及情况记录在备注栏，最后选择评估时间，评估者签名，护士长审核签名，见图 2-3-15。

（4）出院评估记录的保存及归档等。评估者可随时对出院评估记录进行"保存""删除""预览""打印"等，确保文书及时记录、有效归档并储存进入信息管理系统（图 2-3-16）。

3. 出院评估文书的质量控制及审核

（1）此通道设定用户权限，仅相关护理管理人员可进入通道查看并审核。进入护理信息系

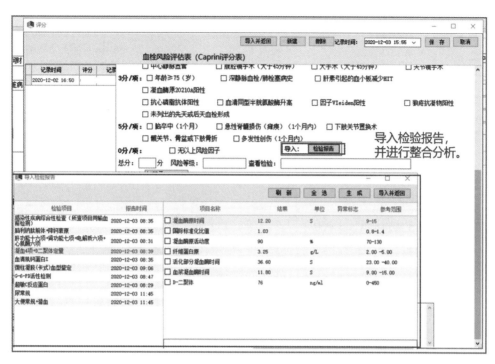

图 2-3-12 血栓风险评估并导入检验报告

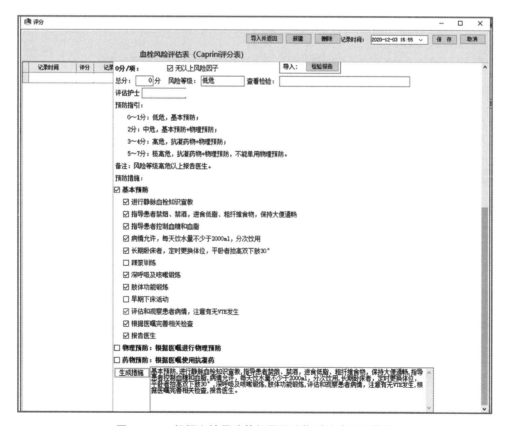

图 2-3-13 根据血栓风险等级及预防指引生成预防措施

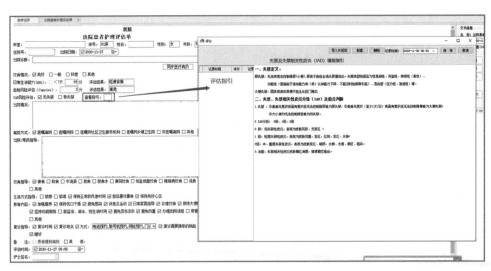

图 2-3-14 IAD 风险评估

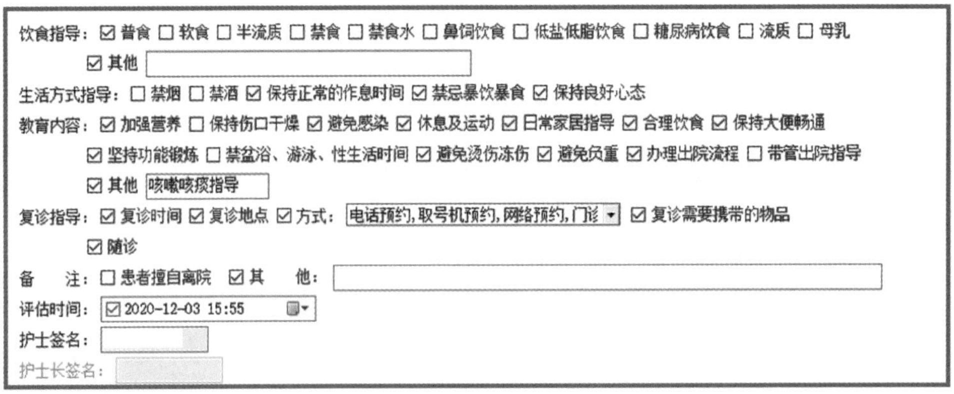

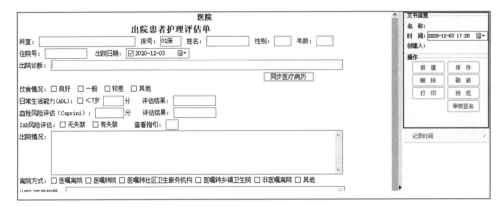

图 2-3-15 出院患者教育指导内容

图 2-3-16 出院评估记录的储存及归档

统主界面，选择"查看统计"下级列表中的"出院病人查询"，输入相关信息后进行查询，并在查询结果区选择评估对象（图 2-3-17）。

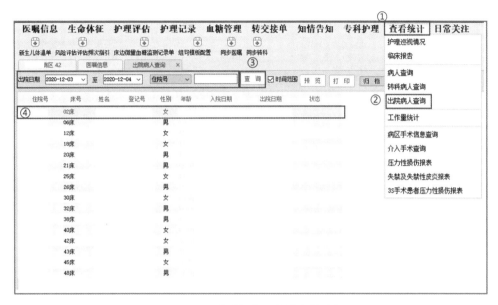

图 2-3-17 出院评估记录的查看流程

（2）选择拟查看患者，进入该患者主界面，选择"护理评估"，进入下级菜单"出院评估单"，最后选择并进入"出院患者护理评估单"进行质量控制并审核签名、病历的归档整理（图 2-3-18）。各模块的不同颜色代表其文书录入的完整程度，红色代表已完成文书录入并储存进入信息系统，黑色代表文书录入不完整，需要核查，如图 2-3-19 所示。颜色差异能使各项文书工作的完整程度得以直观呈现，能辅助管理者明确质控及审核的关键模块及条目，确保质控监督的及时性、针对性及有效性。

【重点及难点】 熟悉出院患者护理评估的结构框架及构成，熟悉不同端口出院患者护理评估的录入途径，掌握出院患者的评估及教育指导内容，借助结构化的电子病历系统，并结合智

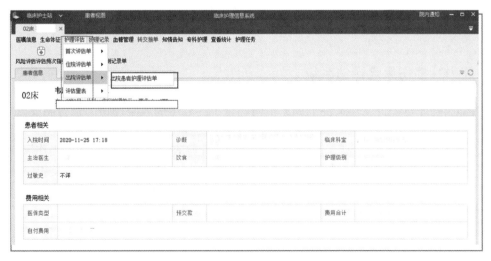

图 2-3-18 进入出院患者护理评估单界面

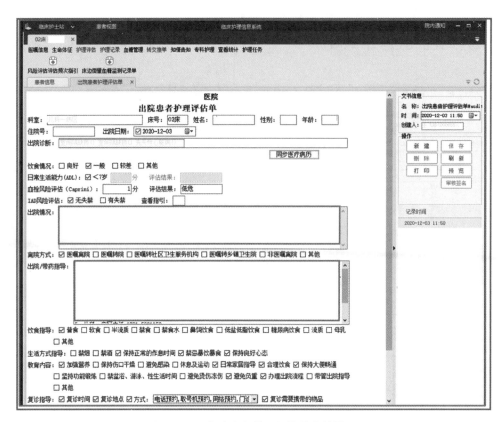

图 2-3-19 出院患者护理评估单审核界面

能化手段，包括评估量表的自动嵌入及规范指引等，科学、有效地完成出院患者的评估、指导及记录。护理管理者掌握出院评估记录质量控制及审核操作流程。

（应艳萍）

第四节 护理风险评估信息系统

一、压力性损伤风险评估系统

《卫生部医院评审评价工作文件汇编》中明确指出"有压疮风险评估与报告制度，高危患者入院时进行风险评估"。2019 版《国际压疮 / 压力性损伤预防与治疗指南》中提出"入院后应尽快进行压力性损伤风险筛查，此后应定期并依据病情变化筛查，以鉴别有压力性损伤风险患者"。

本部分内容为压力性损伤风险评估系统，涵盖了入院压力性损伤风险评估及相应护理措施、高危患者入院风险评估统计、住院期间压力性损伤风险评估及相应护理措施、PDA 端压力性损伤风险评估。

该功能首先明确患者入院时有无院外带入压力性损伤，并于入院时及住院期间使用结构化风险评估工具识别有无压力性损伤风险，预知风险后结合患者具体情况推荐选择相应护理措施，避免压力性损伤的发生。

1. 入院患者压力性损伤风险评估

【具体步骤】

Step 1　登录入院护理评估单

如图 2-4-1、图 2-4-2 所示。

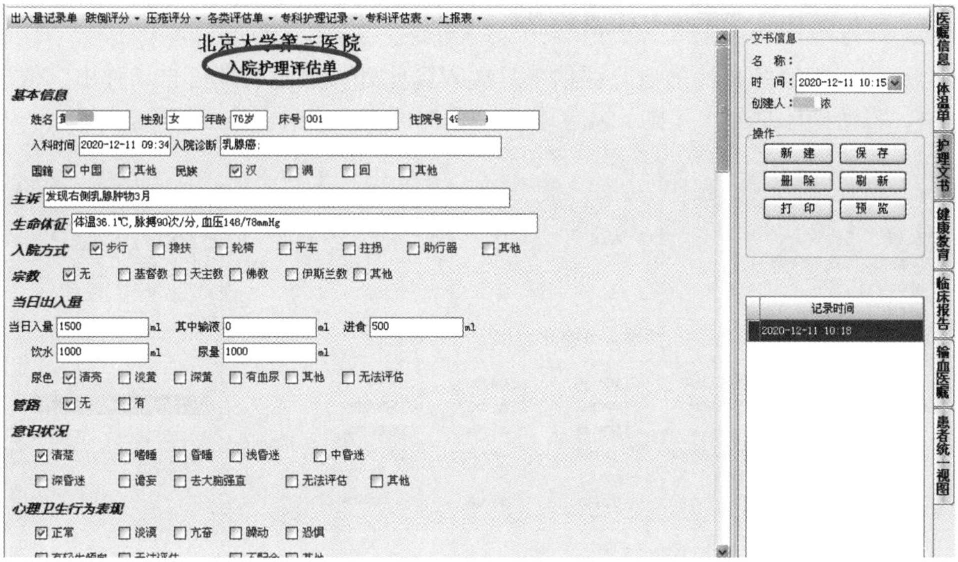

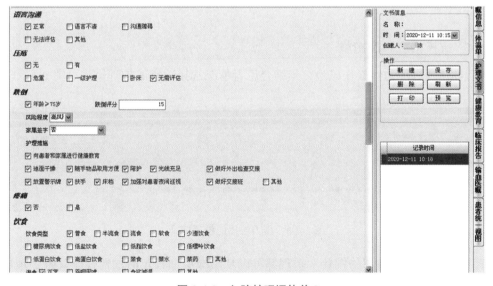

图 2-4-1　入院护理评估单 1

图 2-4-2　入院护理评估单 2

Step 2　明确有无现存压力性损伤，鉴别是否为压力性损伤高风险人群

勾选有无现存压力性损伤。结合各医疗机构收治患者特点，确定压力性损伤高风险人群，如危重、一级护理、处于卧床状态等，只要符合其中任一条件即需要进一步应用结构化风险评估工具评估压力性损伤风险等级（图 2-4-3）。

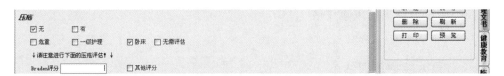

图 2-4-3　压力性损伤风险初筛

Step 3　应用结构化风险评估工具评估

将适合应用于本医疗机构的风险评估工具嵌入到此处，点击后即可自动弹出，依据患者情况逐项评估，自动累计总分，并显示风险等级（图 2-4-4）。

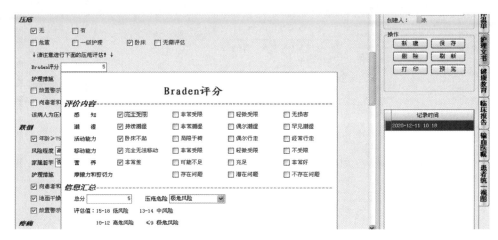

图 2-4-4　Braden 风险评估表

Step 4　选择相应护理措施

评估后如呈现有压力性损伤风险，须结合患者情况选择适宜的护理措施（图 2-4-5）。

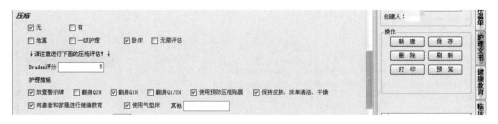

图 2-4-5　压力性损伤护理措施

2．高危患者入院风险评估统计　护理部可以从院级层面锁定时段监控全院各护理单元高危患者入院时风险评估完成情况，显示高危人数、危重患者人数、一级护理数、卧床患者数、高危评估数、高危评估率、总评估数及高危评估数占总评估数的百分比（图 2-4-6）。

3．住院期间压力性损伤风险评估

【具体步骤】

Step 1　进入专科病情观察记录单

如图 2-4-7 所示。

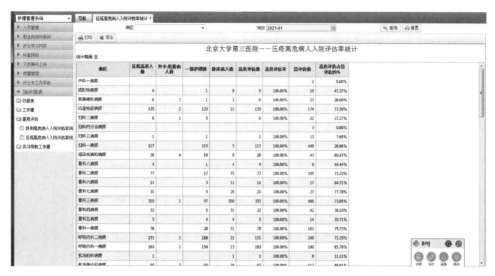

图 2-4-6　压力性损伤高危患者入院风险评估统计

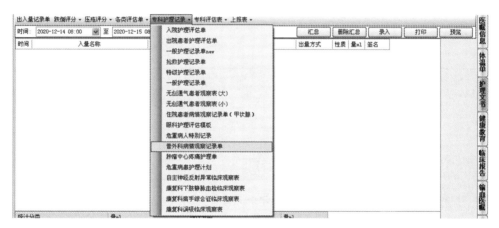

图 2-4-7　专科护理记录列表

Step 2　新建该时点护理记录单

如图 2-4-8 所示。

Step 3　链接压力性损伤风险评估单

新建护理记录单中可直接链接压疮风险评估工具（图 2-4-9），依据患者情况逐项评估，自动累计总分，并显示风险等级。

Step 4　依据风险评估结果选择相应护理措施

评估后如呈现有压力性损伤风险，须结合患者情况选择适宜的护理措施（图 2-4-10）。

4．PDA 端压力性损伤风险评估

【具体步骤】

Step 1　进入某患者护理病历后选择相应压力性损伤风险评估工具

从 PDA 端进入患者列表，选择相应患者，点击压力性损伤风险评估工具（图 2-4-11～图 2-4-13）。

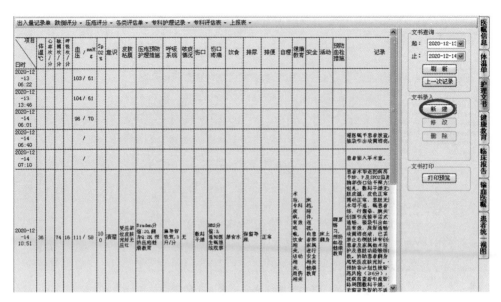

图 2-4-8　普外科病情观察记录单

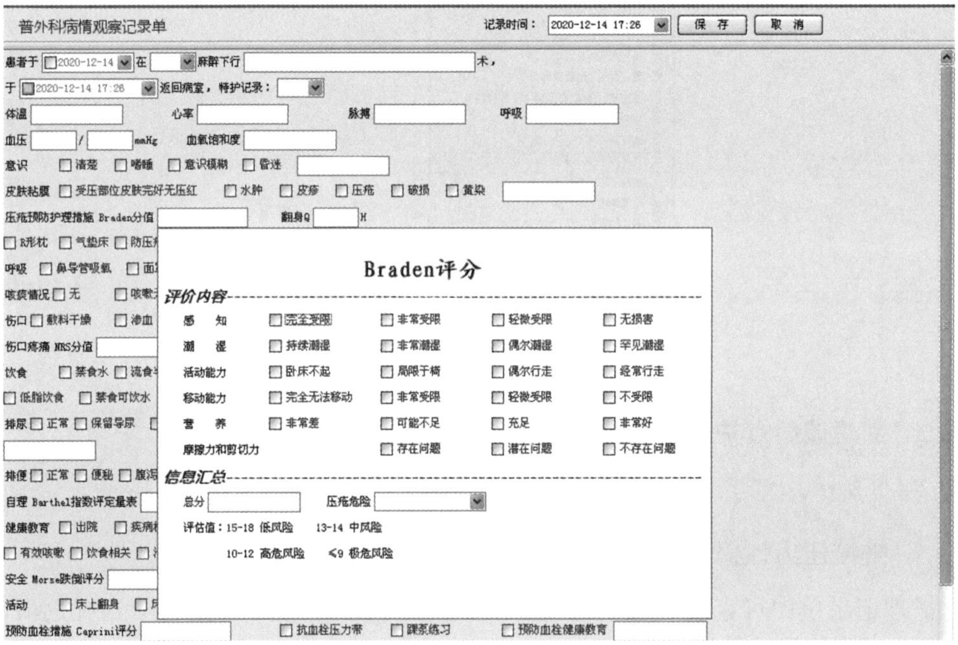

图 2-4-9　链接 Braden 风险评估表

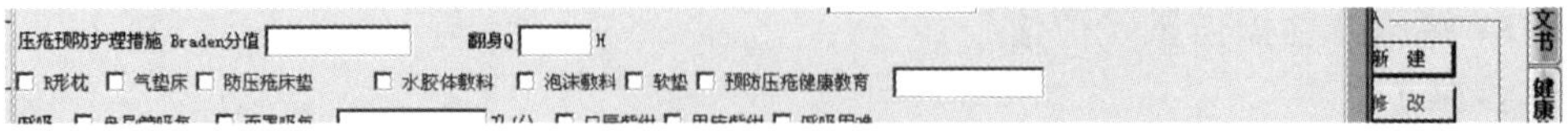

图 2-4-10　压力性损伤预防措施

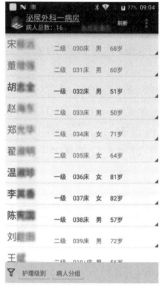

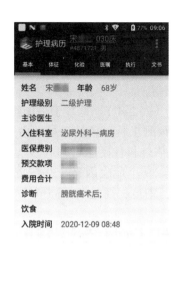

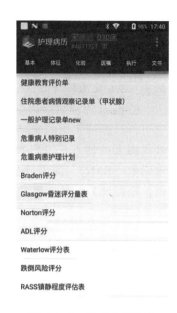

图 2-4-11　患者列表　　　　图 2-4-12　患者基本信息　　　　图 2-4-13　患者文书列表

Step 2　压力性损伤风险评估

依据患者情况逐项评估，自动累计总分，并显示风险等级（图 2-4-14）。

PDA 作为移动终端，具备少量文字录入功能，可嵌入相应护理评估记录表单，如 Braden 风险评估表，实现了护理人员完成患者床旁评估、操作后随即记录。

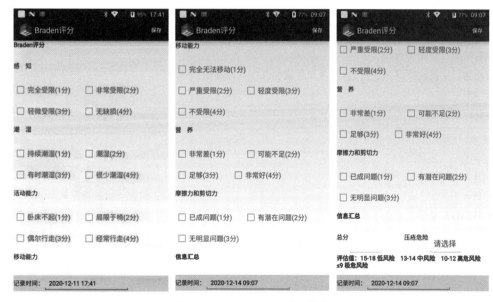

图 2-4-14　Braden 风险评估表

二、静脉血栓风险评估系统

本部分内容为静脉血栓风险评估系统，包含不同的风险评估量表。医务人员可根据患者的疾病情况选用适合的评估表。通过评估可正确识别静脉血栓发生的风险，并对风险进行分级，根据不同风险等级采取合理的防治措施。

静脉血栓风险评估常用量表包括 Caprini 血栓风险因素评估量表、Padua 血栓风险因素评估量表、Wells 血栓风险因素评估量表等。

Caprini 血栓风险因素评估量表（表 2-4-1）是基于临床经验和循证医学证据设计的有效、简单可行且经济实用的静脉血栓风险预测工具。该量表最初由美国外科医生 Caprini 及其团队依据外科患者的特点开发出来，用于评估外科住院患者血栓发生的风险。该量表包含一般情况、体重指数（BMI）、深静脉血栓病史等 39 个危险因素，并按危险因素水平对每个危险因素进行赋值，根据评分情况将患者分为低危、中危、高危和极高危 4 个等级。

表 2-4-1 Caprini 血栓风险因素评估量表

下列每项 1 分	下列每项 2 分
年龄 41 ~ 60 岁	年龄 61 ~ 74 岁
下肢肿胀	关节镜手术
静脉血栓	中心静脉置管
BMI ≥ 25 kg/m^2	大手术（> 45 min）
计划小手术	恶性肿瘤
脓毒血症（< 1 个月）	腹腔镜手术（> 45 min）
急性心肌梗死	限制性卧床（> 72 h）
充血性心力衰竭（< 1 个月）	石膏固定（< 1 个月）
需卧床休息的内科疾病	
炎症性肠病病史	
大手术史（< 1 个月）	
肺功能异常（如慢性阻塞性肺疾病）	
严重肺部疾病（包括肺炎）（< 1 个月）	
口服避孕药或激素替代疗法	
妊娠或产后状态（< 1 个月）	
不明原因死胎、反复流产（≥ 3 次）、因毒血症或胎儿生长停滞造成早产	
其他风险因素	

下列每项 3 分	下列每项 5 分
年龄 ≥ 75 岁	卒中（< 1 个月）
DVT/PE 病史	多处创伤（< 1 个月）
Leiden V 因子突变	择期下肢主要关节成形术
血栓家族史	髋部、盆腔或下肢骨折（< 1 个月）
凝血酶原 2021OA 突变	急性脊髓损伤（瘫痪）（< 1 个月）
狼疮样抗凝物质	
高半胱氨酸血症	
肝素引起的血小板减少症（避免使用普通肝素或低分子量肝素）	
抗心磷脂抗体升高	
其他先天性或获得性易栓症	

Padua 血栓风险因素评估量表（表 2-4-2）是由意大利帕多瓦大学血栓栓塞中心专家 Barbara 等于 2010 年在整合 Kucher 模型的基础上设计开发的，适用于内科住院患者静脉血栓风险评估。评分 ≥ 4 分为静脉血栓栓塞形成高风险患者。

表2-4-2 Padua血栓风险因素评估量表

危险因素	评分
活动性恶性肿瘤，患者先前有局部或远端转移和（或）6个月内接受过化疗和放疗	3
既往静脉血栓栓塞症	3
制动，患者身体原因或遵医嘱需卧床休息至少3 d	3
有血栓形成倾向，抗凝血酶缺陷症，蛋白C或S缺乏，Leiden V因子、凝血酶原G20210A突变，抗磷脂抗体综合征	3
近期（≤1个月）创伤或外科手术	2
年龄≥70岁	1
心脏和（或）呼吸衰竭	1
急性心肌梗死和（或）缺血性脑卒中	1
急性感染和（或）风湿性疾病	1
肥胖（体重指数≥30 kg/m^2）	1
正在进行激素治疗	1

Wells血栓风险因素评估量表（表2-4-3）是加拿大学者Wells于1995年发表的。该量表是目前全球应用最广泛的血栓评估工具，被证明具有较高的效度。该量表纳入10个危险因素，分值为–2～1分，总分为各项之和。临床可能性评价：总分≤0为低危；1～2分为中危；≥3分为高危；若双侧下肢均有症状，以症状严重的一侧为准。

表2-4-3 Wells血栓风险因素评估量表

病史及临床表现	评分
肿瘤	1
瘫痪或近期下肢石膏固定	1
近期卧床＞3 d或近4周内大手术	1
沿深静脉走行的局部压痛	1
全下肢水肿	1
与健侧相比，小腿周径增大＞3 cm	1
DVT病史	1
凹陷水肿（症状侧下肢）	1
浅静脉侧支循环（非静脉曲张）	1
与下肢DVT相近或类似的诊断	–2

下面以Caprini血栓风险因素评估量表为例，应用信息系统对患者进行静脉血栓风险评估。

【案例】 赵某，女性，50岁，行颈椎后路手术。术后责任护士对患者进行静脉血栓风险评估。

【具体步骤】

Step 1　进入各类评估单

进入各类评估单，下拉菜单，出现图 2-4-15。该患者为骨科住院患者，故选择血栓 Caprini 风险评估表进行评估。

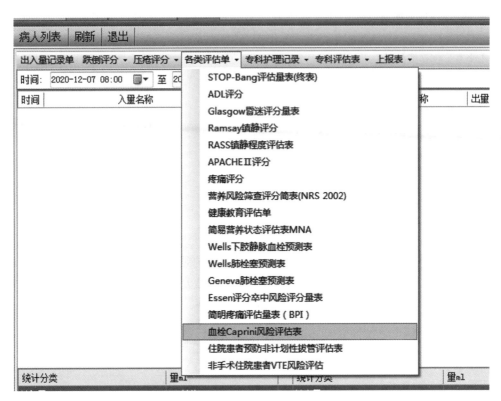

图 2-4-15　各类护理评估单

Step 2　进入血栓风险评估表

单击进入血栓 Caprini 风险评估表，如图 2-4-16 所示。患者一般资料自动导入，血栓风险评估各项内容根据患者实际情况在相应选项内进行勾选。

Step 3　系统自动生成

勾选完成后系统自动汇总总分及对应的风险程度，如图 2-4-17 所示。护士根据评估的风险程度采取相应的预防措施。

Step 4　查询规则说明

护士如果想了解不同风险等级的具体护理措施，进行规则说明勾选，如图 2-4-18 所示，显示不同分值对应的风险等级及相关护理措施。

【重点及难点】

正确进行评估并采取积极有效的预防措施是减少患者发生静脉血栓的重要手段之一。血栓风险评估的信息化能够协助医务人员进行准确、连续性的评估，同时具有可追溯性，还可以为护士提供可查询的风险程度及相关措施。护士可以根据评估结果采取积极、安全、有效的护理

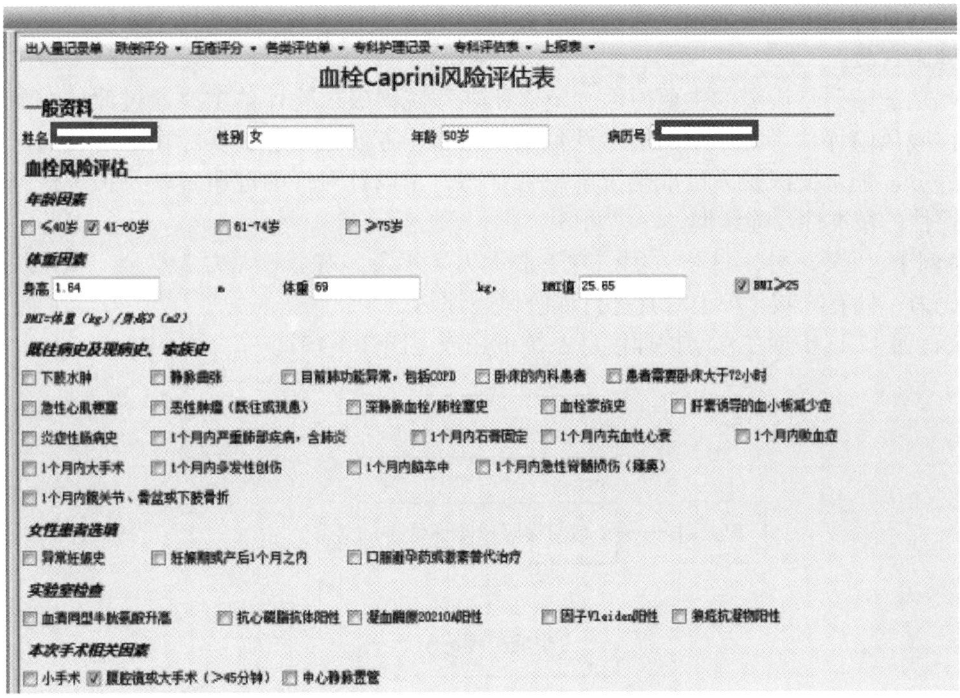

图 2-4-16 血栓 Caprini 风险评估表

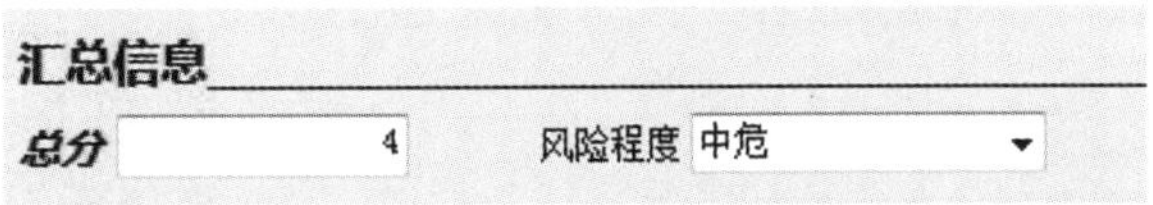

图 2-4-17 血栓 Caprini 风险评估总分及对应的风险程度

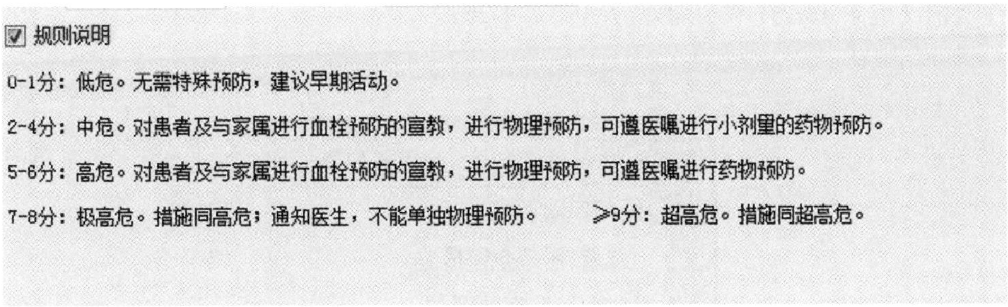

图 2-4-18 血栓 Caprini 风险评估表规则说明

措施。对于有风险的患者应定期评估并进行有针对性的记录，同时应加强有风险患者的护理，减少静脉血栓的发生。

三、误吸风险评估系统

误吸是指进食（或非进食）时食物、口腔内分泌物、胃食管反流物等进入声门以下的气道，是发生吸入性肺炎的主要原因，误吸风险评估是首要环节。本节内容包括误吸风险评估、风险记录、健康宣教。

吞咽功能障碍是误吸的主要原因。笔者所在医院误吸风险评估主要通过评估吞咽功能来进行。在误吸风险评估系统中全面展示评估量表条目，方便根据患者实际情况进行点选，自动显示风险评分，能协助医护人员准确了解患者状态，予以针对性的健康宣教及护理措施，保障患者风险评估的精准性及连续性。

【案例】 王某，男，43 岁，因"左下肢无力 4 年余，右下肢无力 2 年余"收入院，自诉左侧肢体无力，偶有呛咳，护士对其进行误吸风险评估。

【流程图】 该步骤在移动护理信息系统中完成（图 2-4-19）。

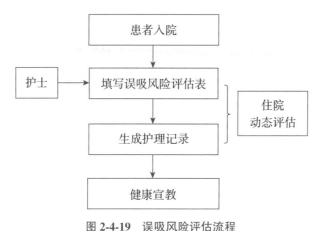

图 2-4-19 误吸风险评估流程

【具体步骤】

Step 1 进入评估页面

护士使用账号和密码登录医院移动护理信息系统，选择相对应的患者进入患者信息页面，在菜单栏点击"护理记录"，点击"量表评估"，选择"吞咽功能评估"，进入评估页面，根据患者实际吞咽情况记录患者吞咽功能评分（图 2-4-20）。

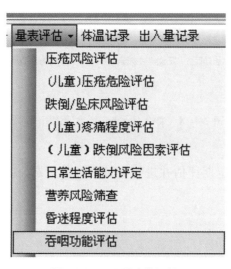

图 2-4-20 吞咽功能评估

洼田饮水试验方法可评估误吸风险（图 2-4-21，表 2-4-4）。方法：让患者端坐，喝下 30 ml 温开水，观察所需时间和呛咳情况。

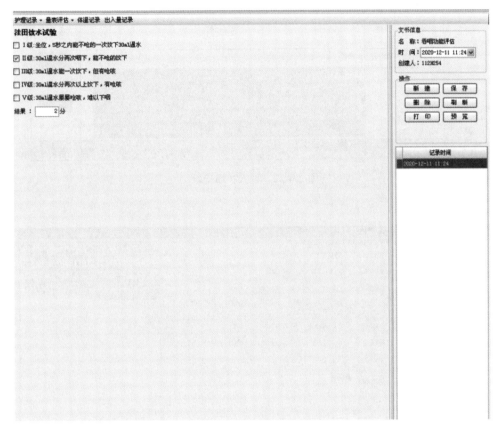

图 2-4-21　误吸风险评估

表2-4-4　洼田饮水试验方法

级别	评定
Ⅰ级：坐位，5 s 之内能不呛地一次饮下 30 ml 温水	正常：Ⅰ级，5 s 之内
Ⅱ级：30 ml 温水分两次咽下，能不呛地饮下	可疑：Ⅰ级，5 s 以上；Ⅱ级
Ⅲ级：30 ml 温水能一次饮下，但有呛咳	异常：Ⅲ～Ⅴ级
Ⅳ级：30 ml 温水分两次以上饮下，有呛咳	
Ⅴ级：30 ml 温水屡屡呛咳，难以下咽	

Step 2　导入护理记录

点击"保存"，自动导入"护理记录"中。评估者签章记录（图 2-4-22）。

Step 3　健康教育

对于存在误吸风险的患者，给予相对应的健康教育。在菜单栏点击"健康教育"，选择针对误吸风险的宣教内容，这里健康教育项目选择"吞咽障碍"，勾选教育对象、教育时机、个性化需求、教育方法、效果评价、教育内容（图 2-4-23）。

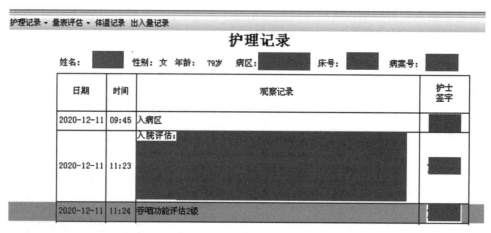

图 2-4-22 导入护理记录

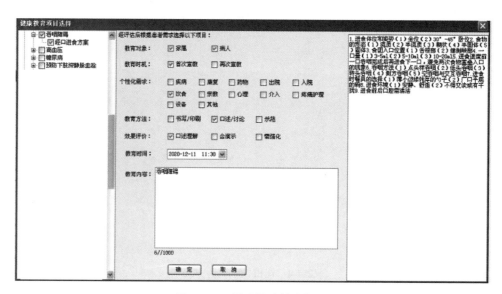

图 2-4-23 误吸风险健康教育

【重点及难点】

信息化的误吸风险评估模块能协助医务人员快速评估及记录患者的风险，同时有连续性、可溯源。护士需掌握规范化的评估方法和判定标准，能正确指导患者完成吞咽功能评估。对有风险患者应定期进行评估及记录，加强对高危患者的关注并及时采取针对性的干预，减少误吸的发生，保证患者安全。

（周玉洁　许蕊凤　韩斌如）

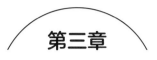

第三章

临床护理应用系统

第一节　口服给药的管理系统

本节内容为口服药医嘱的执行系统，包含医嘱确认、口服药执行单打印、口服药医嘱的执行查对、执行情况的查看等功能。

该功能保障了口服药执行的正确性，该流程采用以患者为中心的核对方式，扫描患者腕带，读取患者的口服药医嘱，逐一进行核对，避免了护士临床上可能出错的几个环节，如错发药物、漏发药物、多发药物等。

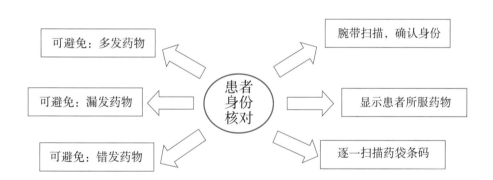

【案例】　以住院患者服用口服药流程为例，医生根据患者的诊断和病情，为患者开具口服维生素 B_1 10 mg 的医嘱。药房摆药后，由运送人员将药物送至病区，护士为患者执行口服给药。

【具体步骤】

Step 1　医嘱确认

该步骤在 HIS 系统中完成（图 3-1-1 ～图 3-1-3）。

Step 2　口服药执行单打印

该步骤仍在 HIS 系统中完成。

具体步骤如下：点击"临床管理"→选择"分类执行单"→"选择执行单"，然后点击"药品"→下拉箭头处选择"口服"并调整打印起始时间，进入打印执行单界面（图 3-1-4、图3-1-5）。

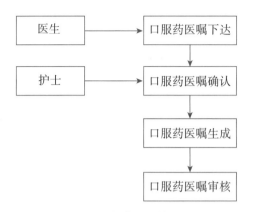

图 3-1-1 口服药医嘱执行流程

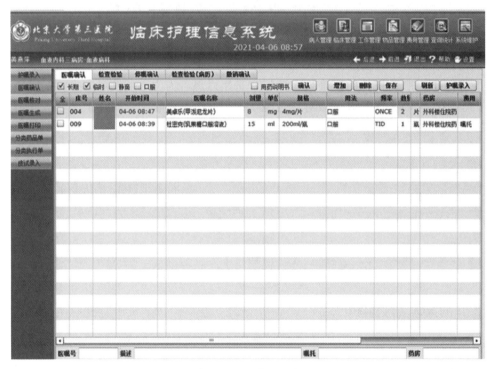

图 3-1-2 口服药医嘱确认

Step 3 口服药医嘱的执行查对

该步骤为本系统的核心步骤,通过 PDA 完成。

1. 登录账号:每个有执业证书的护士均有一个自己的登录账号和密码,通过输入账号和密码,护士可登录到护理信息系统,并具备相应的医嘱执行权限。

2. 进入系统后,点击"菜单",选择"口服药执行",如图 3-1-6 所示。

点击"口服药执行"后,就会出现下面界面(图 3-1-7),此刻系统会提醒用户"扫描腕带"。

如图 3-1-8 所示,护士用 PDA 垂直对准患者腕带上的二维码进行扫描,以距离 20 cm 左右为宜,按压扫描键(黄色按键),PDA 就会读取患者腕带的信息,此时系统会自动更新患者的医嘱,列出当前时间段(早、中、晚、睡前、其他)患者的口服药信息,将所要执行的口服药

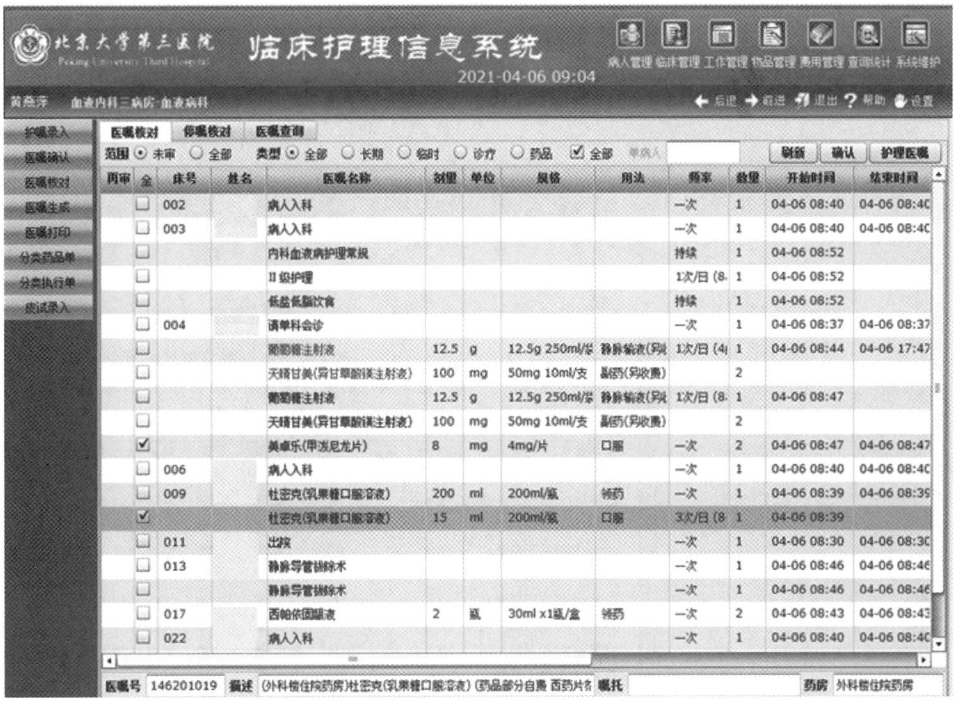

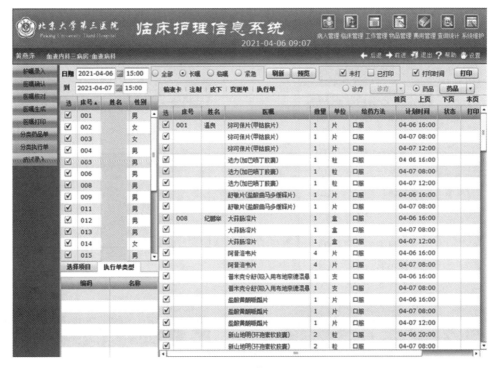

图 3-1-3　口服药医嘱核对

图 3-1-4　口服药医嘱执行单

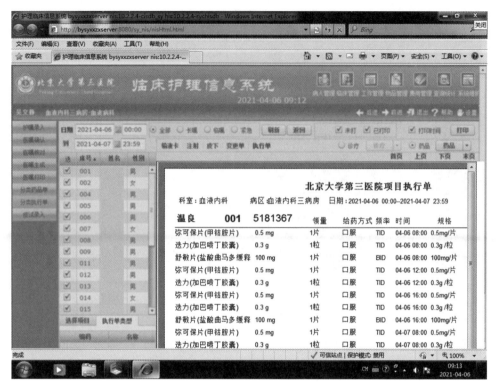

图 3-1-5 口服药医嘱执行单明细界面

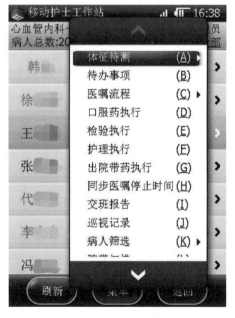

图 3-1-6 点击 "口服药执行"

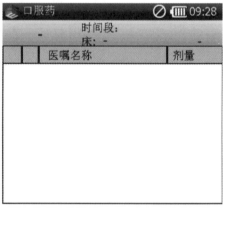
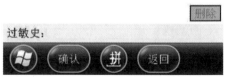

图 3-1-7 进入口服药核对界面

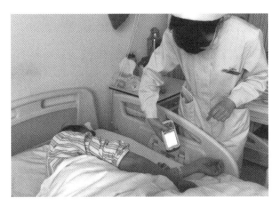

图 3-1-8 PDA 扫描腕带

显示在 PDA 界面，如图 3-1-9 所示。

此时，护士需要扫描患者此时段需口服药物药袋条码，逐一扫描，每扫一袋，系统会进行核对，并在该药袋中所包含的药品明细上进行打勾确认，未扫描的项无对勾（图 3-1-10），因此护士可非常方便地进行患者口服药执行的查对。

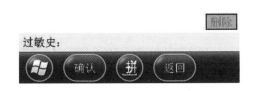

图 3-1-9 PDA 界面显示口服药信息

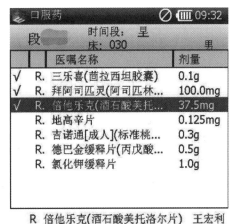

图 3-1-10 PDA 查对口服药信息

当护士把所有的药袋逐一扫描进行核对后，点击确认（图 3-1-11）就可完成当前口服药执行（S 代表临时口服药，R 代表长期口服药）。

该执行程序因为是先扫描患者腕带，读取患者医嘱信息，护士逐一扫描药袋，列表于 PDA 界面，可以防止护士三种错误的发生：①药物信息与患者不符时，系统会提示护士信息错误，不能执行该医嘱，防止发药错误；②因为患者所服的药物均列在界面上，如果有漏扫描的情况，该系统也能一目了然地提醒护士，防止护士漏发药物；③当某些医嘱已停止，但依旧出现在药袋中的药，将会在界面中被标红并且置顶，护士会检查药袋中是否含有这些药品，确认药袋中已经剔除该药品后，才会再执行剩余的药物，会避免多发药物的错误发生。

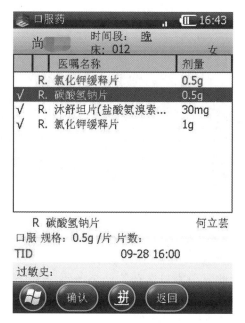

图 3-1-11 PDA 查对口服药完成界面

护士根据已打印并双人核对后的口服药执行单核对药物，然后扫描患者腕带确认，再扫描患者口服药袋条码，此种执行流程能更保障口服药执行的正确性，保障患者安全，预防差错发生。

对于某些临时口服药，扫描患者腕带后如仍未显示该药名称，护士需要点击时间段右边的空白处更改时间段显示（图 3-1-12）；如仍不显示，应再次核对医嘱及患者是否正确。

对于口服药袋以外的药品，可以直接双击药品名称并以对勾标记。对于已经标记的药品，可以再次扫描药袋或者双击该药物进行取消核对（图 3-1-13）。

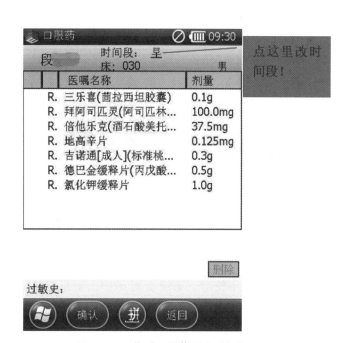

图 3-1-12 临时口服药更改时间段界面

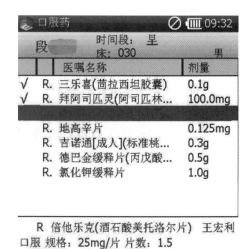
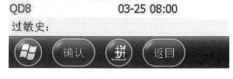

图 3-1-13 再次点击取消核对界面

Step 4　执行情况的查看

本功能在 PC 端完成，同样在护理系统登录护士的账号和密码，点击"医嘱信息"，选择"口服类"，可根据需要选择一段时间内的口服药医嘱进行查看。

在左侧"病人列表"选择相应的患者，可以查看该患者的口服药医嘱的开具医生、开医嘱时间、计划执行时间、开始执行时间、结束执行时间、执行护士等信息内容（图 3-1-14）。

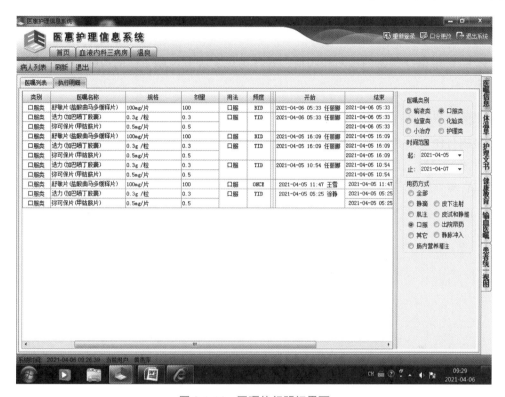

图 3-1-14　医嘱执行明细界面

该功能方便护士长对本病房医嘱执行的管理，能随时查阅病房内每一个患者的口服药医嘱的开具、执行时间、执行人等信息，也方便与医生、药剂科工作人员等沟通，方便了临床护理工作。查阅的信息也可以为病房的管理提供基础数据支持，以便护士长对病房质量的持续改进。

【重点及难点】

口服给药的管理系统从医生开具医嘱到护士执行口服给药的每个环节进行监控，特别是在护士执行环节保证了患者正确，实现了给药全流程信息跟踪与药物医嘱的闭环管理，使临床工作智能化和标准化，提高了护士的工作效率，使各级人员分工明确、责任清晰、可追溯性强，提高了患者用药的安全性和满意度，有效降低了给药错误的发生率。

（李葆华）

第二节　输血医嘱管理系统

在整个输血链中，护士是输血链管理最后环节的具体实施者，也是保证安全、有效输血的重要决定因素之一。输血医嘱管理系统功能实现了输血患者身份识别的闭环管理和输血环节的可追溯性，保障患者安全，执行输血患者的精细化管理。通过输血医嘱管理系统规范护士的操作与护理记录，才能真正保证安全、有效输血，同时保证输血病历的完整、规范。

HIS 系统建立标本条码与申请单的对应关系，通过唯一性的标本条形码，保证标本在采集、运输、检验过程中的准确性及其可追溯性。血液取回后，护士按三查七对制度，使用 PDA 实施血液输注前的最后核对与确认，确保输血安全，并且通过这种程序性操作，实现相关费用的自动、准确、及时计费。

本节内容为输血医嘱管理系统，包括血型初检、输血医嘱的确认、取血管理、输血管理、输血后管理、输血护理记录。

【案例】 医生根据患者的诊断和病情，开具为患者配红细胞 1 U 的医嘱并确认输血。

【具体步骤】

Step 1　血型初检

检验条码打印之前均在 HIS 系统中完成，检验医嘱执行查对通过 PDA 完成。护士遵医嘱对受血者进行血型初检，具体操作可详见本章第五节"检验医嘱执行系统"。对已有本院血型鉴定报告的患者，可省略此步骤（图 3-2-1）。

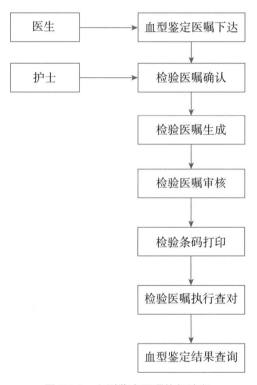

图 3-2-1　血型鉴定医嘱执行流程

Step 2　输血医嘱的确认

该步骤除配血试验的执行查对使用 PDA 操作外，其余步骤均在 HIS 系统中完成，具体如下（图 3-2-2）。

医生可通过 HIS 系统填写输血治疗知情同意书并打印，请患者签字（图 3-2-3）。

在患者同意输血后，填写"临床输血申请单"（图 3-2-4）并打印、提交给输血科。需输注

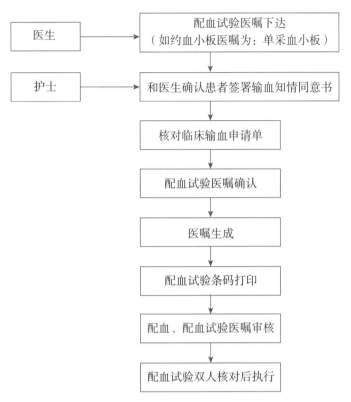

图 3-2-2 配血试验医嘱执行流程

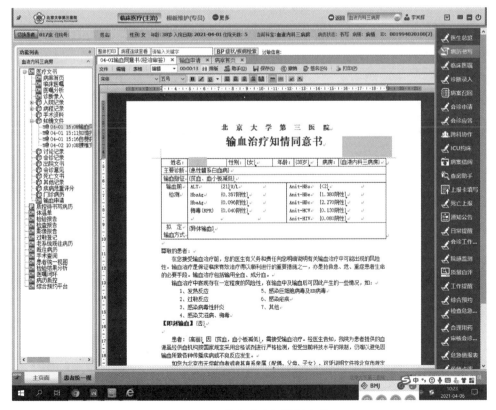

图 3-2-3 输血治疗知情同意书

血浆的患者，医生还需填写"取血单"（图 3-2-5）并打印。

输注红细胞及首次输注血小板开配血试验医嘱（图 3-2-6）。

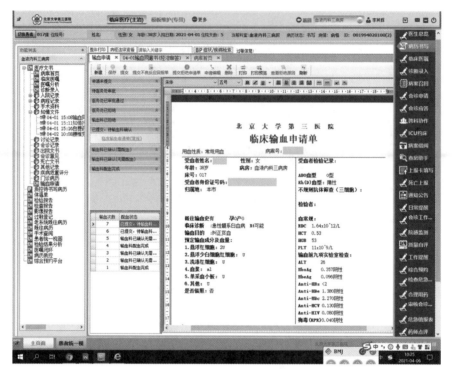

图 3-2-4　临床输血申请单

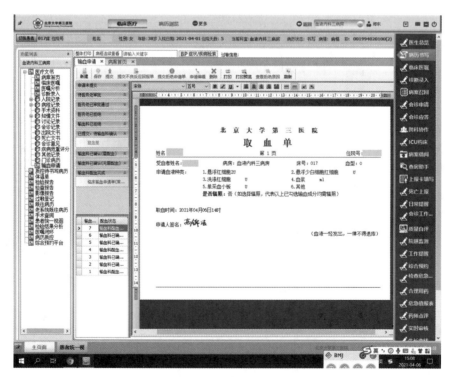

图 3-2-5　取血单

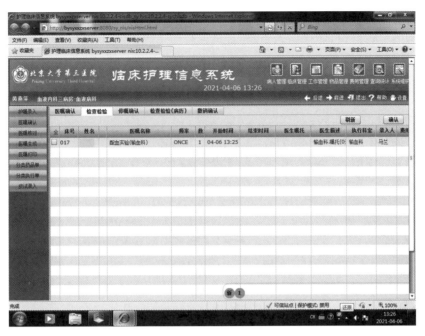

图 3-2-6 配血试验医嘱

护士和医生确认患者签署"输血治疗知情同意书"后，核对"临床输血申请单"（图 3-2-7），包括患者信息、血型、血液种类、用血量，确保准确无误。需输注血浆的患者，护士同时核对"取血单"。

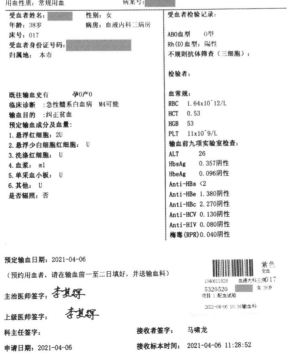

图 3-2-7 临床输血申请单

打印配血试验条码，具体步骤如下：

点击"检验"，选择"打印该病人条码"，进入打印条码界面（图 3-2-8）。

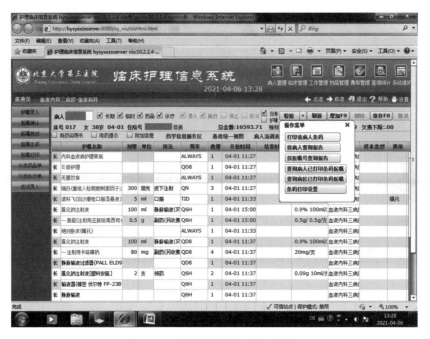

图 3-2-8　选择"打印该病人条码"

勾选"配血试验"，勾选"确认时时间"，点击"设置当前"，点击"设置选中"，再点击"打印选中条码"（图 3-2-9）。

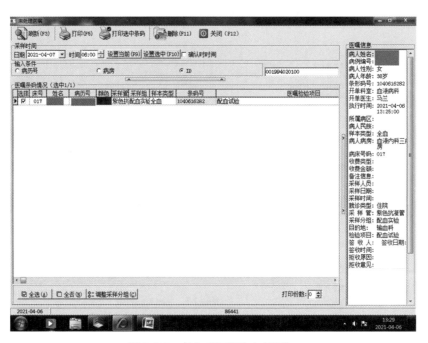

图 3-2-9　点击"打印选中条码"

配血试验的执行查对使用 PDA 操作，具体操作如下：

1．登录账号：每个有执业证书的护士均有一个自己的登录账号和密码，通过输入账号和密码，护士可登录到护理信息系统，并具备相应的医嘱执行权限。

2．进入系统后，点击"菜单"，选择"检验执行"，如图 3-2-10 所示。

点击"检验执行"后，就会出现下面界面（图 3-2-11），此刻系统会提醒用户"扫描腕带"。

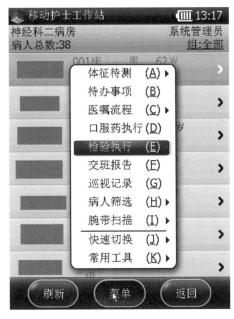

图 3-2-10 选择"检验执行"

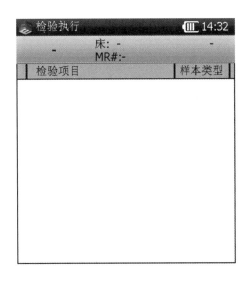
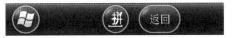

图 3-2-11 "检验执行"界面

如图 3-2-12 所示，护士用 PDA 垂直对准患者腕带上的二维码进行扫描，以距离 20 cm 左右为宜，按扫描键，PDA 就会读取患者腕带的信息，此时系统会自动更新患者的医嘱，包括检验类医嘱，并将患者近 3 日内需要化验的项目显示在 PDA 界面，如图 3-2-13 所示。

此时，护士扫描该患者粘有配血试验条码的试管，系统会进行核对，并在该条目上进行打勾确认，未扫描的项目前无对勾，因此护士可非常方便地进行患者检验执行的查对。

扫描粘有配血试验条码的试管并进行核对后，可点击"开始采集"进行取血（图 3-2-14）。取血时需特别注意：

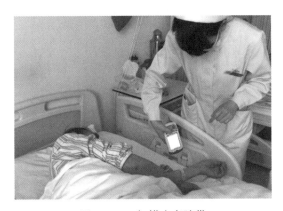

图 3-2-12 扫描患者腕带

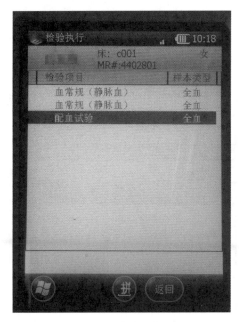

图 3-2-13 读取患者信息

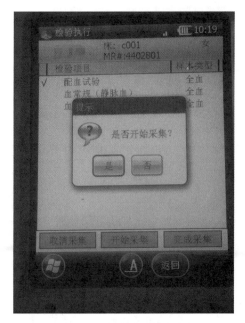

图 3-2-14 点击"开始采集"

（1）一人一管一操作，避免血标本的混淆。

（2）血型鉴定与配血试验抽取的时间间隔要大于 30 min，且血型鉴定与配血试验的采血护士不同，需在患者的不同部位抽取。严禁通过输液管路抽取血标本，尽量选择未输液侧肢体，用真空采血针抽取血标本。

（3）抽血时需对患者做好解释工作，告知患者不同护士、不同时间、不同位置抽取血标本是保证配血试验标本质量及避免差错的关键。

护士采集血标本完毕，可以点击"完成采集"，在"是否结束采集"中点击"是"来完成此次检验执行的查对和执行（图 3-2-15）。

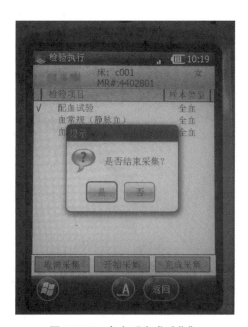

图 3-2-15 点击"完成采集"

最后，护士在 HIS 系统确认并生成医嘱。

输注红细胞：将配血试验血样标本与"临床输血申请单"一同送检至输血科。输血小板：直接将"临床输血申请单"送至输血科。

输血浆：将"临床输血申请单"与"取血单"一同送至输血科。

Step 3　取血管理

此步骤中的医嘱下达、核对医嘱在病房的 HIS 系统完成，在输血科取血时，输血科人员通过 HIS 系统发血，具体步骤如图 3-2-16 所示。

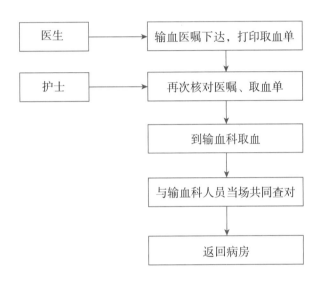

图 3-2-16　HIS 系统发血步骤

医生接到输血科取血电话，下达输血医嘱（图 3-2-17），打印取血单。

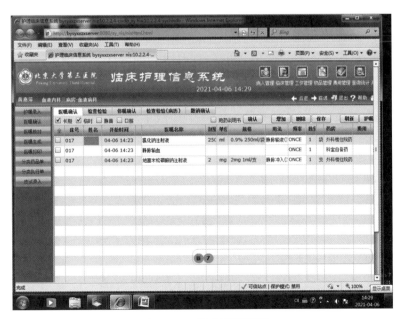

图 3-2-17　输血医嘱界面

护士再次核对医嘱、取血单，携带"取血单"、取血箱到输血科取血或血小板，取血浆只需核对医嘱，携带取血箱到输血科。

在输血科，输血科人员在 HIS 系统发血管理上查询患者用血信息，核对并打印输血记录单。

取血护士与输血科发血人员双方当场共同查对（图 3-2-18）：

1． 输血记录单：受血患者科别、姓名、性别、病历号、血型（包括 Rh 因子）、血液成分、配血试验结果。

2． 核对血袋标签：血液成分、血型（包括 Rh 因子）、血液有效期、储血号。

3． 检查血袋有无破损、渗漏，血袋内有无溶血及凝块，核对无误后，双方共同签字并注明取血时间（图 3-2-19）。

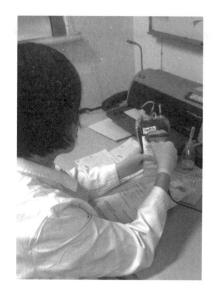

图 3-2-18　发血当场共同查对

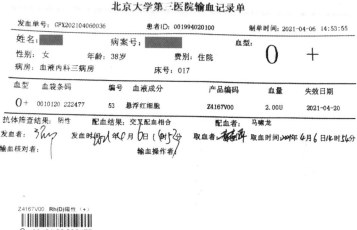

图 3-2-19　输血记录单上核对签名

Step 4　输血管理

该步骤使用 PDA 操作，具体如图 3-2-20 所示。

取回血后，护士根据血液制品的要求进行复温或立即输注。红细胞：取回血后室温复温

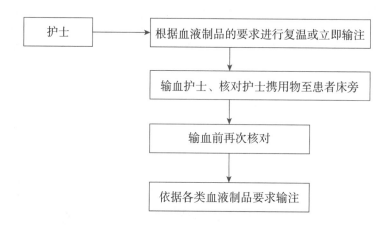

图 3-2-20　输血管理流程

20 ～ 30 min（也可根据"输血记录单"上注明的取血时间顺延 20 ～ 30 min），4 h 内输注完毕。血小板：取回后立即输注，应在 30 min 内输注完毕。血浆：取回后立即输注，4 h 内输注完毕。需特别注意：取回的血液制品如未按时输注，超过取血时间 4 h，PDA 将无法扫码。

输血护士及核对护士携输血记录单及输血用物（图 3-2-21）至患者床旁，输血前需双人出声核对（图 3-2-22）。

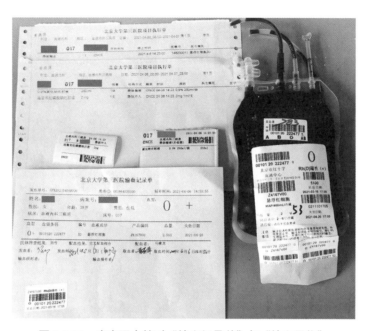

图 3-2-21　床旁双人核对"输血记录单"与"输血用物"

输血护士用 PDA 扫描血袋上的献血员编码（血袋左上第二个标签），再扫描血液种类标签（血袋左上第三个标签），见图 3-2-23。扫描患者腕带进行输血确认（图 3-2-24）。核对护士依次扫描血袋上的献血员编码和血液种类标签后进行输血复核（图 3-2-25）。

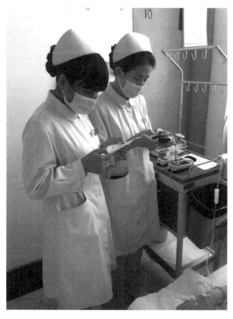

图 3-2-22　床旁双人出声核对输血信息

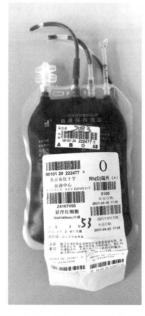

图 3-2-23　PDA 复核输血信息

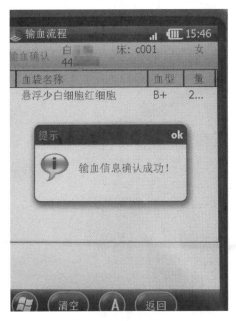

图 3-2-24 输血信息确认成功

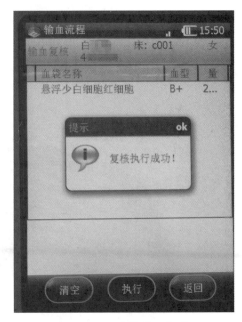

图 3-2-25 复核执行成功

核对无误后，双方在输血记录单上相应位置签字，并依据各类血液制品要求输注。

Step 5 输血后管理

该步骤可使用 PDA 巡视，观察血液制品输注过程中患者的反应及输注速度、已输注量（图 3-2-26）。

护理管理者也可通过 HIS 系统查询患者输血情况，包括输血医嘱开具医生、开医嘱时间、输血开始时间、结束执行时间、巡视情况、执行护士、核对护士信息（图 3-2-27）。方便护理质量控制监管，同时也为临床护理工作、护理科研信息收集提供了基础数据支持。

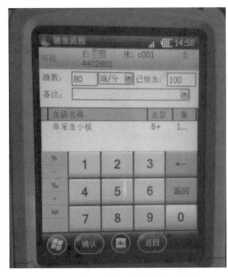

图 3-2-26 PDA 输血巡视界面

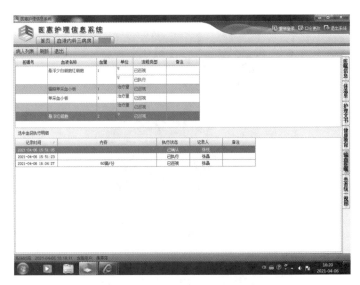

图 3-2-27 HIS 系统查询患者输血情况界面

血液制品按规定时间输注完毕后，护士在输完空袋上注明日期、时间，在冰箱内保留空血袋。患者无输血反应，24 h 后空血袋按医疗垃圾处理。若有输血反应，遵医嘱进行应急处理，医生在 HIS 系统逐项填写"患者输血不良反应回报单"，连同血袋一并送回输血科并签字，具体按"输血不良反应登记制度"执行。

Step 6　输血护理记录

该步骤在 HIS 系统中完成，在"护理文书"中完成"一般护理记录单 new"（图 3-2-28）。护士对患者的输血治疗过程进行记录并观察有无输血反应，做好交接班。

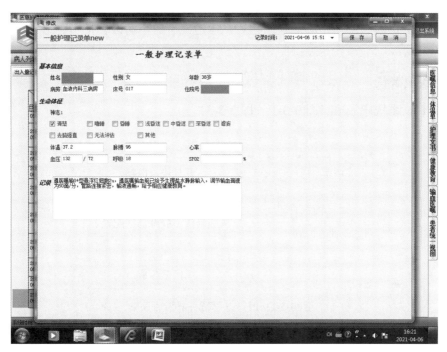

图 3-2-28　一般护理记录单

【重点及难点】

临床输血闭环管理模式严格遵循原卫生部颁布的《医疗机构临床用血管理办法》《临床输血技术规范》和《血液制品管理条例》要求，对于输血的全流程进行监控，使医务人员可随时了解每一名输血患者的血液准备及输注状态，也可追溯跟踪每一袋血液的去向。同时，输血闭环管理对交叉配血、血液交接、输血执行、输血不良反应回报等关键环节进行监控，不但大大提高了工作效率，而且确保了临床用血的准确性、规范性，确保了患者用血安全。

（李葆华）

第三节　PIVAS 给药管理系统

本节内容为静脉用药集中调配中心（pharmacy intravenous admixture services，PIVAS）给

药管理系统，包含医嘱确认、医嘱生成、打印输液卡、发送 PIVAS 药品单、PIVAS 给药的执行，以及 PIVAS 给药执行落实情况的查看等功能。

该功能针对由静脉配置中心完成配置药物的静脉输注，保障了静脉输液医嘱执行的正确性，静脉配药的严格无菌性，大大提高了临床护士的工作效率。采用以患者为中心的核对方式，扫描患者腕带，扫描"PIVAS 二维码"，核对药物标签（药液名称、配置药物名称、配药时间），逐一进行核对，避免了护士临床上可能出错的几个环节，如配错输液、加错药液、拿错输液、输错液体等，保障了临床静脉输液的正确性和及时性，避免护理差错的发生。同时，PIVAS 药品的统一配置及统一配送，把护士更多的时间还给患者，使护士能够更好地为患者提供更加专业的护理服务。

【案例】　以住院患者的 PIVAS 给药流程为例，医生根据患者的诊断和病情，为患者开具 PIVAS 静脉输液的医嘱，配药中心配置药物后，运送人员送至病区，护士为患者执行该医嘱。

【具体步骤】

Step 1　医嘱确认

该步骤在 HIS 系统中完成（图 3-3-1 ～图 3-3-3）。

```
医生 ──────→ 开具输液医嘱
                      │
                      ↓
护士 ──────→ 医嘱确认（静脉药物配置）
                      │
                      ↓
               医嘱生成
```

图 3-3-1　PIVAS 医嘱开具流程图

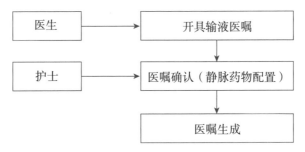

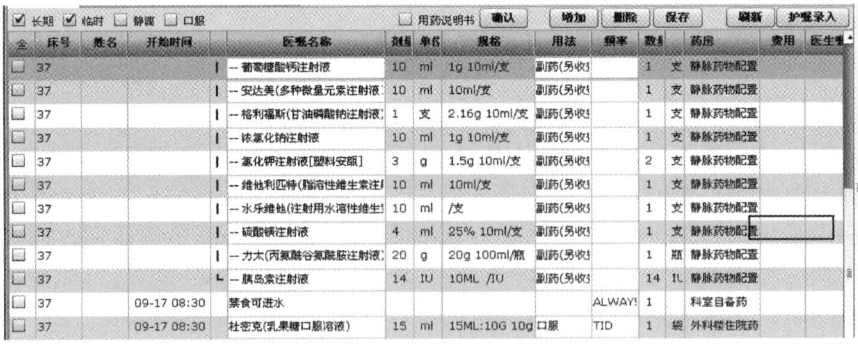

图 3-3-2　PIVAS 医嘱确认图

Step 2　输液卡打印

此步骤仍在 HIS 系统中完成，具体步骤如下：

点击"分类执行单"，选择"输液卡"，进入打印输液卡界面，依据所选择的患者，可分别打印"全部""长期""临时""紧急"医嘱所对应的输液卡（图 3-3-4）。

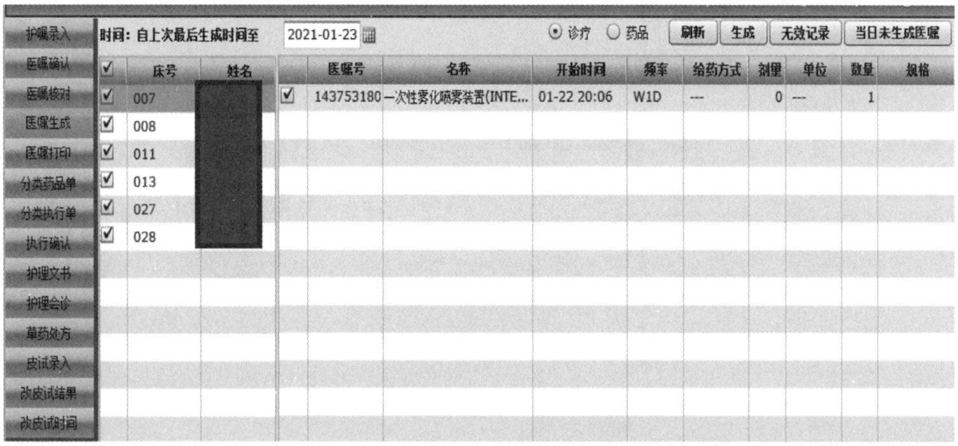

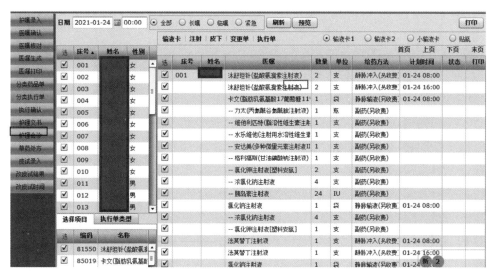

图 3-3-3　PIVAS 医嘱生成图

图 3-3-4　PIVAS 给药分类执行单

Step 3　发送药品单

此步骤仍在 HIS 系统中完成，具体步骤如下：

点击"分类药品单"，选择"药品单类型"至"PIVAS 输液单新"界面，阅览无误后点击"发送"。如遇到停止输液，生成"PIVAS 输液单—新"即可，遇每月 25 日静脉配置中心盘点，则需发送"PIVAS 输液单—新"。

Step 4　药物医嘱同步

此步骤在医惠护理信息系统中完成，具体步骤如下：

点击"护理任务"，选择"药物医嘱同步"，至"病人"界面，点击"医嘱同步"（图 3-3-5、图 3-3-6）。

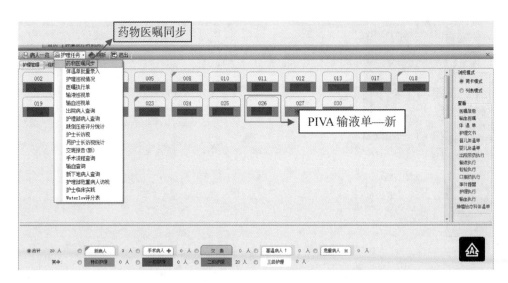

图 3-3-5 在护理执行系统"药物医嘱同步"1

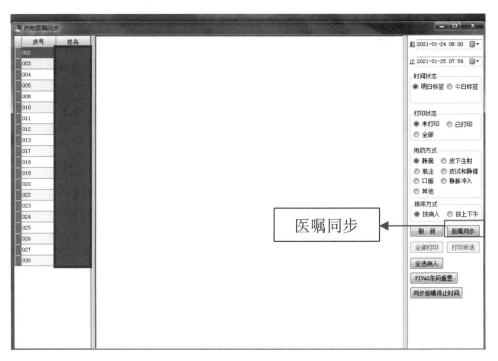

图 3-3-6 在护理执行系统"药物医嘱同步"2

Step 5 PIVAS 药品核对

PIVAS 药品由医辅人员统一配送，治疗班护士负责药品的核对工作，如有药物缺失、药袋破损、用药疑惑，均与 PIVAS 相关部门联系，并做好相关文字记录，相关核对内容见图 3-3-7。

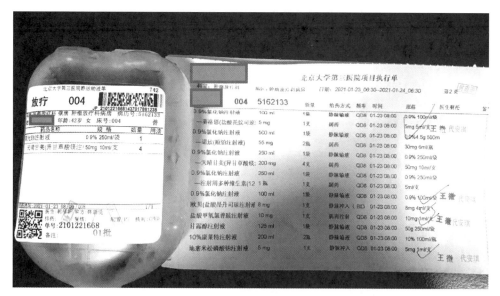

图 3-3-7　从 PIVAS 中心配送到病房的药品

Step 6　PIVAS 药品输注

该步骤的执行通过 PDA 完成，具体步骤如下：

1. 登录 PDA 后，在"病人"列表，直接扫描药物标签上的"PIVAS 二维码"，进入输液类医嘱执行界面，扫描患者腕带，如图 3-3-8 所示。

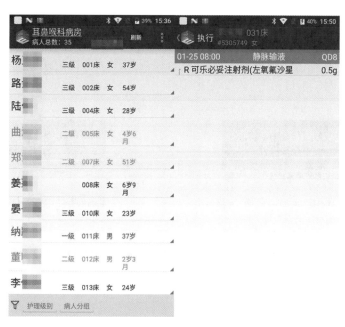

图 3-3-8　扫描药品标签所示图

2. 图 3-3-9（左）中的执行界面列出药物标签所含有的具体药物信息，此时扫描患者腕带进行核对，提示"已用"和"未用"药组数，开始执行输液。在输注过程中可进行"巡视""暂停""中止用药""结束用药"功能的操作。

可能会出现的一些情况：

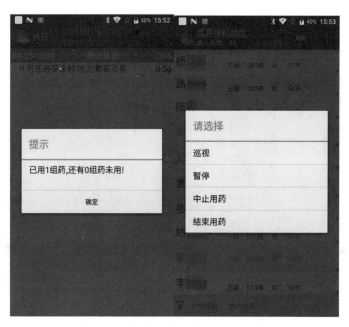

图 3-3-9　进行扫描确认后 PDA 界面

（1）患者和药物不匹配，会提示"该病人和医嘱不匹配"（图 3-3-10），请仔细核对患者的药物信息，在正确的患者处进行输液类药物执行。

（2）如果药物执行时间过早（实际执行时间在计划执行时间前 2 h），则提示"药物未到执行时间"，请确认药物是否应该在当前时间给予患者，点"是"继续执行，点"否"取消本次执行。核对无误后，进行输液执行。

3．输液执行开始后，再次扫描药物标签，即可进入操作界面。

（1）输液巡视：在输液中途对输液情况进行巡视操作，可以记录滴速，填写备注，确认保存后产生巡视记录（图 3-3-11）。

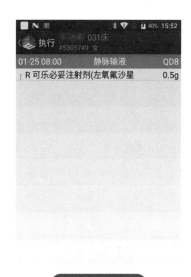

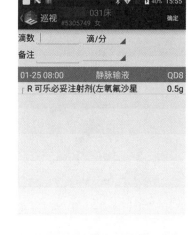

图 3-3-10　药品与腕带信息不匹配的提醒界面　　　图 3-3-11　输液过程中巡视界面

（2）暂停输液：输液中需要暂停输液，选择此项，备注中填写暂停原因，点击确认可暂停（图 3-3-12）。

（3）中止用药：输液中需要中止本次输液，选择项后填写实际输液量，以及备注中止用药的原因，点击确认后中止本次用药（图 3-3-13）。

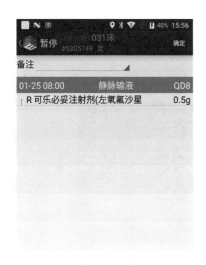

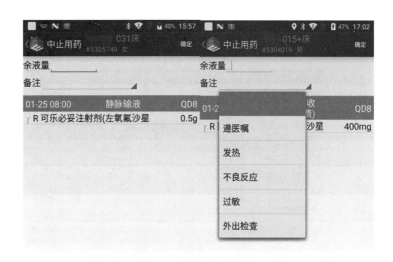

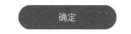

图 3-3-12　输液暂停界面　　　　　　　　　　　　　　图 3-3-13　输液中止界面

（4）结束用药：输液结束，直接选择此项，点击确认结束本次输液（图 3-3-14）。

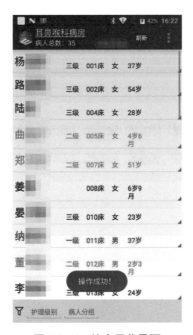

图 3-3-14　结束用药界面

Step 7　执行巡视情况查看

查询执行功能在医惠护理信息系统中完成,点击"医嘱信息",选择医嘱类别"输液类",可根据需要选择一段时间内的输液类医嘱进行查看。

在左侧"病人列表"选择相应的患者,可以查看该患者的输液医嘱药品名称、规格、剂量、用法、频率、开嘱医生、起始时间、停止时间,以及执行医嘱状态、开始执行时间、结束执行时间、计划执行时间、执行护士的信息等内容(图 3-3-15)。

图 3-3-15　单条输液医嘱执行情况查看界面

查询巡视功能同样在医惠护理信息系统中完成,点击"护理任务",选择"输液巡视单",可根据需要选择所需患者输液类医嘱巡视查看,可以查看该患者的输液医嘱名称、频率、流程类型、滴速、执行人、记录时间、备注等内容(图 3-3-16、图 3-3-17)。

该功能方便主管护士对本组患者以及护士长对本病房静脉输液医嘱执行的管理,能随时查阅病房内每一个患者的静脉输液医嘱的开具时间、执行时间、执行人、巡视及输注中的特殊情

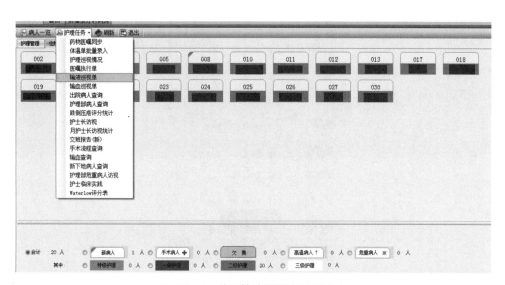

图 3-3-16　单日输液巡视查看界面 1

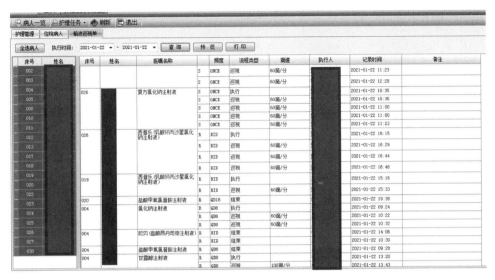

图 3-3-17 单日输液巡视查看界面 2

况等信息，方便了临床护理工作。查阅的信息也可以为病房的管理提供基础数据支持，以便护士长对病房护理质量的持续改进。

（王攀峰）

第四节 非 PIVAS 给药管理系统

非 PIVAS 给药管理系统利用条码技术、无线网络、移动终端等信息化技术实现对住院患者静脉给药从医嘱开具、药品核对、给药到记录等全流程的闭环管理。在关键环节，通过临床决策支持系统的提示、警告、控制，对医疗护理行为进行反馈控制，从而实现了静脉输液患者身份识别的安全性和可追溯性，保障患者安全，对静脉输液患者实施了精细化管理。此功能基于信息化的条码管理，护士通过 PDA 执行医嘱，通过条码技术实现患者身份和药物身份的双重核对，进行条码识别核对，避免了护士临床上出错的几个可能，如用药对象与实际不符、少给药物、重复给药等，保障了临床给药医嘱执行的正确性，避免护理缺陷的发生，实现零差错。

本节内容为非 PIVAS 给药管理系统，包含医嘱的确认、药物条码的打印、给药医嘱的执行查对、执行情况的查看、退药管理等功能。

【具体步骤】

Step 1 药物医嘱确认

该步骤在 HIS 系统及护士工作站中完成，具体步骤如图 3-4-1 所示。

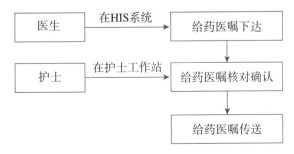

图 2-4-1 医嘱下达及确认流程

HIS 系统医嘱审核的 PC 端显示界面见图 3-4-2。

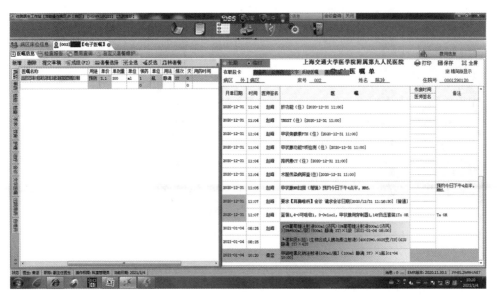

图 3-4-2 HIS 系统医嘱审核的 PC 端显示界面

护士工作站医嘱确认的 PC 端显示界面见图 3-4-3。

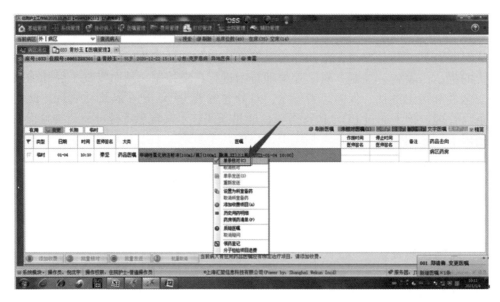

图 3-4-3 护士工作站医嘱确认的 PC 端显示界面

护士工作站医嘱传送的 PC 端显示界面见图 3-4-4。

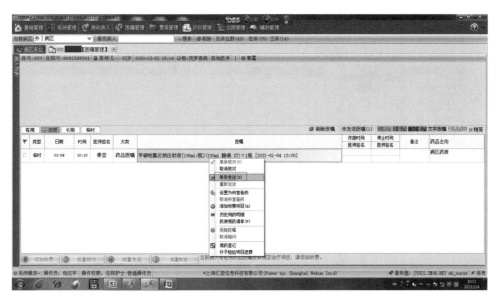

图 3-4-4　护士工作站医嘱传送的 PC 端显示界面

Step 2　药物医嘱条码打印

此步骤先在护士工作站中完成"医嘱核对及传送"，然后再在护士工作站中完成打印药物条码贴单（图 3-4-5）。具体步骤如下：

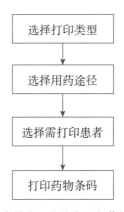

图 3-4-5　在护士工作站中打印药物条码贴单

在护士工作站中完成"医嘱核对及传送"后，在"打印管理"里选择"针剂单据打印"，则会显示所有待打印的信息。然后选择需要打印类型、医嘱类型、用法、病人信息后开始打印，完成打印后该贴单状态信息则改变成"已打印"，表明该贴单已打印过，如需再次打印，必须从"已打印"选项里选择所需补打的条码信息进行"补打印贴单"。显示界面如图 3-4-6 所示。

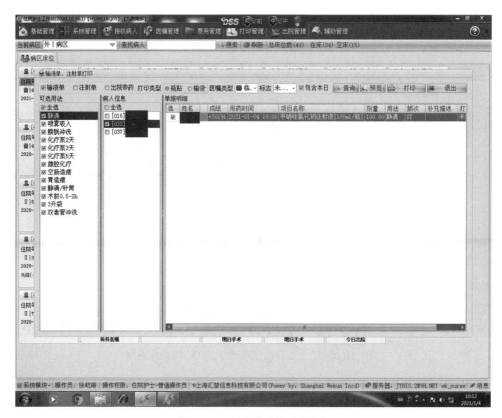

图 3-4-6　打印药物条码界面

Step 3　药物医嘱执行

该步骤为护理信息系统的核心步骤，需要通过 PDA 完成。

1．登录账号：每个有执业证书的护士均有一个自己的登录账号和密码，通过输入账号和密码，护士可登录护理信息系统，并具备相应的医嘱执行的权限。

2．进入系统后，显示主界面，扫描药物医嘱贴单，进行配药，配药复核，执行给药，执行给药时必须先扫描患者手腕带上的二维码及药物输液单上的二维码，识别正确后，根据药物性质及患者的具体情况选择合适的补液滴速，方可按"开始"执行，如图 3-4-7 所示。

具体执行流程如图 3-4-8 所示。

该药物医嘱在"执行"时，如出现信息不匹配，PDA 会发出错误提示音及错误提示页面，该页面如图 3-4-9 所示。

该药物医嘱"执行"之后，再次扫描药物，护士可根据实际情况选择流程："巡查""暂停"和"结束"。如 1 h 巡查补液，可选择"巡查"功能；如因各种原因需要暂停药物滴注，可选择"暂停"功能，并根据要求填写暂停补液的具体信息、输液情况（如暂停该补液的原因等）；如该患者药物治疗全部结束，即可选择"结束"，如图 3-4-10 所示：

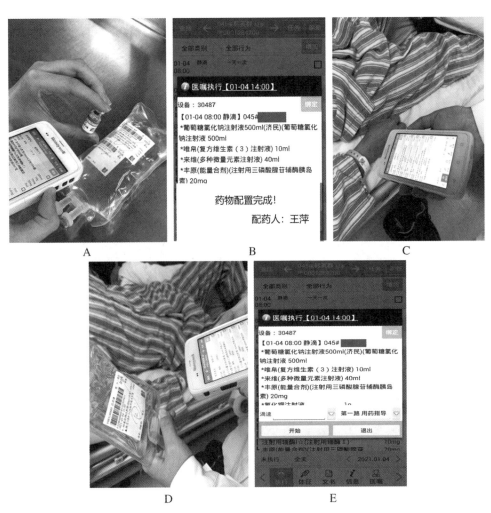

图 3-4-7　药物医嘱执行 PDA 界面

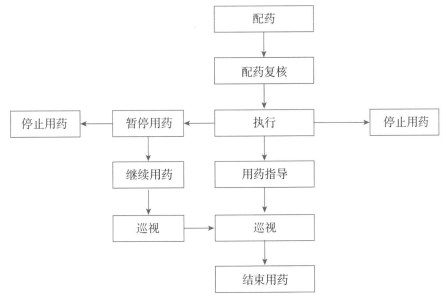

图 3-4-8　药物医嘱执行流程

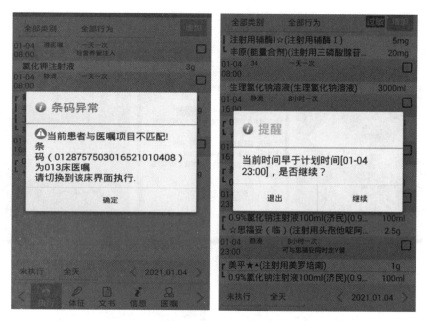

图 3-4-9　药物执行核对不正确提示界面

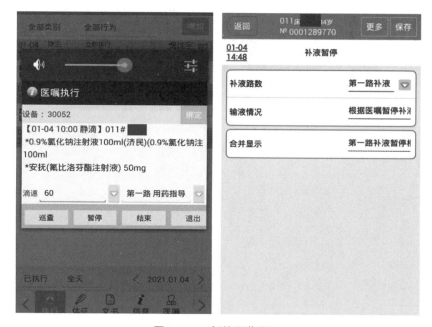

图 3-4-10　暂停用药界面

Step 4　药物医嘱执行情况的查看

使用 PDA 可查看患者药物执行的情况，选择所需查询的患者，点击"已执行"，即可查看该患者已完成药物的具体执行情况。"已执行"显示为蓝色，"未执行"则显示为黄色，如图 3-4-11 所示。

本功能还可以在 PC 端点击"管理系统"，选择所需查询的患者，点击"护理记录单"，即可该查询该患者已完成药物的具体执行情况，如图 3-4-12 所示。

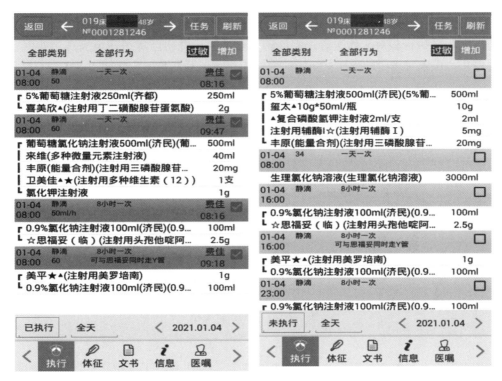

图 3-4-11 PDA 查看药品执行情况界面

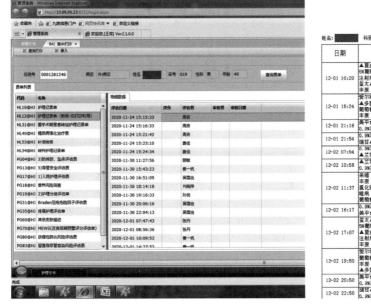

图 3-4-12 PDA 查看药品执行情况界面

该功能方便护士长对本病房的药物医嘱执行的管理，能随时查看病区内每一个患者的药物医嘱的执行情况、执行人等信息。也方便护士在病房作业期间，随时随地查看患者药物执行情况，包括执行时间、执行人等信息，同时方便与患者沟通。为病房管理作数据支持，以便病房护理质量的持续提升。

Step 5 退药执行管理

用药医嘱一旦执行核对、传送后，则该药费自动生成并由药房送药至病房，如因各种原因用药医嘱停止，在未对该药进行配置使用前，均需执行退药。具体步骤如图 3-4-13。

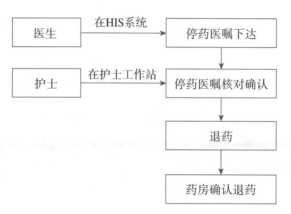

图 3-4-13 退药执行流程

本操作由医生在 HIS 系统里下达"停药医嘱"后，护士在护士工作站对停药医嘱进行核对、确认，并根据实际使用情况执行退药，如图 3-4-14 所示。

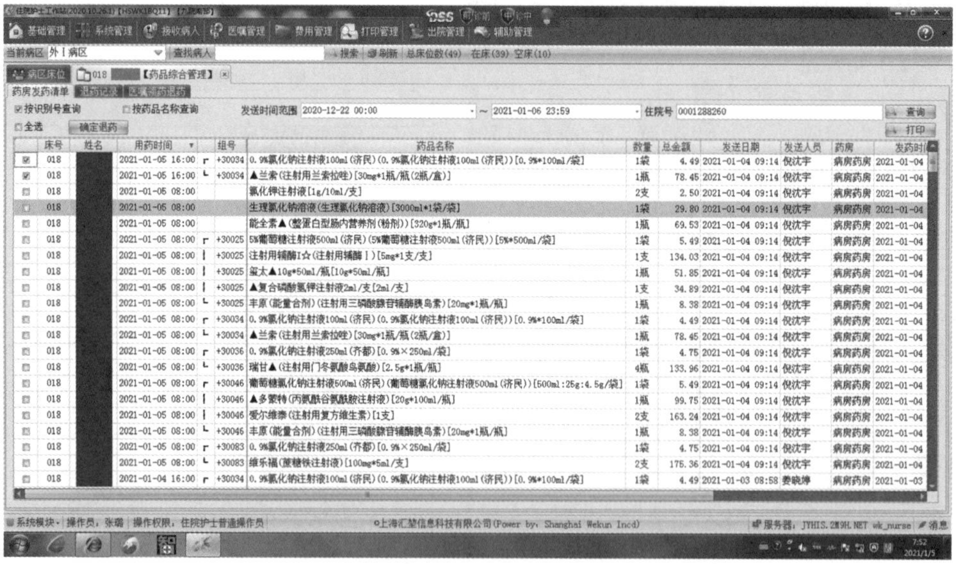

图 3-4-14 退药执行界面

该退药管理系统的实施方便护士对病区药物的有效管理，减少了药物资源的浪费，节省了患者不必要的经济支出，提高了护理工作的科学性及时效性。

（侯黎莉）

第五节 检验医嘱执行系统

本节内容为检验医嘱执行系统，包含医嘱的确认、检验条码打印、检验医嘱的执行查对、执行情况的查看等功能。

该功能保障了检验医嘱执行的正确性。化验标本采集流程采用以患者为中心的核对方式，扫描患者腕带，读取所有的检验医嘱，逐一进行核对，避免了护士临床上可能出错的几个环节，如拿错试管、少拿试管、多拿试管等。

【案例】 薛某，住院 3 天，昨日 T 37.8℃，主管医生开具医嘱，检查血常规。责任护士执行。

【流程图】

该步骤在 HIS 系统中完成，如图 3-5-1 所示。

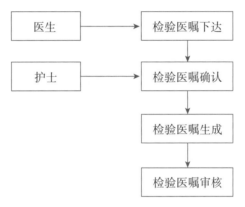

图 3-5-1 检验医嘱执行流程

【具体步骤】

Step 1 医嘱确认

如图 3-5-2 所示。

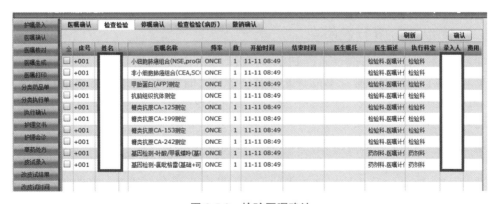

图 3-5-2 检验医嘱确认

Step 2 检验条码打印

此步骤仍在 HIS 系统中完成。

具体步骤如下：点击"检验"（图 3-5-3），选择"打印该病人条码"或者"查询病人已打印条码医嘱"，进入打印条码界面。

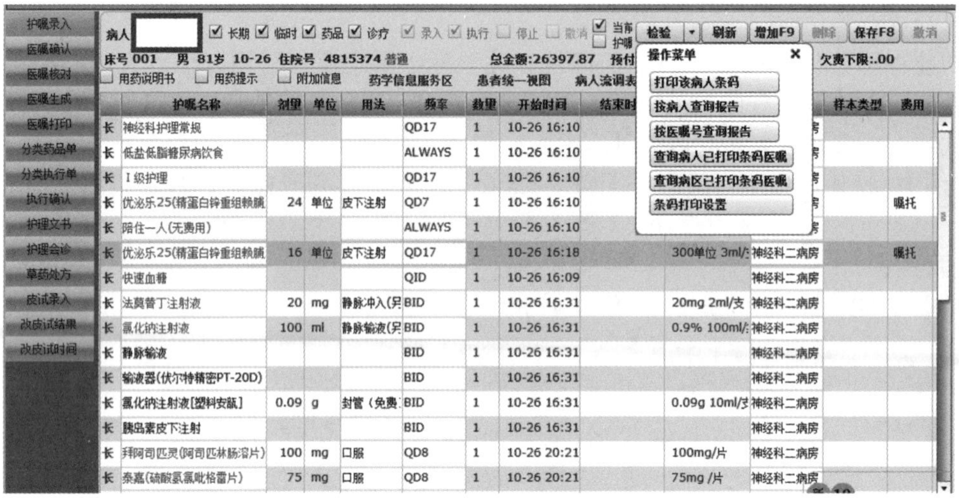

图 3-5-3　检验医嘱条码打印

选择需要打印的条码，灰色项目为检验科已经确认的条码，不能再次打印（图 3-5-4）。

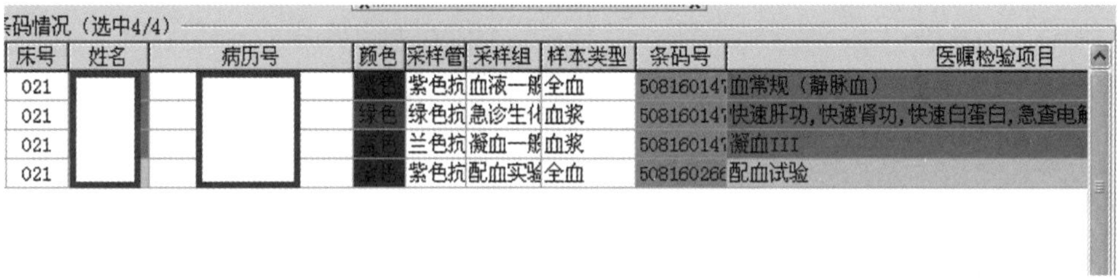

图 3-5-4　灰色项目表示已确认条码

Step 3　检验医嘱的执行查对

该步骤为本系统的核心步骤，通过 PDA 完成。

1．登录账号：每个有执业证书的护士均有一个自己的登录账号和密码，通过输入账号和密码，护士可登录护理信息系统，并具备相应的医嘱执行权限。

2．进入系统后，点击"菜单"，选择"检验执行"，如图 3-5-5 所示。

点击"检验执行"后，就会出现下面界面，此刻系统会提醒用户"扫描腕带"（图 3-5-6）。

如图 3-5-7 所示，护士用 PDA 垂直对准患者腕带上的二维码进行扫描，以距离 20 cm 左右为宜，按扫描键，PDA 就会读取患者腕带的信息，此时系统会自动更新患者的医嘱，包括检验类医嘱，并把患者近 3 日内需要化验的项目显示在 PDA 界面，如图 3-5-8 所示。

此时，护士需要逐一扫描该患者现在所有需要检验的项目条码，每扫一个试管，系统会进行核对，并在该条目上进行打勾确认（图 3-5-9），未扫描的项目前无对勾，因此护士可非常方便地进行患者检验执行的查对。

当护士把所有的试管逐一扫描进行核对后，可点击"开始采集"进行取血或者其他检验标

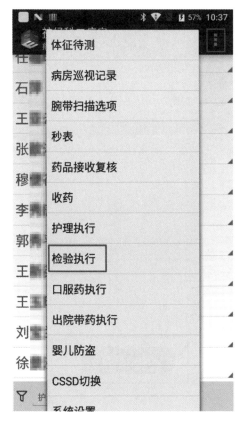

图 3-5-5　点击"检验执行"

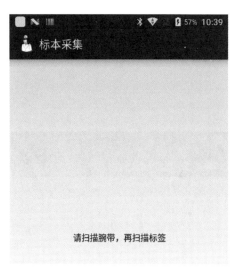

图 3-5-6　显示"扫描腕带"界面

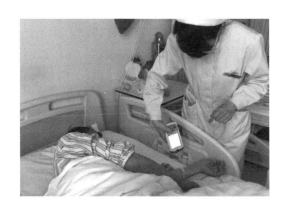

图 3-5-7　护士执行检验医嘱扫码

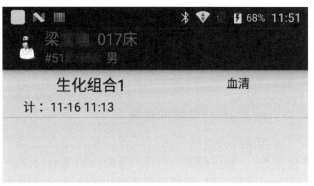

图 3-5-8　检验医嘱显示患者检验项目

本的执行。护士采集完毕所有的血样或者其他标本，可以点击"完成采集"，完成此次检验的查对和执行（图 3-5-10）。

　　该执行程序因为是先扫描患者腕带，读取患者医嘱信息，列表于 PDA 界面，护士逐一扫描，可以防止护士三种错误的发生：①在护士取错试管时，系统会提示护士信息错误，不能执行该医嘱，防止取血错误；②因为患者所有需要检验的项目均列在界面上，如果有漏扫描或者护士少取试管的情况，该系统也能一目了然地提醒护士，防止护士少拿取血试管；③因为在患

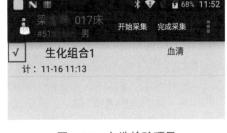

图 3-5-9　勾选检验项目　　　　　　　　图 3-5-10　采集执行成功界面

者的试管条码第二次扫描，系统会认为是要取消该项目，PDA 界面会出对话框，提示护士"是否取消"，也会避免护士由于多打印了某项检验的条码而造成多采集血样的错误。

而先扫描试管条码，然后扫描患者腕带确认这种流程，只能预防上述第一种错误。本系统此种执行流程能更保障检验执行的正确性，保障病房安全，预防差错发生。

如果护士在采血过程中，某些试管内的血样未完成，护士需要再次扫描该试管上的条码，取消采集。

Step 4　执行情况的查看

本功能在 PC 端完成，同样在护理系统登录护士的账号和密码，点击"医嘱列表"，选择"化验类"，可根据需要选择一段时间内的检验医嘱进行查看（图 3-5-11）。

在左侧"病人列表"选择相应的患者，可以查看该患者的检验医嘱的开具医生、开医嘱时间、计划执行时间、实际执行时间、开始执行时间、结束执行时间、执行护士的信息等内容（图 3-5-12）。

该功能方便护士长对本病房医嘱执行的管理，能随时查阅病房内每一个患者的检验医嘱的开具、执行时间、执行人等信息，也方便与医生、检验科工作人员等沟通，方便了临床护理工作。查阅的信息也可以为病房的管理提供基础数据支持，以便护士长对病房质量的持续改进。

【重点及难点】

1．检验医嘱闭环管理系统的设计，需要与 HIS 系统、实验室信息管理系统（laboratory information management system，LIS）系统进行交互，从医嘱开具、医嘱确认和核对、医嘱执行到标本检测、结果审核、危急值推送和报告等环节，均进行信息整合和数据共享，保障医嘱

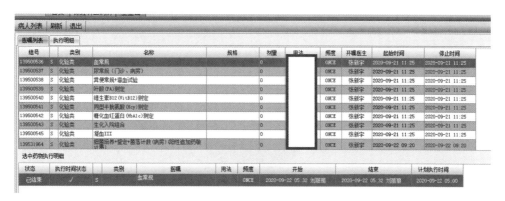

图 3-5-11 护士检验医嘱界面

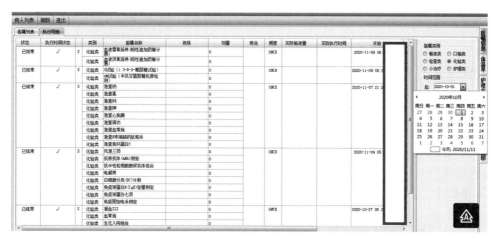

图 3-5-12 护士执行检验医嘱查看界面

执行的准确性和检验的及时性。

2. 检验医嘱闭环管理系统的设计，其执行环节均可追溯，有利于操作流程的规范性，并且为护理管理提供真实准确的过程数据。

(王攀峰)

第四章

护理管理系统

第一节　护理人力资源管理系统

一、护理人力资源的动态管理档案系统

本部分内容为护理人力资源管理模块的人员动态管理档案系统，含基本信息、人员总数的增与减、人员变动、人员配置数以及查看各护士层级数量，包括职称、学历、岗位能力培训、护士考核等。依据信息系统的交互功能，生成另一组模块，管理者通过信息显示，实现查看、调动和人力分派等。

【具体步骤】

Step 1　结构目录

按照人力管理所需设置栏目，双击所需的模块，即出现下级栏目图 4-1-1。

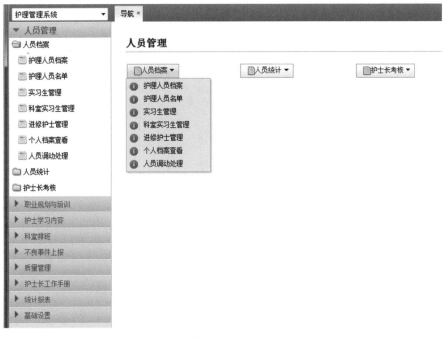

图 4-1-1　护理人力资源管理界面

双击"人员档案"栏，出现护理人员档案、护理人员名单、实习生管理、个人档案查看、人员调动处理等。双击"人员统计"栏，出现图 4-1-2。

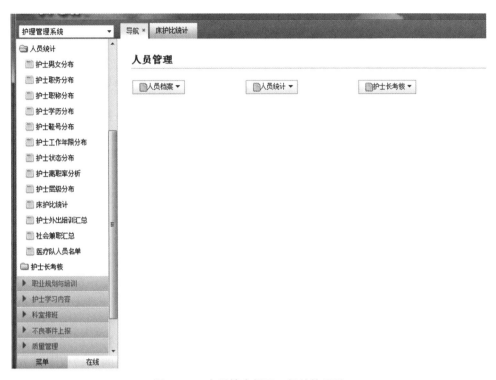

图 4-1-2 人员档案栏下一级结构目录

Step 2　查看系统

人力资源系统是涉及全院护士的信息管理系统，为权限系统，即查看与修改是有不同权限的。权限系统分为"系统管理员""护理管理用户""普通护士用户"，不同科室和层级的护理人员在查看、修改、录入等操作上设置权限不同。

系统管理员的权限包括：系统设置，不同级别人员的权限设置；用户管理，人员的增加、删除，人员级别修改等权限。如护士可以查看本人的全部基本资料；护士长和科护士长可以查看该辖区的护士的基本资料，同时可以修改护士的联系方式、政治面貌、外语等级等项目；护理部管理人员在护士提交资料齐全的情况下，可修改全院护士的职称、学历、专科护士资质、社会兼职等变动资料，增加护理人员名单，填写辞职、退休、脱队等护士信息；系统管理员权限可进行系统设置和用户的管理，如增加和删除用户、设置用户的层级和权限等。各层人员上级权限覆盖下级权限。具体权限设置详见图 4-1-3。

信息系统有强大的查询功能，具体操作如下：在"查询"框中，录入要查询人员的工资号，如 87435，或者查询人员姓名的首字母，如要查询护士"李阳明"可录入"lym"，然后点击回车键或者"查询"即可显示该护士的资料（图 4-1-4）。

需要说明的是，因为"工资号"是该护士的标示号码，具备唯一性，因此用工资号查询，即可以查询出该名护士的信息；但如果用姓名的首字母查询，因为有重名或者首字母相同的情况，查询出可能不只一名护士的信息，如用"LL"查询，姓名中包含李丽、丽丽、刘丽、李林等读音的所有护士的信息都将被查询出，需要再次点击选择所查询护士的条目。

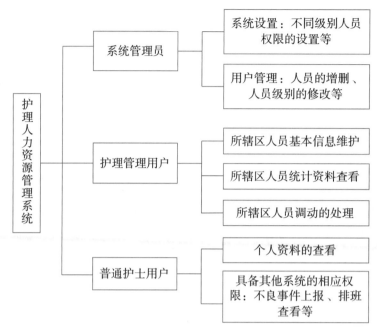

图 4-1-3　系统不同用户权限设置

该部分的续签合同时间和违规违纪、质控问题等项目维护权限设置在护理部，续签合同的统计可方便护理部随时查阅近期需要续签合同的护士名单。其他项目的维护权限设置在护士长层，护士长可以根据实际情况，填写护士的外出培训、发表论文等情况。

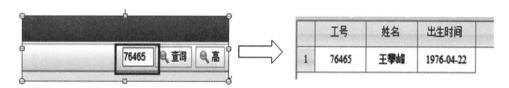

图 4-1-4　人员档案栏查询界面

Step 3　人员信息录入

本部分内容包括护理人员基本信息的录入，可在护士分类中选取打勾确认。如护士出生日期、来医院时间、所在科室、从事本专业时间、晋升职称、晋升时间、参加专业培训、考核、表彰等信息录入、内容修改等，均在系统管理员和护理管理用户的权限范围内。

护士新增资料：点击"新增"，即可添加新护士的资料。其中背景为黄色的项目，在第一次填写时必须完成，也只有"系统管理员"权限的人员才能进行此操作，剩下部分可以由病房护士长补充完成（图 4-1-5）。

Step 4　查看操作

1．选择查看的人员名单范围：在所要查看的人员类型前的方框上打勾选择，就可以显示出相应的护理人员类别的名单（图 4-1-6）。

2．选择显示的字段：点击"列设置"，把所需要显示的字段打勾，点击中间右向箭头，选择到右侧列即可。

　　3．查看个人信息：双击所显示员工姓名，即出现每名护士的具体信息，该信息为护士的完整信息，与之前选择显示的项目多少无关。

　　在该表中可以看到护士的"护士基础数据""护士变动数据""护理人员管理数据"。

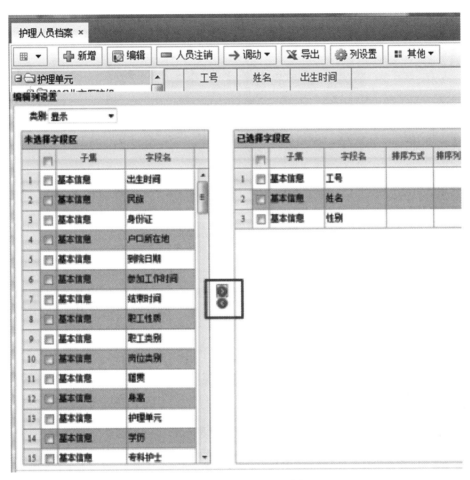

图 4-1-5　人员档案显示栏目选择界面

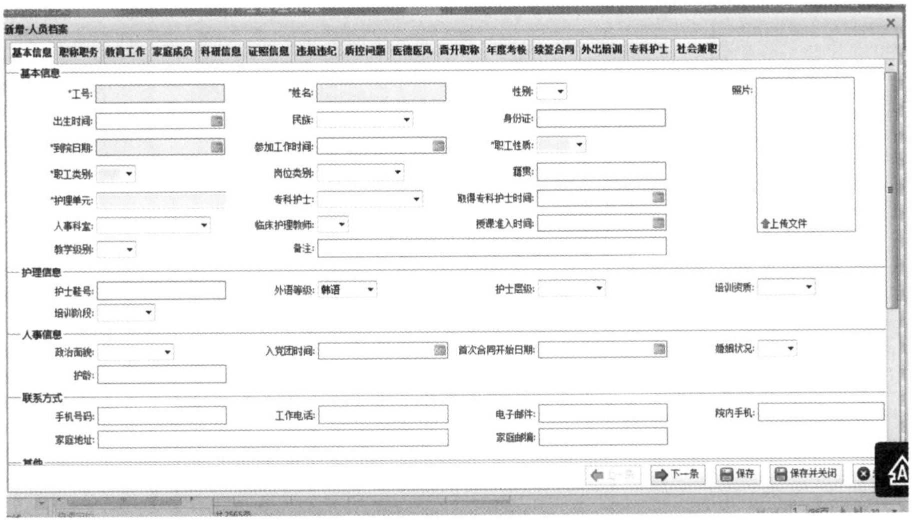

图 4-1-6　人员档案显示界面

Step 5　人员调动操作

具备护士长以上权限的人员，可以调动所辖区内的护理单元，具体操作步骤如下：

1. 输入基本条件需求。

2. 菜单自动显示相关的人员，选择所要调动护士的名字，如图 4-1-7 所示。

3. 选择调动人。

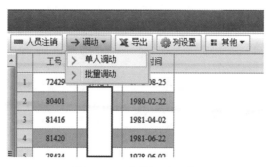

图 4-1-7　人员调动目录

4. 选择"调动日期""调入科室"和"调动原因"，如有需要可以填写"调动备注"（图 4-1-8）。需要注意的是"调动日期"指的是护士离开科室、到达新科室的日期，而不是护理管理者进行该操作的日期。

图 4-1-8　人员调动显示界面

填表说明："调动日期""调入科室"和"调动原因"，如有需要可以填写"调动备注"。

Step 6　资料数据转换功能

护士基础数据是指与护士自身密切相关而且相对不变的信息，具有基准性、标识性和稳定性。在本系统中，基础数据包括护士的工号、姓名、身份证、出生日期、民族、性别、参加工作时间、到院日期、职工性质、籍贯、鞋号等内容。系统用工号作为唯一的标识码，避免护士因重名造成信息混淆，并具备批量上传护士照片的功能。

护士的变动数据在本系统中指的是护士在工作中更新的职称、学历、专科护士资质、社会兼职、联系方式、政治面貌、外语等级、护龄等方面的可变动资料（图 4-1-9）。该部分数据的增加、修改、删除等权限按照层级进行设置，避免信息延误和不准确。

【案例】　变动信息栏目的作用：①随时有学历的更改、参加相关专科培训、职称的变动。②根据任务的需求，如突发公共卫生事件，可以打开信息系统，在变动信息栏目中，查找符合条件的护理人员，显示的名单提供给管理者参考，以便分派任务。

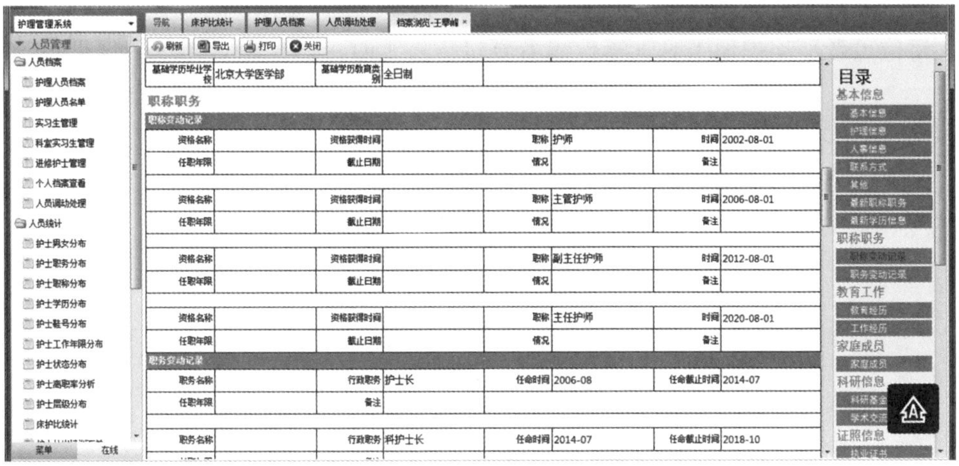

图 4-1-9　人员档案中职称变动过程显示界面

【案例应用】

人员动态管理在医院护理管理中要实现常态化，实现可视的证据达到良好成绩。信息数据提供了护理日常人力动态调整与使用数据；护士自身成长和评价相关的资料，包括护士的外出培训、科研信息、违规违纪、质控问题、医德医风、续签合同时间等资料。

护理人员动态管理数据信息栏目的作用：有护士的绩效考核、岗位职称晋升、受过相关培训、工作经历、政治面目、专业技术、评优获奖等方面信息，它对执行公共卫生事件分派医疗队员——护士提供了快捷准确的资料和任务。

二、护理排班系统

护理排班的概念：是护士长依据病区内患者数量及患者病情要求，遵循以患者为中心的原则，确保 24 小时持续的护理工作，对辖区内护士、学生、进修护士进行夜班轮转与白班工作岗位分配的人力资源安排。人力安排应保证衔接，避免工作相互干扰重叠以确保护理质量。根据护士层级及患者护理级别落实责任分区；根据病房医疗护理工作进行人员调配；护理责任能落实，护士带教责任可查询。

【排班管理思维】

1．人员配置　护士排班系统的首要要求是基本人数，也是管理的结构化要素。人数是按照目前床护比的要求，同时考虑患者病情轻重、护士年度休假人数进行配置。其公式 1：

- 参考公式

$$S = (G + H \times 0.5) + R$$

S 为病房需配置的护士人数

G 为患护比 1 : 0.4 时普通患者需配置的护士人数

H 为年度的月危重患者均数

R 为每日休假护士总数〔护士总数 ≤ 15 人的，+1 人（休假人员）〕

staffing，人员配置；heavy patient，危重患者；generic patient，普通患者；rest，休息

另有文献报道护理人力资源的配置公式 2：

（1）护士人数 =（定编床位数 × 床位使用率 × 每位患者平均护理工时 / 每名护士每日工作时间）× 机动系数

（2）每位患者平均护理工时 = 每位患者直接护理工时 + 每位患者间接护理工时 + 每位患者其他工时

2．护士层级分布（图 4-1-10）

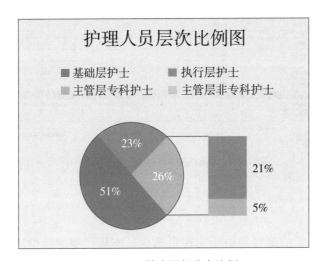

图 4-1-10　护士层级分布比例

3．护理排班的意义

（1）利用护理管理信息系统的护理排班可以呈现病区内护士、学生、进修护士的班次情况；以表格形式呈现每周排班模式，达到院级内部统一。

（2）护士长可以根据病房工作需要应用班次设计。

（3）护理排班系统人员排序可以反映出护士新老搭配在岗的原则。

（4）护士长排班可以体现兼顾病房工作与个人需要。

（5）护士长排班过程可以呈现月排班—日调整的原则。

4．排班的内容　日期、班次时间、夜班及下夜班、白班（责任分区、办公班、治疗班）、休息（本周休、补休、寒暑假、婚假、丧假等）、备班。

5．排班的原则

（1）排班遵循以患者为中心的原则。

（2）排班是以病房工作需求为主，采用新老护士搭配的方案。

（3）人员配置的标准是按照《医院等级评审》的要求，1 名护士最多管理 8 名患者为标准。

（4）人员资质的管理是无护士执业资格人员不能单独值班及分管患者。

（5）责任分区的设置是根据护士层级及患者护理级别。

（6）采取月排班—日调整的方法进行护理人员调配。

（7）质量管理监控是根据病房情况，节假日每天应有 1 名主管护士或护士长在岗来实现。

（8）突发事件处理是通过病房内每天均需安排备班，应对抢救等突发事件的人力调动。

（9）人性化管理护士体现在保证护士的轮休及参考护士意愿，有计划地统筹安排护士的各类假期。

【护理排班系统】

1．排班的准备（图 4-1-11）

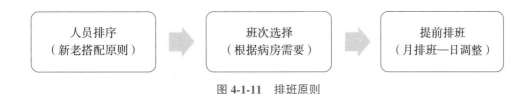

图 4-1-11 排班原则

2．排班的方法（图 4-1-12）

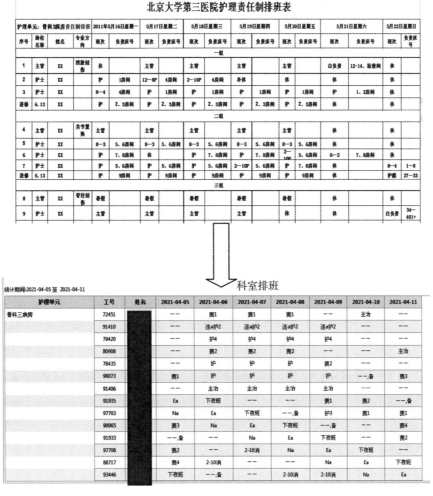

图 4-1-12 科室排班表

排班标志：大夜班—N，小夜班—E，两头夜班—e/n；排班表体现能级对应，夜班和节假日班均有重点岗或关键岗；每名护士负责平均 8 名患者，不能出现空岗现象；要求月排班，体现弹性排班

3．护士岗位设置及使用

（1）岗位设置：我院各科室护士岗位设置按照护理管理岗、临床岗位和其他岗。护理管理岗位分为护理部和科护士长；临床岗位分为护士长岗、主管护士岗、执行护士岗、培训护士岗；其他岗位为非直接护理患者的岗位。以执行岗为主体。

岗位设置管理中突出了关键岗、重点岗位设置。关键岗是护士长岗，每个护理单元设1名护士长，急诊、ICU、手术室等重点科室设5～6名护士长，保证每班都有1名护士长在岗。重点岗是主管护士岗，平均每病房3～6人主要负责重症患者管理、夜班和节假日值班时患者的安全与质量，同时协助完成教学及其他相关协调工作。副高及以上职称护士还承担医院护理质量管理和全院危重患者访视工作。

（2）实行重点岗位准入制度：主管护士竞聘上岗，竞聘内容包括同行评价、综合能力、身体评估、岗位认识、授课评估。每2年考核1次，包括民意测验、综合能力考核。

【具体步骤】

Step 1～3为查看排班，Step 4～6为人员调动排班，Step 7～10为排班。

Step 1　进入系统

在功能界面"简卡模式"界面点击"护理管理"选项，输入对应工号和密码登录护理管理系统（图 4-1-13），登录护理管理系统后出现图 4-1-14 所示界面，科室排班里有4个列表。

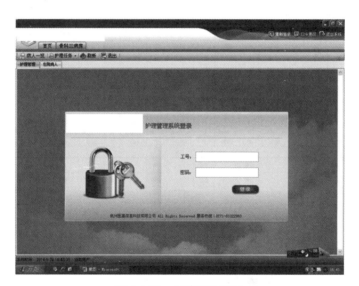

图 4-1-13　系统登录界面

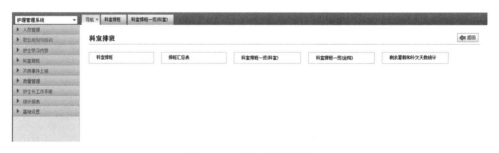

图 4-1-14　科室排班系统

Step 2 浏览排班

进入"科室排班",可以在"科室排班一览"(图 4-1-15)中预览已经排好的班,可以选择时间后进行浏览。浏览是以周为单页界面,可以通过翻看"上一周"或"下一周"来完成浏览功能。

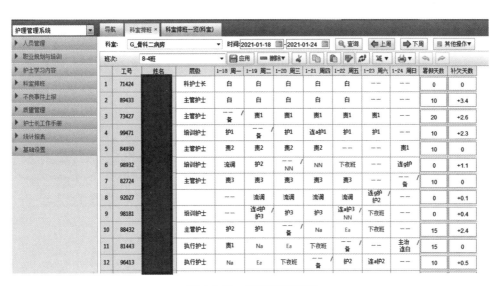

图 4-1-15 排班查看界面

Step 3 班次选择

可以在"科室排班"中进行排班操作,单击"班次"(图 4-1-16),出现本科室事先选定好的班次,点击其中一项,对应点击所需的班次。

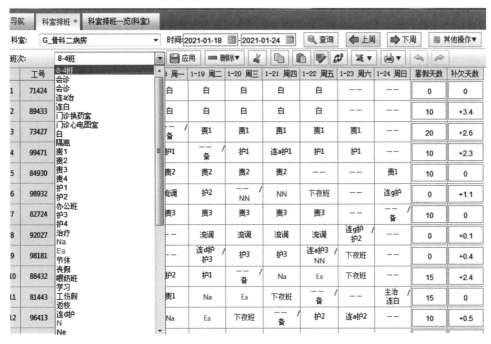

图 4-1-16 排班操作界面

Step 4　其他操作

如图 4-1-17 右侧"其他操作"中会有如下几项其他操作，包括人员调出、人员批量调出、人员顺序调整、班次设置、人员调动情况等多项常用项目。

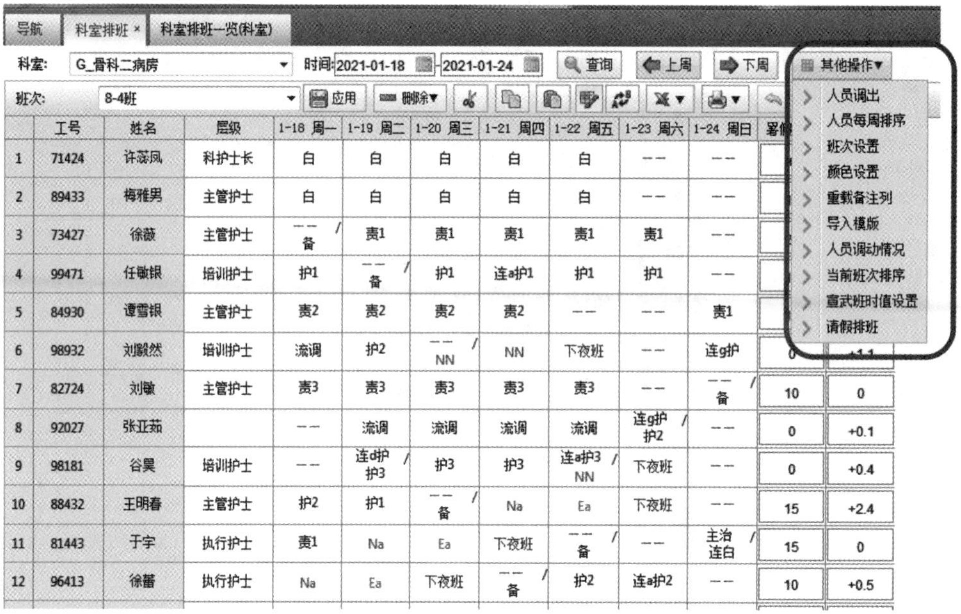

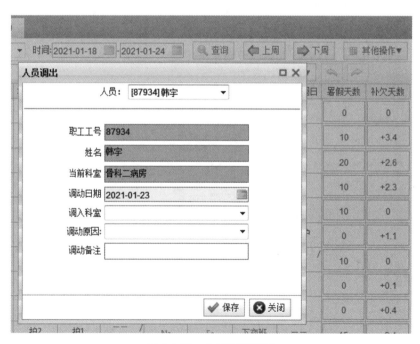

图 4-1-17　排班中人员顺序调整

Step 5　人员调出

点击"人员调出"，可以完成本科室人员调入其他科室的人员电子信息的调动（图 4-1-18）。

图 4-1-18　人员调出界面

Step 6 调出人员选择

对符合条件的人员，由护士长在信息栏选择工号（图 4-1-19）。

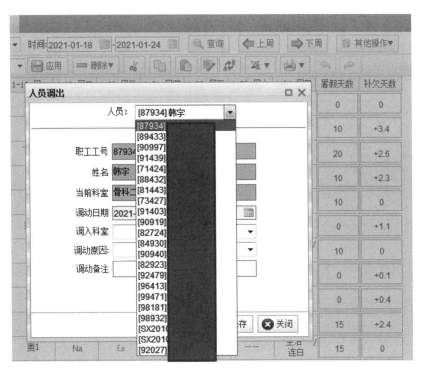

图 4-1-19 批量调出人员界面

Step 7 人员每周排序

通过"人员每周排序"（图 4-1-20），有利于观看整体排班情况，为排班的连续性提供直观表现。

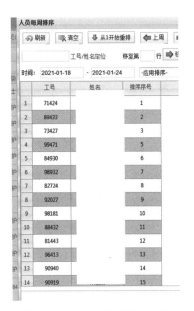

图 4-1-20 人员每周排序调整

Step 8　班次设置

点击"班次设置"，有全院所有的班次种类，可以从中选择本科室需要的常用的班次种类放到已选班次中，满足本科室排班模板的需要（图 4-1-21）。

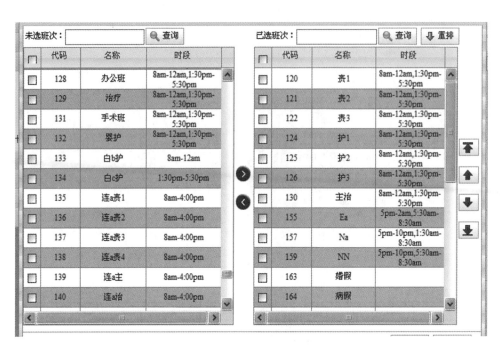

图 4-1-21　选择本科室所需班次

Step 9　人员调动后排班

完成调动后，排班表内及表格下方会提示人员调动情况（图 4-1-22）。

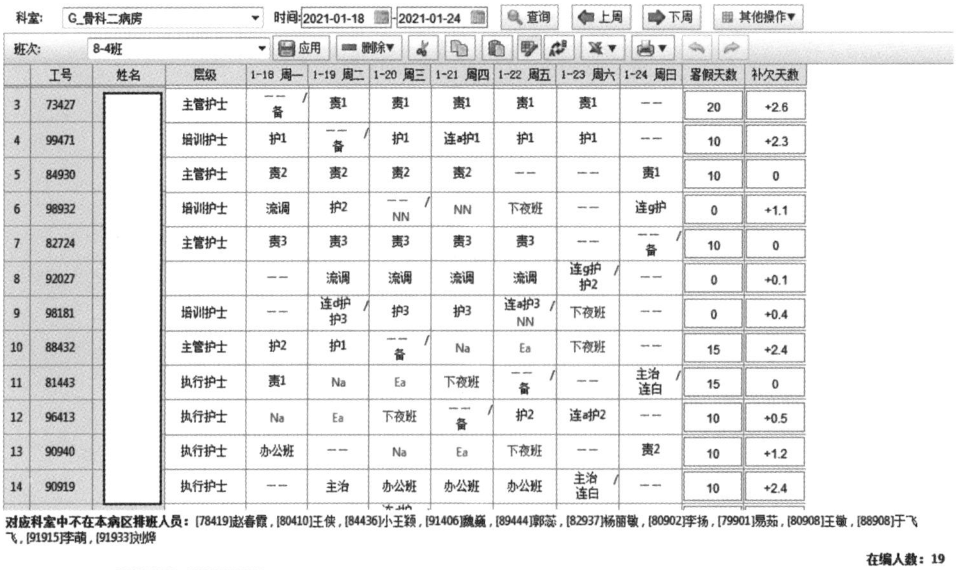

图 4-1-22　排班界面显示人员调动情况栏

Step 10　完成排班

通过在人员姓名后空白处双击功能可以完成病房内的排班工作，系统会自动保存。

【重点及难点】

1．护理信息化排班系统操作便捷，使繁琐的排班变得有规律，简洁易行，包括人员顺序选择和班次选择都可以方便快捷地选取与应用，提高了护士长人员管理排班工作效率。

2．护理信息化排班系统便于修改，相比纸质的排班，省去许多反复涂改与抄写工作，使修改排班变得简单快捷。

3．护理信息化排班系统同步传输，排班完成后，包括护士、护士长、科护士长及护理部管理人员可以同步查阅排班情况。

4．护理信息化排班系统规范统一，统一规范的排班与班次名称使各科室应用规范的名词命名排班；打印出的排班表格式统一、班次规范、显示清晰、班次明确。

三、绩效与管理系统

随着我国医疗卫生事业的发展，国家高度重视医疗机构绩效考核的相关工作。国务院办公厅发布了关于加强三级公立医院绩效考核工作的意见（国办发〔2019〕4号），强调通过绩效改革，促进收入分配更科学、更公平，实现效率提高和质量提升。为进一步完善医疗服务体系建设，发挥绩效考核导向作用，护理绩效管理方案也在不断完善。

本部分内容为护理人力资源管理模块的绩效与管理系统，含护理操作项目赋分、赋分与收费链接、工作量总分查询、工作量分数明细查询、护理部层面绩效分配、护理单元层面绩效分配。基于垂直管理，积极探索护士岗位管理，建立护士能级激励机制，建立科学、高效的护理绩效垂直分配体系。护理绩效津贴分配原则是要符合按劳取酬，体现护理劳动强度、技术含量、风险责任、技术职称、受教育程度、工作岗位等。将护理绩效管理与信息化有机结合，使护理管理更加科学、高效，最大限度地调动护理人员的积极性，努力使患者达到满意的就医感受。

【案例】

作为护理管理者，在绩效管理的过程中，常常遇到的困惑就是护士长或护士对于绩效津贴分配合理性产生疑问，如：为什么我们科护理工作又忙又累，可是绩效津贴却低呢？为什么我负责的患者病情重且数量多，可是绩效津贴却不高呢？如何公平、公正地发放全院护士的绩效津贴是护理管理者面临的课题，因为绩效津贴关系到每一名护士的切身利益，充分发挥好绩效激励作用利于最大限度地调动护理人员的积极性，提升护士满意度的同时也提升患者满意度。绩效分配体系的构建需要护理管理者深入思考，如何实现科学合理的分配方案、高效公平的分配体系，将在后续的内容中具体阐述（图4-1-23）。

【具体步骤】

Step 1　操作赋分

赋予各临床护理操作项目权重分值，分值测算综合了工时测定、技术含量、劳动风险等因素（图4-1-24）。

Step 2　链接收费

将赋分的临床护理操作项目与HIS系统中的收费项目设立对照，实现自动链接，各项护理操作频次由医院信息系统中的收费模块生成（图4-1-25）。

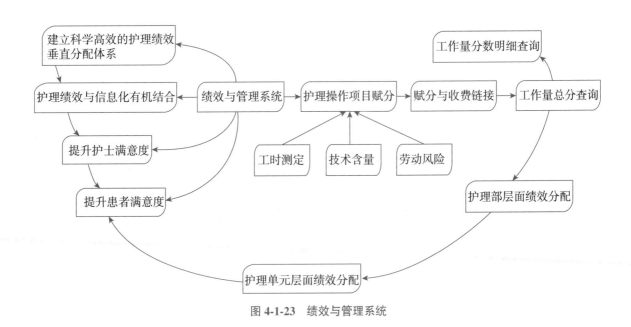

图 4-1-23 绩效与管理系统

	名称	拼音码	五笔码	系数	单位
1	血浆置换术	XJZHS	TULRS	12.6000	每次
2	重症监护	CZJH	TUJR	10.0000	每日
3	新生儿换血术	XSEHXS	UTQRTS	8.4000	每次
4	血液灌流	XYGL	TIII	8.4000	每次
5	特级护理	TJHL	TXRG	8.0000	每日
6	大抢救	DQJ	DRF	6.0000	每日
7	肉毒素注射	RDSZS	MGGIT	5.7000	每次
8	中心静脉穿刺置管术	ZXJMCCZGS	KNGEPGLTS	4.2000	每次
9	血液透析	XYTX	TITS	3.7000	每次
10	一级护理	YJHL	GXRG	3.0000	每日
11	气管切开护理	QGQKHL	RTAGRG	2.9000	每日
12	尸体料理	STLL	NWOG	2.9000	每次
13	中抢救	ZQJ	KRF	2.1000	每日
14	腹膜透析换液	FMTXHY	EETSRI	2.1000	每次
15	洗胃	XW	IL	2.1000	每次

图 4-1-24 护理操作项目与权重值

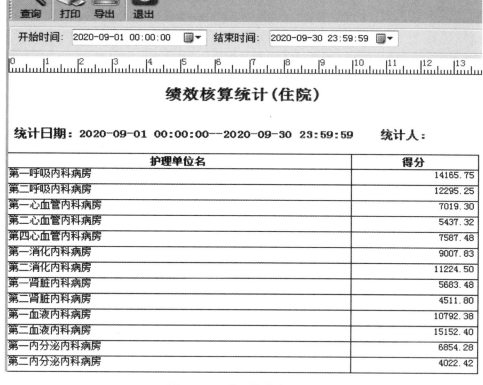

图 4-1-25　护理操作与收费项目

Step 3　工作量总分查询

所有护理操作权重与频次的乘积之和即为该科室的工作量，可输入查询时间段来查询任意时间段内各个护理单元的工作量（图 4-1-26）。

绩效核算统计(住院)

统计日期：2020-09-01 00:00:00--2020-09-30 23:59:59　　　统计人：

护理单位名	得分
第一呼吸内科病房	14165.75
第二呼吸内科病房	12295.25
第一心血管内科病房	7019.30
第二心血管内科病房	5437.32
第四心血管内科病房	7587.48
第一消化内科病房	9007.83
第二消化内科病房	11224.50
第一肾脏内科病房	5683.48
第二肾脏内科病房	4511.80
第一血液内科病房	10792.38
第二血液内科病房	15152.40
第一内分泌内科病房	6854.28
第二内分泌内科病房	4022.42

图 4-1-26　单元绩效统计得分

Step 4　分数明细查询

点击各护理单元查询到的总分可查询明细，查看工作量得分具体包含哪些护理工作内容及数量（图 4-1-27）。

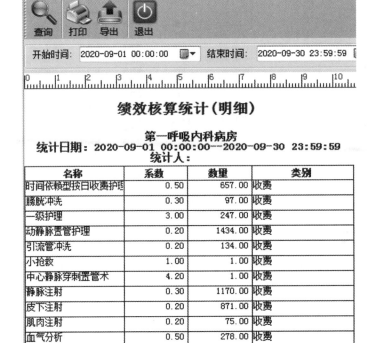

图 4-1-27　月护理操作项与数量

Step 5　护理部层面绩效分配

1．各护理单元护理绩效津贴分配公式

护理单元绩效津贴总额 = 60% 工作量 + 30% 科室绩效 + 10% 护理质量

2．利用 EXCEL 软件，将各护理单元工作量（利用自行研制的护理工作量统计软件查询得出）、科室绩效（院绩效负责部门提供参考值）、护理质量得分（实际检查结果）输入其中，计算出各护理单元绩效津贴总额。

3．护理单元绩效总额以 EXCEL 计算举例（数据均为模拟数据），如图 4-1-28 所示。

1	2020年09月护理绩效津贴分配				
2	202009科室	工作量	科室绩效	质量得分	科室实发
3	第一呼吸	14166		98.0	
4	第一心内	7019		99.0	
5	第一消化	9008		95.0	
6	第一肾内	5683		95.0	
7	第一内分泌	6854		98.0	
8	第一血液	10792		97.0	
9	第一风湿免疫	5991		99.0	
10	第一神内	8763		96.0	

图 4-1-28　科室绩效分配

Step 6　护理单元层面绩效分配

1．护理人员个人绩效津贴分配公式

护理人员个人绩效津贴 = 人均绩效 × 岗位系数 × 年资职称系数 × 出勤天数 + 奖罚

2．建立护士能级与岗位职责、岗位系数、职称晋升相适应的激励机制，其中临床护理岗位根据自行设计的综合测评表得分情况划分为 N0 ~ N4 五个能级，与责任制护理紧密结合，提升护士满意度的同时也提升患者满意度（表 4-1-1，表 4-1-2）。

表4-1-1　岗位系数

护士能级	N4	N3	N2	N1	N0	总务护士	夜班	晚早班
岗位系数	1.15	1.1	1.05	1.0	0.9	1.0	1.2	1.0

表4-1-2　年资职称系数

年资与职称	3个月~1年	1~2年	2~3年	3~4年	4~5年	护师年资≥5年	主管护师
系数	0.3	0.4	0.5	0.7	0.9	1.0	1.1

3．利用 EXCEL 软件，将人均绩效、岗位系数、年资职称系数、出勤天数及奖罚输入其中，计算出护理人员的个人绩效津贴数。

4．护理人员个人绩效津贴以 EXCEL 计算举例（数据均为模拟数据），如图 4-1-29 所示。

2020年09月某护理单元护理绩效津贴分配

护士序号	资职系数	岗位系数	责护天数	夜班天数	返班	节假日	晚早天数	总务天数	总天数（系数校正）	奖罚	总金额
1	1.1							21	23.10	50	5363
2	1.1	1.15	12			0		9	25.08	-20	5748
3	1	1.15	17		0	0	2		21.55	80	5037
4	1	1.1	16			0		2	21.60	60	5028
5	1	1.1	9	9	0	0	3		23.70	-40	5411
6	1	1.1	20			0			22.00	-20	5040
7	0.7	1.1	6	12		0	2		16.10	30	3733
8	0.7	1.1	10	8		0	3		16.52	50	3850

图 4-1-29　个人绩效分配

【重点及难点】

在等级医院评价的第五章中，5.2.4 要求建立基于护理工作量、质量、患者满意度并结合护理难度、技术要求等要素的绩效考核制度，并将考核结果与护理人员的评优、晋升、薪酬分配相结合，实现优劳优得，多劳多得、调动护理人员积极性。绩效与管理系统的重点是建立科学、高效的护理绩效垂直分配体系，以客观数据为依据，充分体现公平、公正。绩效与管理系统的难点是将护理绩效管理与信息化有机结合，依托信息化平台使护理管理更加科学、高效。

（王攀峰　肖适崎）

第二节　护士长无纸化办公系统

护士长是医院的基层管理者，护士长的管理工作是医院管理的重要组成部分。在传统护理管理的模式下，护士长涉及的管理内容需要形成大量的护理文书，文书的保存和数据资料统计、管理信息的上传下达都比较困难。通过信息系统实现护士长办公无纸化，可以提高护理工作效率和质量，并做到资料精准可靠。护士长无纸化办公涉及护士长日常事务工作中的护理制度建设、人力资源管理、护理质量控制、护理排班、出院患者管理、科研教育管理、信息交流平台等模块，覆盖护理管理各要素，彼此之间纵横交错，互为因果，能够连续、系统、准确地采集、储存、传递、处理相关的信息。无纸化办公系统方便护士长全面实施本科室护理管理工作，生成的管理数据能及时上传下达，方便资料保存和有效再利用。

一、护理组织架构

将护理架构罗列清楚（护理部—大科—科室），一目了然（图4-2-1）。

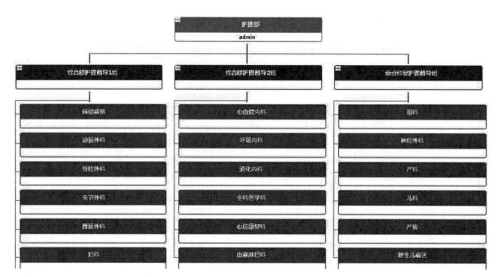

图 4-2-1　护理组织架构（部分科室）

二、制度管理与落实

保证护理质量的前提是全体护理人员能够遵章循事，严格执行各种规章制度和流程。虽然医院有各种宏观的制度和流程，但是由于各科室工作任务和内容不同，对制度的执行有一定的细节性要求和具体流程的规定，只有使临床护士能方便地查阅各种工作标准要求，才能保持护理质量的同质化。

【案例】

某医院护理部根据工作需求，新增护理管理制度，在医院内网公示后导入护理部文档库中，科室护士长根据科室实际需要，将制度、流程进行分类导入护理管理系统的文档库中，方便科室护士进行查阅。

【流程图】

该步骤在护理管理系统和医院 OA 系统中完成（图 4-2-2）：

护理部导入新制度 → 组织学习反馈意见 → 制订本科室细节

督查执行状态并记录 ← 日常查阅遵循 ← 导入科室制度库 ← 制订本科室细节

图 4-2-2　新增护理管理制度流程

【具体步骤】

Step 1　导入新制度（图 4-2-3）

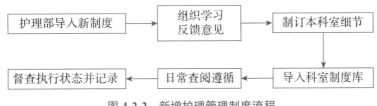

图 4-2-3　导入新制度

Step 2　科室制度管理

根据工作需求建立有关工作职责、科室质控细则、护理常规等分类文件夹，方便查找。根据工作任务要求制订确实可执行的有关制度、流程、执行细则，上传到对应的文件夹，根据主题词可以查询（图 4-2-4）。护士长随时查看科室护士对制度的学习情况，已学习的制度显示"已读"，未学习的显示"未读"（图 4-2-5）。

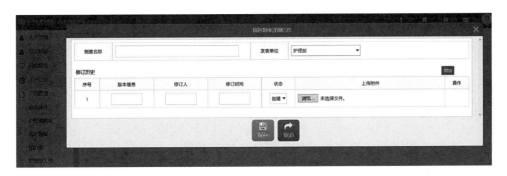

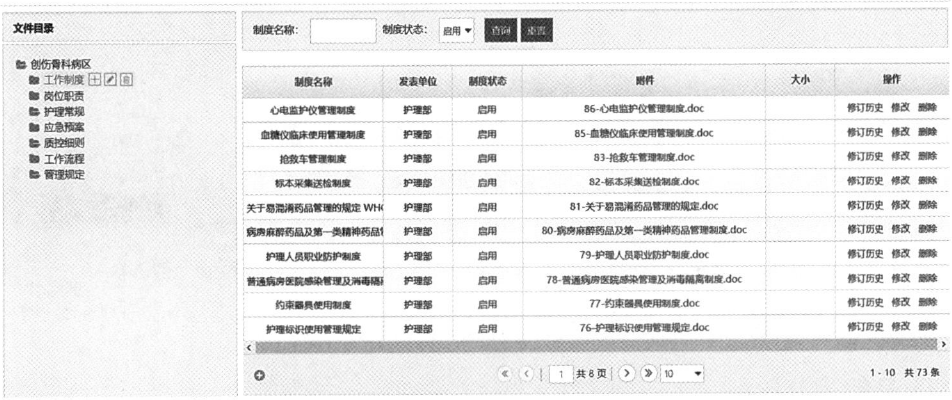

图 4-2-4　上传科室相关制度、标准等

制度名称	发表单位	制度状态	附件	状态
心电监护仪管理制度	护理部	启用	86-心电监护仪管理制度.doc	已读
血糖仪临床使用管理制度	护理部	启用	85-血糖仪临床使用管理制度.doc	已读
抢救车管理制度	护理部	启用	83-抢救车管理制度.doc	已读
标本采集送检制度	护理部	启用	82-标本采集送检制度.doc	未读
关于易混淆药品管理的规定 WH(	护理部	启用	81-关于易混淆药品管理的规定.doc	已读
病房麻醉药品及第一类精神药品们	护理部	启用	80-病房麻醉药品及第一类精神药品管理制度.doc	未读
护理人员职业防护制度	护理部	启用	79-护理人员职业防护制度.doc	已读
普通病房医院感染管理及消毒隔离	护理部	启用	78-普通病房医院感染管理及消毒隔离制度.doc	已读
约束器具使用制度	护理部	启用	77-约束器具使用制度.doc	已读
护理标识使用管理规定	护理部	启用	76-护理标识使用管理规定.doc	未读

图 4-2-5　科室制度学习情况

三、工作计划

将科室、大科、护理部计划变成结构化描述、频次清晰、有时限，程序每周、每月、每季度自动提醒，支持各层级临时添加计划。护士长工作日历每周自动呈现任务，使用不同颜色区分护理部、大科及科室的任务，每周有总结（图 4-2-6）。

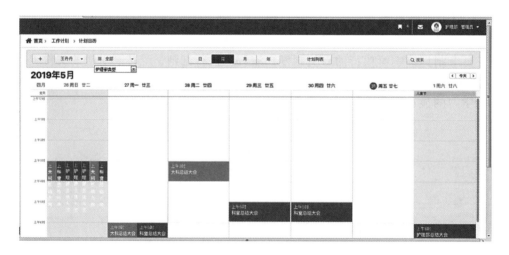

图 4-2-6　工作计划（护理部红色、大科黄色、科室蓝色）

四、人员管理

人员管理包括护理人员的基本信息、教育经历、工作经历、兼职、调动记录等各项信息，对于一些需要及时提醒管理者的项目适时提醒，如护士证即将到期需要再注册、护士生日需要人文关怀等。护理人员长期调动、临时调动清晰可见，可随时查看统计。

【具体步骤】

Step 1 查看人员基本信息

进入人员管理界面，查看科室人员基本信息（图 4-2-7）。

首页 › 人员管理 › 人员基本信息

全部科室 姓名： 查询 高级查询 重置 导出

*高级查询条件：

科室	登录名	姓名	性别	年龄	政治面貌	职称	职务	能级	机动护士	第一学历	最高学历	学位	婚姻状况	孕情	小组类别	专科护士	在岗	操作
PICC门诊	1372		女	50	群众	主管护师	护士	N3	否	中专	本科	无	已婚一胎	无			在岗	预览 修改
PICC门诊	1582		女	49	党员	副主任护师	护士	无层级	否	中专	本科	无	已婚一胎	无			在岗	预览 修改
PICC门诊	2073		女	38	党员	主管护师	护士	N3	否	大专	本科	无	已婚一胎	无	疼痛		在岗	预览 修改
保健科护理	6721		女	33	群众	护师	护士	N2	否	本科	本科	学士	已婚一胎	无	VTE		在岗	预览 修改
保健科护理	1429		女	36	群众	主管护师	护士	N3	否	本科	本科	学士	已婚一胎	无	糖尿病		在岗	预览 修改
保健科护理	5243		女	23	团员	护士	护士	N1	否	大专	大专	无	未婚	无	礼仪		在岗	预览 修改
保健科护理	4011		女	28	群众	护师	护士	N2	否	大专	本科	学士	未婚	无			在岗	预览 修改
保健科护理	6793		女	27	团员	护师	护士	N2	否	大专	本科	无	未婚	无	礼仪		在岗	预览 修改
北院区内科病区	1994		女	33	群众	护师	护士	N2	否	中专	本科	无	已婚二胎	无			在岗	预览 修改
北院区内科病区	1786		女	37	群众	主管护师	护士	N3	否	本科	本科	学士	已婚二胎	无			在岗	预览 修改

1 共 83 页 10 1 - 10 共 825 条

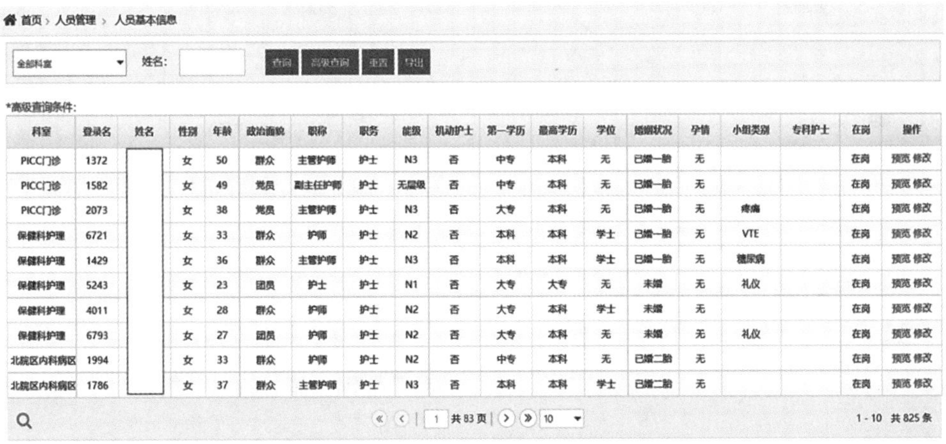

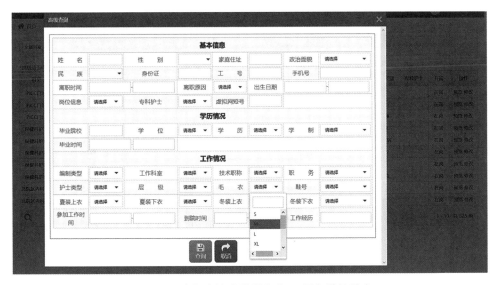

图 4-2-7 护理人员基本信息一览表（部分）

Step 2 查询护士信息

点击“高级查询”可查阅具有相同条件的所有护士信息（图 4-2-8）。

图 4-2-8 高级查询全院所有穿 M 号冬装的护士

Step 3 护士详细信息界面

点击护士个人后面的"预览"可逐项查阅护士详细信息（图 4-2-9）。

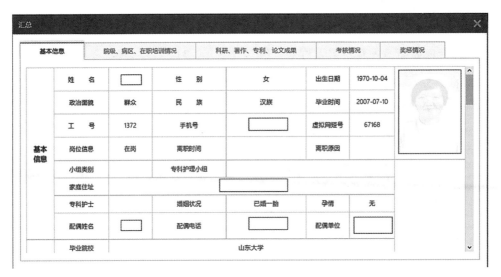

图 4-2-9 护理人员详细信息

五、培训科研

【具体步骤】

Step 1 培训计划发布

将科室、大科、护理部培训内容导入培训模块，计划发布时可以限定培训人数（图 4-2-10）。

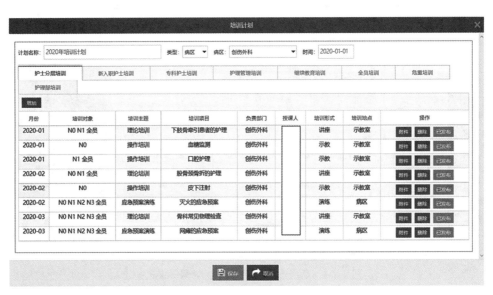

图 4-2-10 某科室护理培训计划

Step 2　培训后鉴别

培训内容除指定培训对象参加外，可以向其他人员开放，在限定人数内，皆可预约培训，培训结束后完成签到（图4-2-11）。

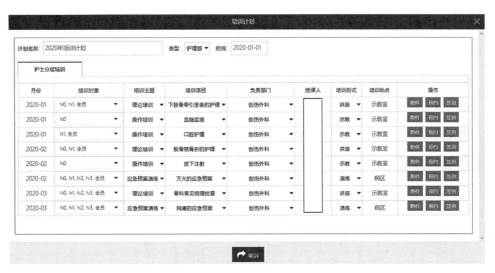

图 4-2-11　预约培训及签到界面

Step 3　查看院外培训记录

在院外培训栏可查看科室人员参加的院外培训记录（图4-2-12）。

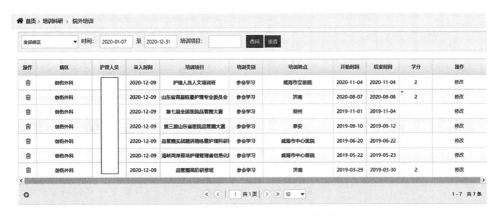

图 4-2-12　护理人员参加的院外培训记录

Step 4　操作考核计划

发布操作考核计划（图 4-2-13），按照计划完成考核，成绩可随时查看（图 4-2-14）。

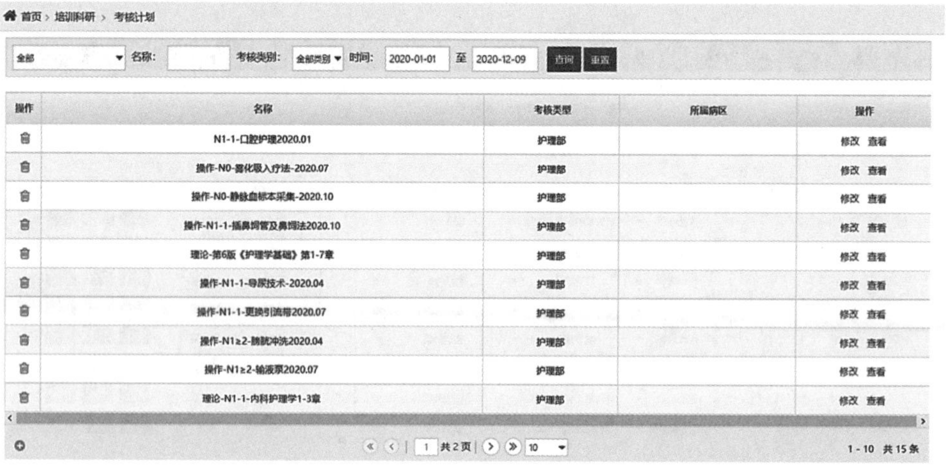

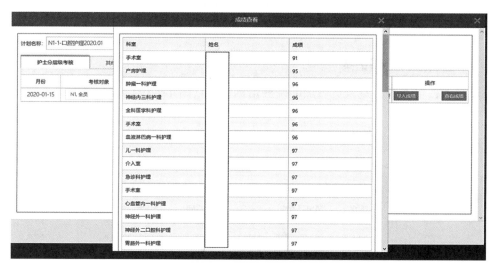

图 4-2-13　操作考核计划

图 4-2-14　操作考核成绩查看

Step 5　个人培训完成情况

护士长在"个人汇总"可查阅科室护士培训完成情况（图 4-2-15），点击"查看"，可查看某一护士参加的具体培训项目（图 4-2-16）。

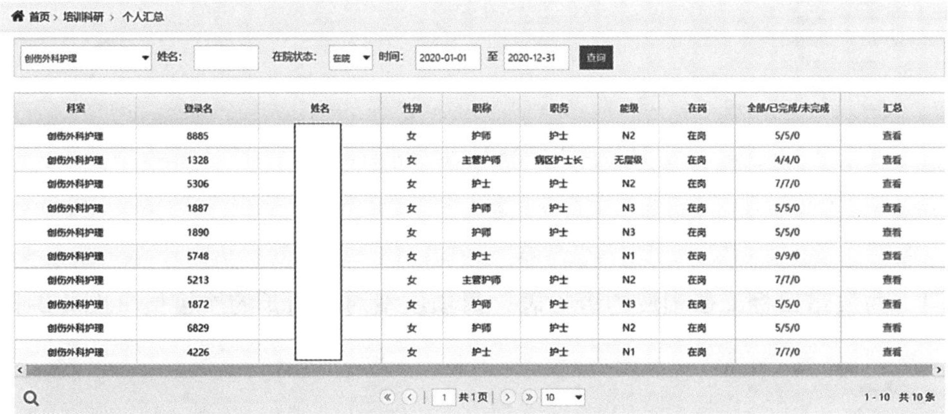

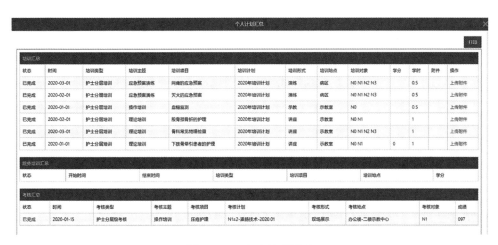

图 4-2-15　个人培训完成情况汇总

图 4-2-16　个人培训详情

六、统计报表

包含护士长需要查看的报表：科室护患比统计、护理登记统计、PDA 医嘱执行率统计、工作量统计、仪器设备使用统计等（图 4-2-17）。

七、质量管理

护士长从系统中提取查检表，制订质控计划，按照计划落实质控，系统自动进行汇总，计算出质量目标完成情况。

首页 › 统计报表 › 医嘱执行率

神经内一科 统计日期：2020-11-30 月统计 查询 导出

一级分类	二级分类	总量	未执行	执行率	pc执行	pc执行率	pda执行	pda执行率
输液	静滴	1487	132	91.12%	10	0.74%	1345	99.26%
输液	静推	139	13	90.65%	5	3.97%	121	96.03%
输液	雾化吸入	60	10	83.33%	1	2.00%	49	98.00%
输液	皮下注射	122	15	87.70%	4	3.74%	103	96.26%
输液	肌肉注射	23	3	86.96%	0	0.00%	20	100.00%
输液	膀胱冲洗	24	1	95.83%	0	0.00%	23	100.00%
输液	皮内注射	0	0	0.00%	0	0.00%	0	0.00%
输液	泵入	76	8	89.47%	4	5.88%	64	94.12%
输液	入液入壶	14	1	92.86%	0	0.00%	13	100.00%
输液	皮试	33	2	93.94%	1	3.23%	30	96.77%

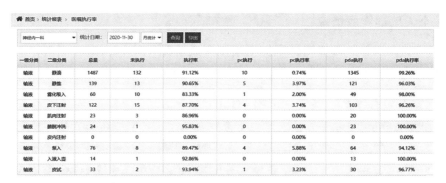

图 **4-2-17** **PDA** 医嘱执行率

【具体步骤】

Step 1 为质量目标配备相应的查检表，每项质量对应擅长的质控员（图 **4-2-18**）。

首页 › 质量控制 › 配置与管理

名称： 类别：全部 类型：全部 分组：全部 启用 查询 重置 项目编辑

表单管理 检查类型 质量管理目标

操作	序号	表单名称	类别	类型	分组
修改 预览	3	PICC规范维护查检表	临床科室	检查病区	其他
修改 预览	4	中医科全科医学科-耳穴压豆操作合格率	临床科室	检查病区	其他
修改 预览	5	中医科全科医学科-艾灸操作合格率	临床科室	检查病区	其他
修改 预览	6	约束用具应用操作查检表	临床科室	检查病人	技术操作管理
修改 预览	9	预防气管插管非计划拔管集束化护理核查表	临床科室	检查病区	风险评估
修改 预览	10	预防导尿管相关尿路感染置入集束化护理核查表	临床科室	检查病区	技术操作管理
修改 预览	11	预防导尿管相关尿路感染日常维护集束化护理核查表	临床科室	检查病区	风险评估
修改 预览	14	预防CVC相关血流感染导管置入集束化护理核查表	临床科室	检查病区	风险评估
修改 预览	15	预防CVC相关血流感染导管日常维护集束化护理核查表	临床科室	检查病区	风险评估
修改 预览	17	*氧气驱动雾化吸入操作查检表	临床科室	检查病人	技术操作管理

1 共 27 页 10 1 - 10 共 270 条

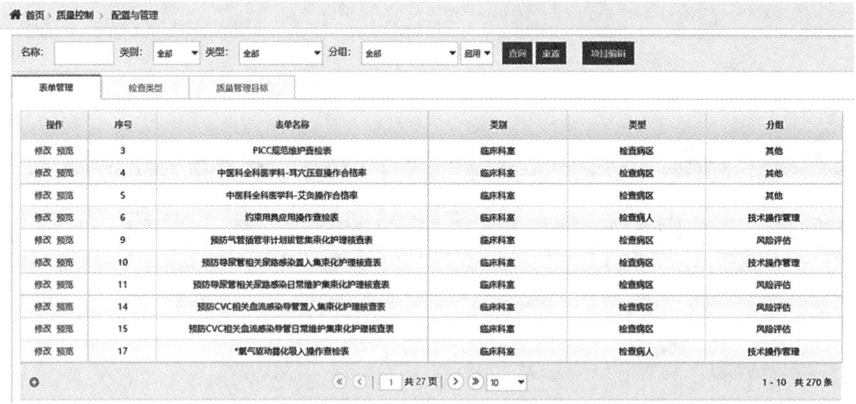

图 **4-2-18** 质控查检表

Step 2 制订每个月质控计划表，每个月程序自动提示（图 **4-2-19**）。

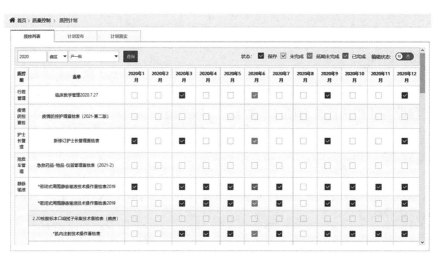

图 **4-2-19** 质控计划表

Step 3 护理部计划发布后，大科、科室发布自己的质控计划并落实质控（图 **4-2-20**）。

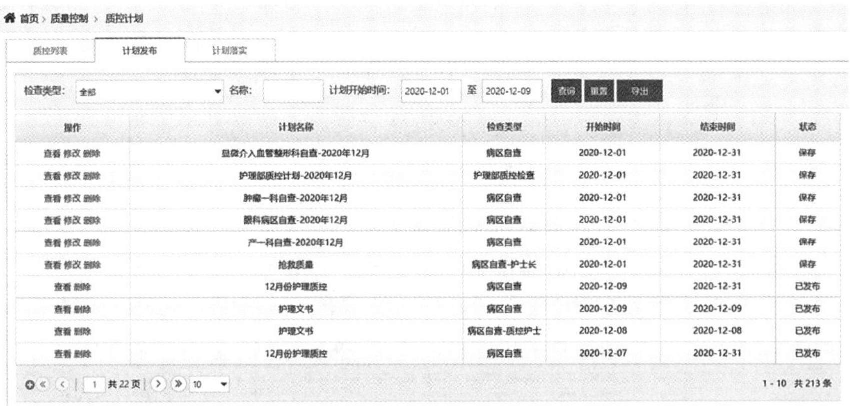

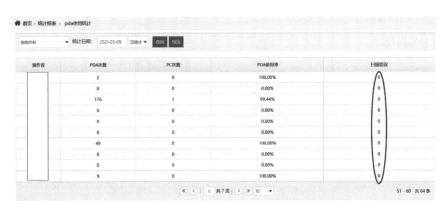

图 4-2-20 各科室质控计划

Step 4 系统自动统计生成部分质控结果（图 **4-2-21**），需要现场质控的按查检表填写数据进行统计（图 **4-2-22**）。

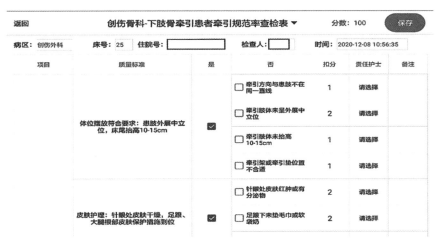

图 4-2-21 后台自动统计 PDA 扫描错误次数

图 4-2-22 护士长应用 PDA 对科室专科指标进行现场质控

Step 5　程序进行统计分析，生成各科室质量目标完成情况（图4-2-23）及单项目标各部门完成情况（图4-2-24），纵横对比。

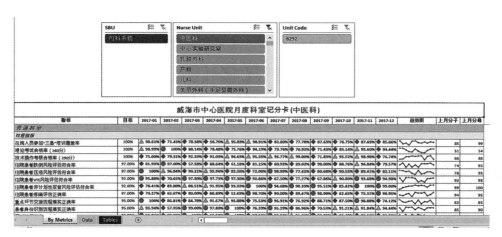

图 4-2-23　中医科全年各项指标纵向对比

图 4-2-24　全院各科室针对住院患者疼痛评估正确率的横向对比

八、国家数据中心要求上报的指标

程序按照计算规则自动生成国家平台要求上报的数据（图4-2-25）。

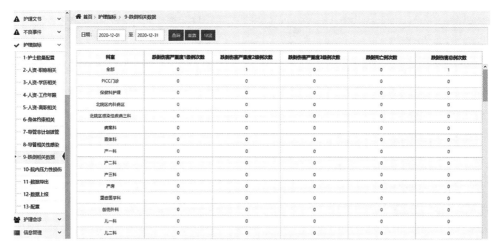

图 4-2-25 跌倒相关数据统计

九、风险管理

护理部对全院各科室风险患者、风险评估实时监管，随时可以查看（图 4-2-26）。

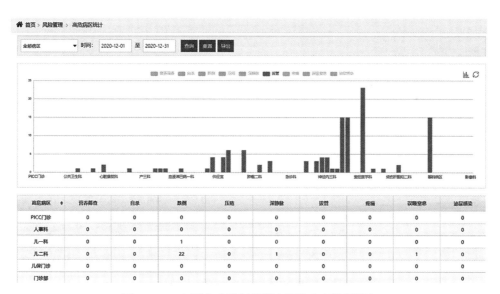

图 4-2-26 各科室非计划拔管高风险患者数据图表

十、排班系统

根据患者数量、护士配比等规则实时规范上班护士的人数及岗位。护士可以有权限优先选择、自由选择排班，达到程序许可范围时程序自动关闭选择权（图 4-2-27）。

分组	管床	姓名	能级	2020-01-20 星期一	2020-01-21 星期二	2020-01-22 星期三	2020-01-23 星期四	2020-01-24 星期五	2020-01-25 星期六	2020-01-26 星期日	所欠工时
管理组	护士长		N3	正常管理	正常管理	正常管理	正常管理	--	节	节	3.0
			N2	--	--	--	--	--	--	--	5.0
重症组			N3	夜2	--	--	--	--	--	--	0.0
			N2	--	白	夜2	--	--	--	夜2	0.0
			N2	--	夜2	--	--	白	夜2	--	-8.0
责任组			N2	--	--	白	夜2	--	--	--	0.0
			N0	夜2	--	--	白	夜2	--	正	0.0
			N0	--	白	夜2	--	正	白	夜2	0.0
			N1	白	夜2	--	--	白	夜2	--	0.0
			N0	--	正	正	--	--	备	备	0.0
			N1	正	--	--	正	夜2	--	白	-8.0
			N2	--	--	白	白	备	白	--	0.0
			N3	白	--	正常主班	夜2	--	正	白	5.0

图 4-2-27 护士长排班表

十一、护士长手册

护士长手册是护理管理中具有特质性的一种管理手段，兼具记事和总结的功能（图 4-2-28）。

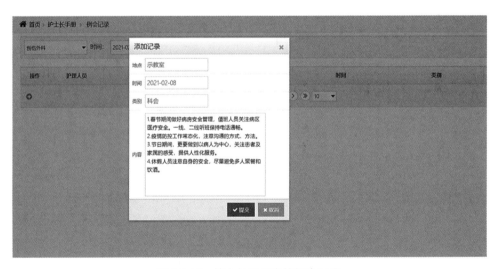

图 4-2-28 护士长手册中的例会记录

十二、出院随访

区分疾病随访与满意度随访，患者出院后需要随访者自动加入随访列表并可适时提醒随访人员进行随访（图 4-2-29）。随访人员可在随访界面通过问卷对患者进行随访（图 4-2-30），并可随时查阅患者病历。

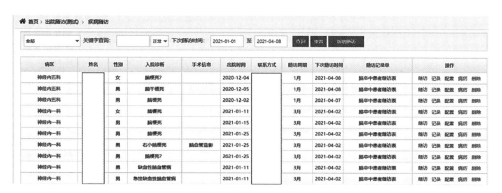

图 4-2-29　患者随访列表

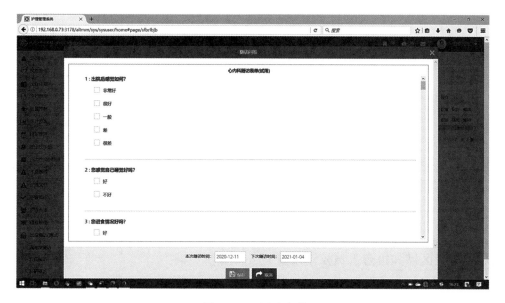

图 4-2-30　随访表单

（高巧燕）

第三节　护理质量管理系统

本节内容为护理管理系统中的护理质量管理模块，包括护理质量检查（可分为一级质量检查、二级质量检查和三级质量检查等）、质量持续改进、质量检查统计分析、质量检查设置等内容。

【具体步骤】

Step 1　结构目录

按照护理质量管理所需设置栏目，见图 4-3-1。双击所需模块，就会出现下级栏目，详细子栏目见图 4-3-2。

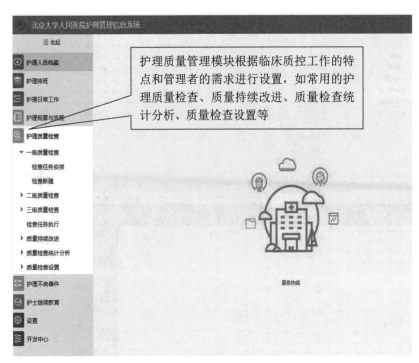

护理质量检查
- ➤ 一级质量检查
  - 检查任务安排
  - 检查新建
- ➤ 二级质量检查
  - 检查任务安排
  - 检查新建
  - 二级质控小组管理
  - 二级质控区域管理
- ➤ 三级质量检查
  - 检查任务安排
  - 检查新建
  - 三级质控小组管理
  - 三级质控区域管理
  - 检查任务执行
- ➤ 质量持续改进
  - 质量问题整改督查
  - 质量整改选项维护
- ➤ 质量检查统计分析
  - 得分统计分析
  - 得分对比分析
  - 问题分析
  - 质量检查报告
  - 质量检查反馈表
- ➤ 质量检查设置
  - 质量检查目标值管理
  - 质量检查标准设置

图 4-3-1　护理质量管理界面　　　　　　　图 4-3-2　护理质量管理详细子栏目

Step 2　检查区域和检查人员权限设置

本模块包括检查区域设置和检查人员权限设置。在使用护理质量管理模块前，首先要维护需要实施护理质量管理的护理单元，见图 4-3-3；可对不同层级护理管理人员的权限进行设置，具体权限设置详见图 4-3-4。

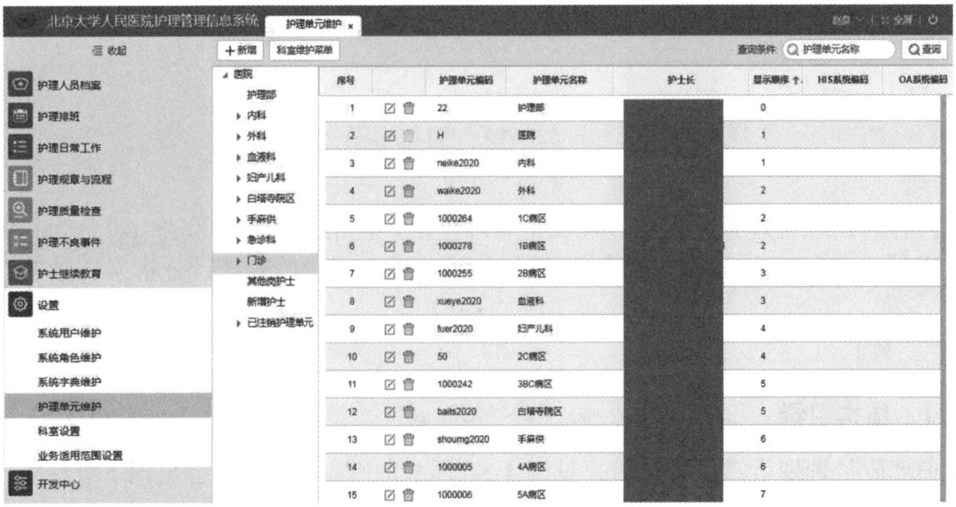

图 4-3-3　护理单元设置界面

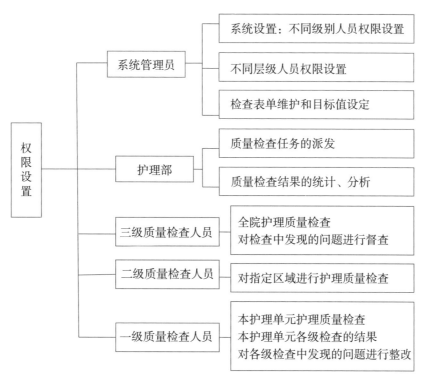

图 4-3-4　不同层级人员权限类别

Step 3　质量检查设置

质量检查设置包括质量检查标准设置和质量检查目标值管理。在质量检查标准设置中，可根据工作需求增加新的检查标准，废除不需要的表单，见图 4-3-5。每个检查标准可以设置表单名称、类别、检查项目、分值、扣分标准等。此模块中还可以动态设置每个检查表单的目标值，高于目标值为通过，低于目标值要求科室整改，见图 4-3-6。

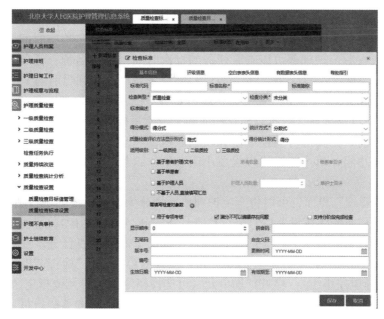

图 4-3-5　质量检查标准设置界面

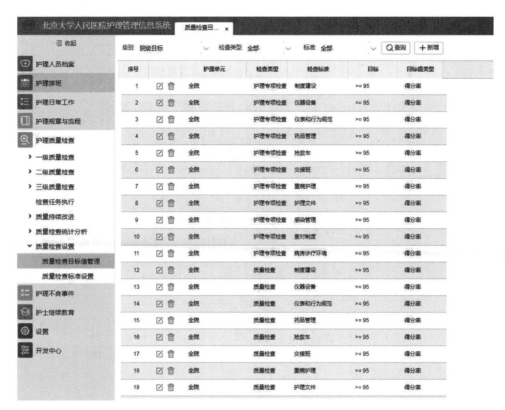

图 4-3-6 质量检查目标值管理界面

Step 4 各级质量检查任务安排

通过本模块可以进行检查任务的派发。质量检查可分为三级，如一级护理质量检查为护士长对本护理单元的自查，二级护理质量检查为大科层面的检查，三级护理质量检查主要是面向全院所有科室的检查或者督查。护理部可以在各级质量检查模块中进行检查任务安排。

1．一级护理质量检查任务安排　在"一级质量检查"的"检查任务安排"模块中可以给各护理单元护士长派发针对该护理单元的质量检查。护理部可以规定检查时间、检查表单和检查对象。完成任务派发后，护理部可以查看任务的批次时间、批次名称、任务详情、任务总数以及任务的完成状态，见图 4-3-7；护士长用自己权限登录后可以看到当前的工作任务。

2．二级、三级护理质量检查任务安排　护理部在"二级质量检查"和"三级质量检查"的"检查任务安排"中可以派发二级质量检查任务和三级质量检查任务。

在派发任务之前，需要进行质控小组和质控区域的管理。在"质控小组管理"界面，可以设置多个质量管理小组，每个小组可以设置小组名称、组长和成员，可以对小组进行排序（图 4-3-8）。

在"质控区域管理"界面，可以将全院护理单元划分为数个质控区域（图 4-3-9）。

完成质控小组和质控区域设置后，进行检查任务安排（图 4-3-10）。进入检查任务安排菜单后，添加检查批次，输入批次名称、时间，然后在批次下添加检查任务。在任务安排界面，依次录入检查任务的"基础信息""检查范围"和"检查内容"。在"检查范围"中选择检查人员（可指定专人或选择质控小组）、检查护理单元（可选择指定护理单元或指定区域）；在"检查内容"界面可以选择单张或多张检查表单、检查表单的某些类别或者某些条目。通过质控小组和检查区域的设置，可以快速完成质量检查任务的派送；通过"检查内容"的多种选择方式，便

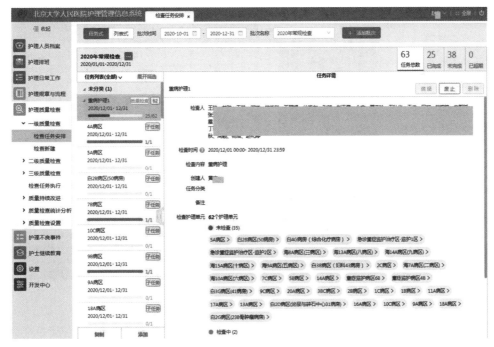

图 4-3-7 一级护理质量检查任务安排界面

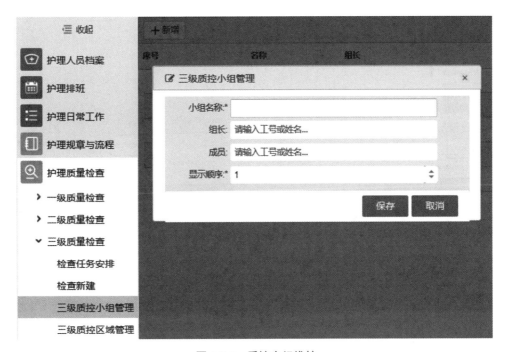

图 4-3-8 质控小组维护

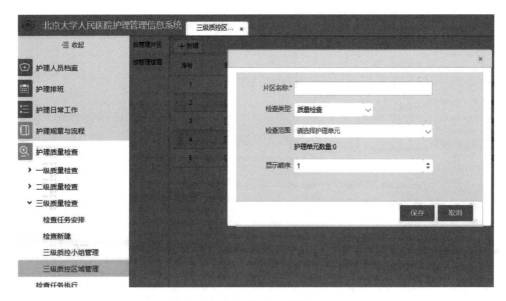

图 4-3-9 质控区域维护

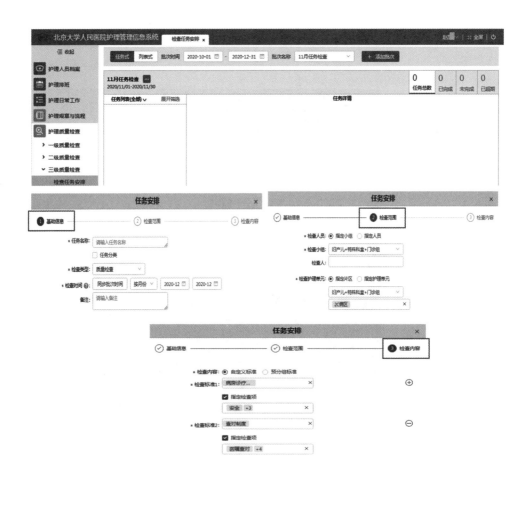

图 4-3-10 三级护理质量检查任务安排

于护理部进行专项护理质量督查。

在任务派送界面，通过勾选筛选条件可以查看布置的所有检查任务、已完成的检查任务、未完成的任务、已超期的任务，见图4-3-11。

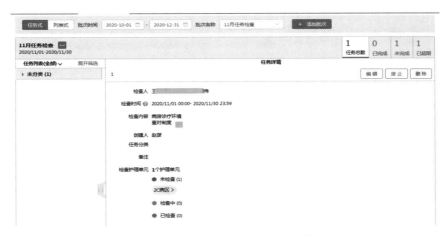

图 4-3-11　质量检查完成情况一览

Step 5　检查任务执行

各级护理管理者登录护理质量管理系统后，在"检查任务执行"界面，可以看到护理部下发的各项质量检查任务。点击检查任务后，可以呈现检查表单，包括类别、检查内容、分值、得分、存在问题、当班人。点击"存在问题"列，可以显示具体的扣分项目，点击扣分项目后，得分栏自动计算该条目的检查得分。点击"当班人"列，可以显示该科室所有护士名单，可以选择对该质量问题负有责任的护士。检查完成后点击"完成检查"，则该检查任务完成并上报，检查者无法进行更改；如果未完成则点击"存为草稿"，可以再次修改，见图4-13-12。

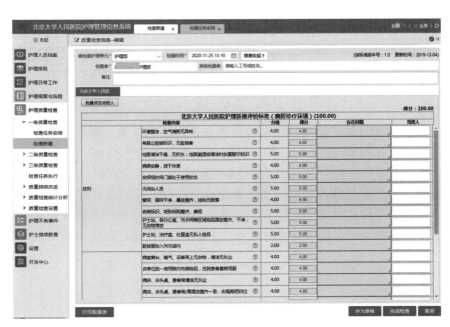

图 4-13-12　护理质量检查录入界面

除了护理部下发的检查任务外，各级检查人员可以自行添加新的检查表单。检查人员在各级质量检查界面均可点击"检查新建"，在检查标准列表中选择相应的评分标准，点击"新增"按钮即可录入检查结果（图4-3-13）。

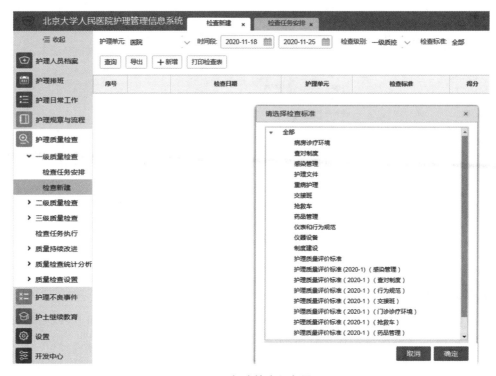

图4-3-13　新建检查任务界面

Step 6　质量持续改进

此模块包括质量持续改进、质量问题整改督查、质量整改选项维护。护士长在此模块中可以查看本护理单元各级质量检查结果，录入存在问题的改进措施，维护质量整改选项。

护士长可通过检查日期、检查级别、检查标准进行查询。查询界面可显示检查表单名称、得分、检查级别、存在问题，以及整改情况（图4-3-14）。整改状态可包括未整改、整改中、已整改（待追踪）、已追踪且无问题、护理部已确认等。

选中检查表单后，点击"问题整改"按钮会弹出问题整改窗口，在此窗口中可以填写原因分析、整改措施、预期目标等信息，保存后该检查表的状态变为"整改中"（图4-3-15）。当存在的问题整改完毕、达到预期目标后，护士长可以在状态为"整改中"的记录中找到该检查表，选中后点击"整改完成"按钮提交，此时该表单的状态变为"已整改（待追踪）"（图4-3-16）。

科室完成整改后，护理部需要对科室的整改情况进行督查，并对整改效果进行评价。如整改达标，录入督查结果后显示"已追踪且无问题"，闭环管理结束；如整改未达标，则该条目返回护理单元，由护理单元护士长重新进行整改（图4-3-16）。通过此功能的设置，确保护理质量检查实现闭环管理。

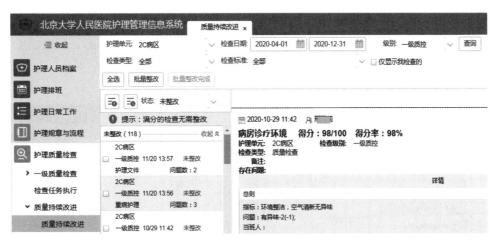

图 4-3-14 质量问题查看

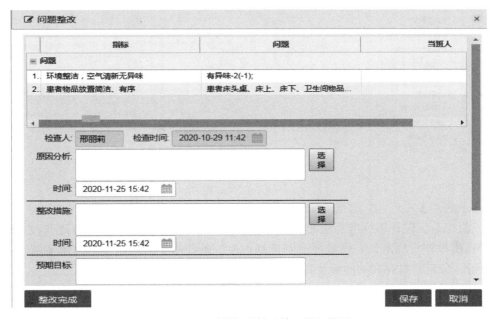

图 4-3-15 质量问题整改情况录入界面

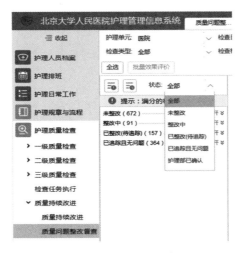

图 4-3-16 质量问题整改情况查询

Step 7   质量检查统计分析

在质量检查统计分析界面，可以进行得分统计分析、得分对比分析、问题分析，导出质量检查报告和质量检查反馈表（图 4-3-17）。

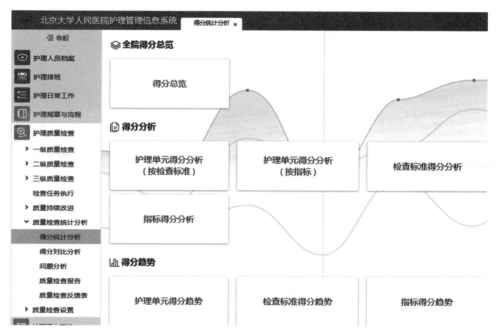

图 4-3-17   得分统计分析

【案例应用】

《三级综合医院评审标准实施细则》第五章明确规定了临床护理质量管理与改进的要求，要求有护理质量评价标准，有质量可追溯机制；A 级条款均要求对护理措施落实情况进行定期检查、评价、分析，对存在的问题及时反馈并整改。

护理质量管理系统设置了各级质量检查、质量持续改进以及质量检查统计分析等模块。系统界定了不同级别护理人员的权限和不同级别的质量检查；护理管理人员可通过护理质量管理系统了解检查任务详情、执行检查并录入结果，对存在的问题进行整改分析；通过检查任务的布置、检查的实施、检查结果的分析、检查问题的改进、改进效果的督查，实现了护理质量的闭环管理。

（应菊素   王   泠）

第四节　护理不良事件上报系统

护理不良事件是指与护理相关的损伤，在诊疗护理过程中任何可能影响患者的诊疗结果、增加患者的痛苦和负担并可能引发护理纠纷或事故的事件。护理不良事件的上报管理是医疗管理过程中的重要一环，其在保障患者安全、提高医疗质量和促进医药卫生体制改革中发挥着重要作用。做好不良事件的及时上报、整改，杜绝不良事件的发生，是保障患者安全、减少护理纠纷的有力举措。

本节内容为基于护理管理系统数据平台，积极鼓励临床护士自愿主动地在管理系统中上报不良事件。临床管理者通过三级管理体系（即病区、科室、护理部），自下而上地对不良事件的发生经过、原因分析进行梳理及根因分析，制订具体、有效、可行性强的整改措施。病区、科室、护理部对改进措施的落实进行追踪评价，保证改进措施落实的有效性。所有记录均在系统中留痕，通过不良事件上报系统促进护理质量的持续改进，提高管理效能，保障患者的安全。

【案例】

患者×××，女，25岁，"颅咽管瘤术"后出现弥漫性腹膜炎。2019年9月8日行回结肠切除术后转入重症监护室，入室时患者携带三根引流管［吻合口旁引流、盆腔引流（右）、腹腔引流］，皮肤状态差，尚处于完整状态，Braden评分8分。入室后为预防压疮给予患者使用气垫床、脂肪垫、体位垫，按时翻身，评价气垫床充气好，脂肪垫、体位垫均在位，减压有效。同时请压疮质量小组会诊，提示以翻身减压为主，详细记录皮肤情况。当日给予泡沫敷料垫于骶尾部，并每班查看皮肤。偶尔有皮肤发红，但翻身减压后可完全消退。10月18日15：10伤口及引流管周围渗血，量约600 ml，应用血管活性药物后循环可暂时稳定，医生嘱暂禁翻身，以避免再次活动性出血。10月19日11：14医生评价可翻身，责任护士查看患者皮肤，发现其左臀部皮肤皮温高，发红，压之不褪色，面积5 cm×4 cm，局部皮肤发硬，判定为Ⅰ期压疮。该护士立即在信息系统中进行不良事件上报。

【不良事件处理流程】（图4-4-1）

【具体步骤】

（一）三级管理体系下护理不良事件上报流程

Step 1　护理管理系统—临床护士上报不良事件

1. 登录账号：通过医院内网打开护理管理系统，每个有执业证书的本院护士均有一个工号和密码，密码可由护士自行设置，通过输入工号和密码，护士可登录护理管理系统（图4-4-2）。

2. 进入护理管理系统上报不良事件：点击"登录"后进入护理管理系统，再点击"不良事件"进入相应界面（图4-4-3）。

本次发生的不良事件为压疮（院内），点击"不良事件"选择"上报"，在上报的下拉菜单中选择"压疮（院内）"，再点击"增加"进入上报界面（图4-4-4）。

按照实际情况逐一填写表单内各项信息，确认信息准确无误后提交，完成不良事件的初步上报（图4-4-5）。

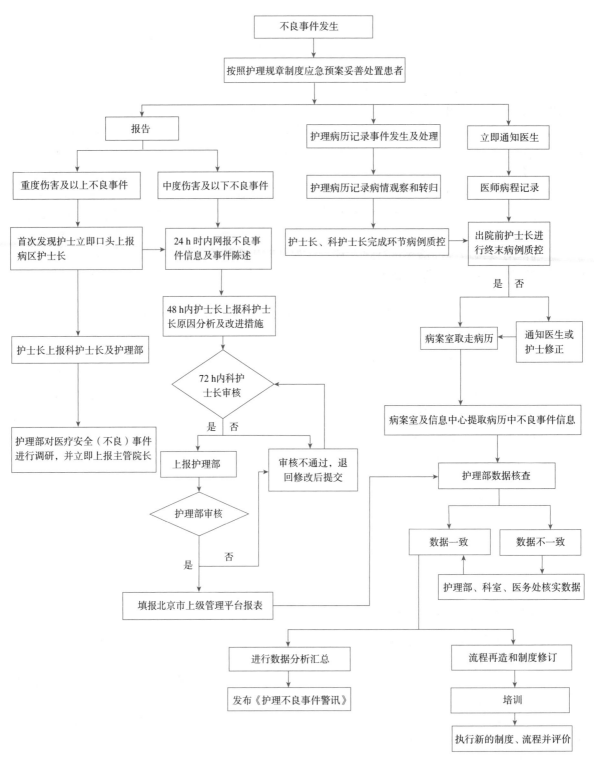

图 4-4-1 不良事件处理流程（以本院为例）

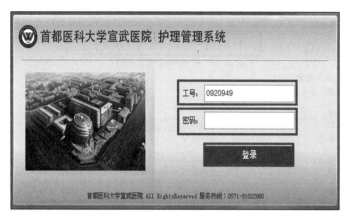

图 4-4-2 护士登录界面

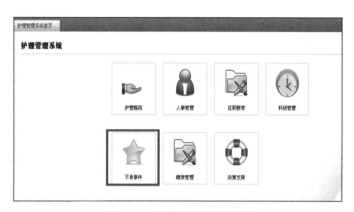

图 4-4-3 护理管理系统界面

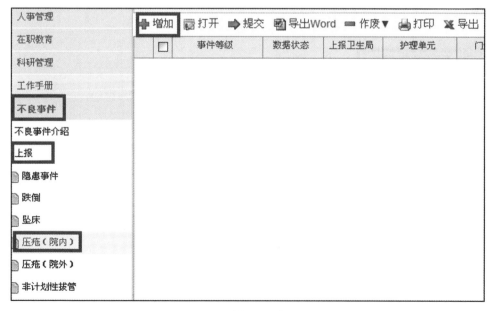

图 4-4-4 增加不良事件界面

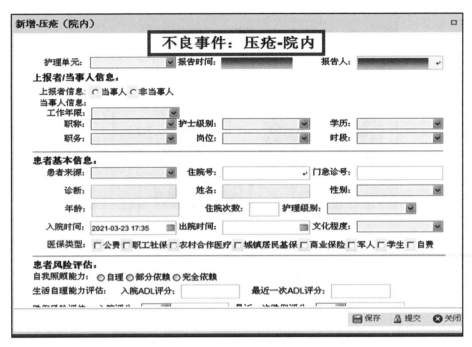

图 4-4-5　压疮—院内填报界面

Step 2　护理管理系统—护士长进行根因分析并制订改进措施

1．登录账号　每名病区护士长有登录工号及密码，密码可自行设置。通过输入工号及密码进入护理管理系统。

2．根因分析　护士长组织本病区护士采用头脑风暴法，找出发生不良事件的主要原因，最终找出根本原因。通过登录护理管理系统，进入不良事件界面，填写本不良事件的原因分析（图 4-4-6）。

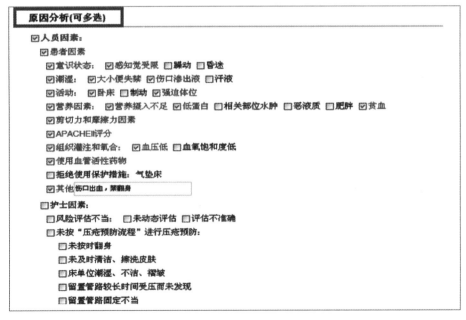

图 4-4-6　不良事件原因分析界面

3．针对根本原因，由护士长制订并填写改进措施页面，确认信息准确无误后，点击"护士长审核"，将信息上传到科室（图4-4-7）。本案例被认定为不可避免事件，所以暂无改进措施。

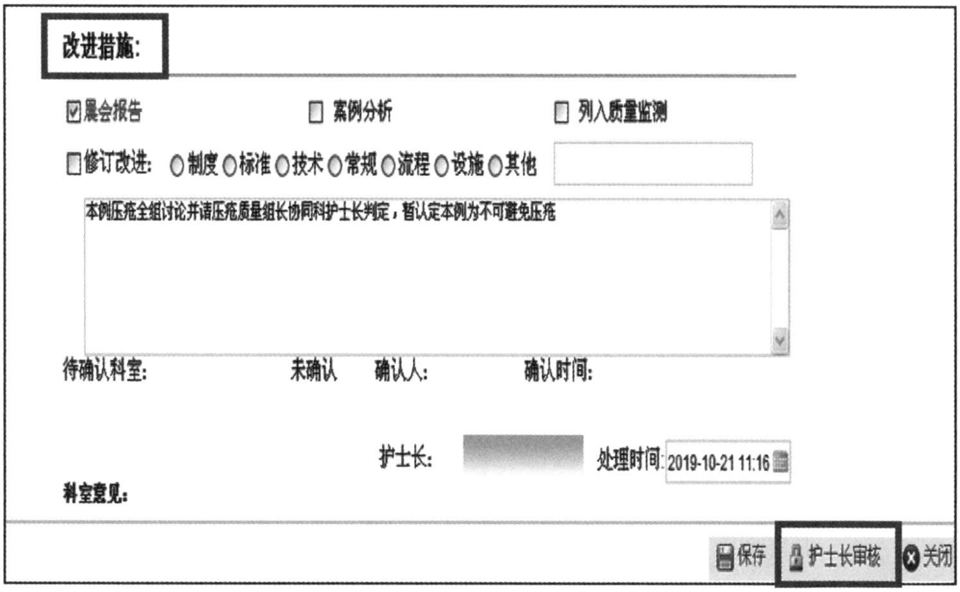

图 4-4-7 改进措施填写界面

Step 3 护理管理系统—科护士长进行不良事件审核

1．登录账号 每名科护士长有登录工号及密码，密码可以自行进行设置。通过输入工号及密码进入护理管理系统。

2．通过登录护理管理系统，进入不良事件界面，对不良事件的事件经过的陈述、原因分析及改进措施进行整体分析，并提出修改意见。病区护士长及护士依据科室（科护士长）的修改意见对不良事件不妥之处进行再次修改并提交，经过多轮反馈及修订最终准确无误后，由科护士长点击"科护士长审核"，将信息提交到护理部（图4-4-8）。

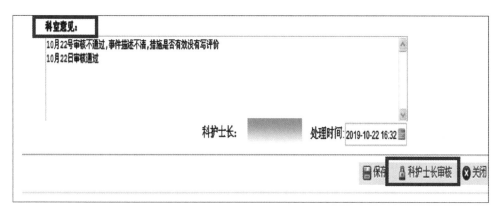

图 4-4-8 科护士长填写指导意见界面

Step 4　护理管理系统—护理部整体审核

1. 登录账号　护理部设有负责护理不良事件的干事，输入工号及密码后，登录护理管理系统。

2. 通过登录护理管理系统，进入不良事件界面，点击"不良事件"，在下拉菜单中点击"处理"，点击"不良事件汇总处理"，将光标移动至"护理部"，即可查看不良事件列表，在"审核状态"下拉菜单中选择"未审核"，双击需要审核的不良事件，即可打开不良事件的表单进行审核处理（图 4-4-9）。

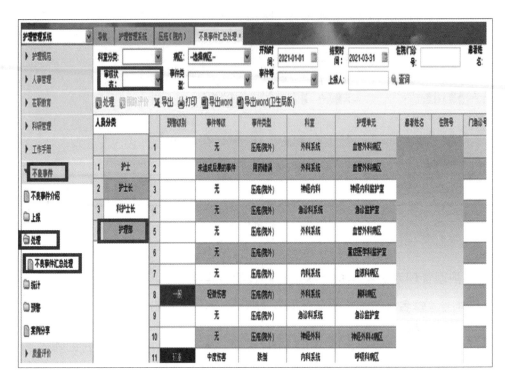

图 4-4-9　护理部审核界面

依据不良事件分析改进情况给予护理部意见，将这条不良事件的记录退回至科室。经过科室多轮修改，双方达成一致后，护理部干事点击"护理部审核"，完成不良事件的院内上报（图4-4-10）。

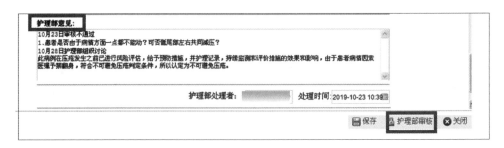

图 4-4-10　护理部填写指导意见界面

Step 5　改进措施跟踪评价

1. 护士长对改进措施跟踪评价

（1）登录护理管理系统进行不良事件改进措施落实的临床追踪评价。该案例经压疮质量小组和质量委员会讨论认定为不可避免事件，所以后续无相应改进措施，若为其他不良事件，护士长需对每一项改进措施进行跟踪评价，检查次数不限，直至检查改进措施落实方可。检查方式、检查频次、评价结果均需在系统中进行记录（图 4-4-11）。

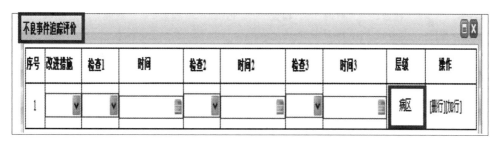

图 4-4-11　不良事件追踪评价界面

（2）将改进措施临床检查结果录入护士长手册，其中与管理相关内容写在医院护理质量与管理评价，临床检查内容写在临床服务质量评价（图 4-4-12）。

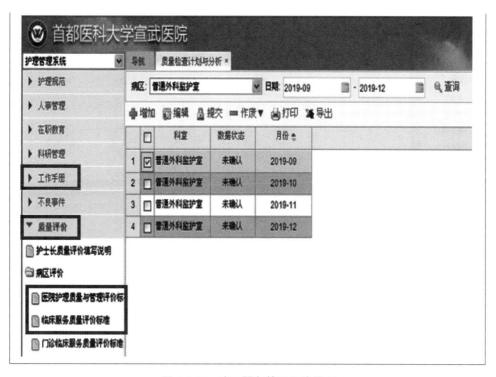

图 4-4-12　病区服务管理评价界面

2. 科护士长对改进措施跟踪评价

（1）登录护理管理系统进行不良事件改进措施落实的临床追踪评价。科护士长需对每一项改进措施进行跟踪评价,检查次数不限,直至检查改进措施落实方可。检查方式、检查频次、评价结果均需在系统中进行记录(图4-4-13)。

序号	改进措施	检查1	时间	检查2	时间2	检查3	时间3	层级
1	措施1	落实	2019-10-24 08:30	落实	2019-10-28 11:57			病区
2	措施2	落实	2019-10-28 08:31					病区
3	措施3	落实	2019-11-06 11:55					病区
4	措施4	落实	2019-10-28 11:55	落实	2019-11-04 10:33	落实	2019-11-07 11:57	病区
序号	改进措施	检查1	时间	检查2	时间2	检查3	时间3	层级
1	措施1	落实	2019-10-24 08:30					科室
2	措施2	落实	2019-10-28 08:35					科室
3	措施3	落实	2019-11-06 09:29					科室
4	措施4	落实	2019-11-07 16:29					科室
序号	改进措施	检查1	时间	检查2	时间2	检查3	时间3	层级
1	措施1	落实	2019-11-29 11:46					护理部
2	措施2	落实	2019-11-29 11:46					护理部
3	措施3	落实	2019-11-29 11:46					护理部
4	措施4	落实	2019-11-29 11:46					护理部

图4-4-13　改进措施跟踪评价界面

(2)将临床检查结果录入科护士长手册(图4-4-14)。

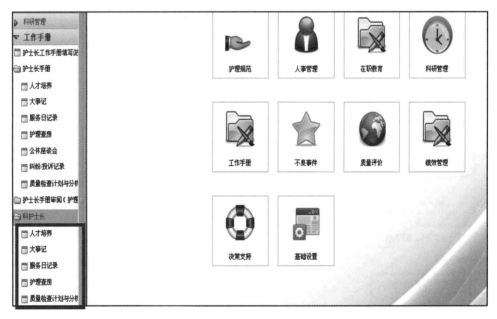

图4-4-14　科护士长录入界面

3. 护理部对改进措施进行跟踪评价　登录护理管理系统,录入不良事件改进措施落实的临床检查结果。护理部干事需对每一项改进措施进行跟踪评价,检查次数不限,直至检查改进措施落实方可。检查方式、检查频次、评价结果均需在系统中进行记录(图4-4-15)。

序号	改进措施	检查₁	时间₁	检查₂	时间₂	检查₃	时间₃	层级
1	措施1	落实	2019-10-24 08:30	落实	2019-10-28 11:57			病区
2	措施2	落实	2019-10-28 08:31					病区
3	措施3	落实	2019-11-06 11:55					病区
4	措施4	落实	2019-10-28 11:55	落实	2019-11-04 10:33	落实	2019-11-07 11:57	病区

序号	改进措施	检查₁	时间₁	检查₂	时间₂	检查₃	时间₃	层级
1	措施1	落实	2019-10-24 08:30					科室
2	措施2	落实	2019-10-28 08:35					科室
3	措施3	落实	2019-11-06 09:29					科室
4	措施4	落实	2019-11-07 16:29					科室

序号	改进措施	检查₁	时间₁	检查₂	时间₂	检查₃	时间₃	层级
1	措施1	落实	2019-11-29 11:46					护理部
2	措施2	落实	2019-11-29 11:46					护理部
3	措施3	落实	2019-11-29 11:46					护理部
4	措施4	落实	2019-11-29 11:46					护理部

图 4-4-15　检查措施落实情况

（二）护理部对不良事件的信息化管理

Step 1　不良事件整体数据统计

护理部主责不良事件干事，以护理管理管理系统为依托，可以对不良事件进行数据统计，以便于对某一特定时间段或某一类不良事件或同一类不良事件当中的具体内容进行数据统计。登录不良事件系统后，进入"统计报表"页面，可查阅不同时间段、科室、护理单元、不良事件类型的全部信息（图 4-4-16）。

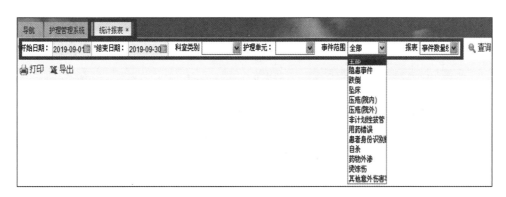

图 4-4-16　护理部查看不良事件统计报表界面

Step 2　不良事件预警设置

护理部主责不良事件干事，以护理管理管理系统为依托，对不良事件可进行预警统计，以便能实时提醒护理管理者针对发生的事件查找根本原因，对高风险事件采取有力措施。

1. 预警设置　对每个临床科室系统（内科系统、外科系统、神经内科系统、神经外科系统、妇儿系统、急诊系统、手术室系统）及病区近 5 年数据进行分析统计，经过护理专家的讨论，为每一病区设置相应的预警风险值，定期对数据进行重分析，动态调整预警风险值，使护理管理系统能针对每个临床科室病区的实际情况，出现问题及时发出科学预警（图 4-4-17）。

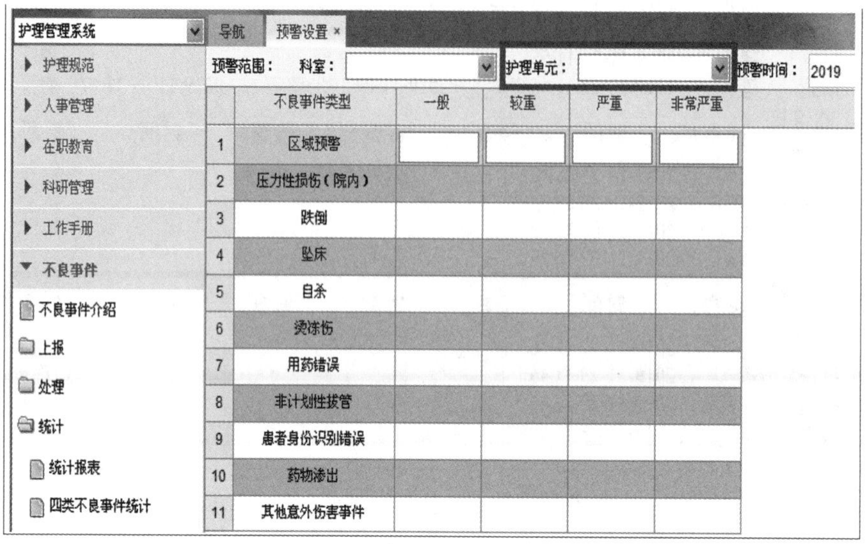

图 4-4-17 不良事件预警设置

2．预警分类 系统根据不良事件的发生频率及严重程度发出预警，包括单个事件预警、类事件预警和区域预警。单个事件预警是依据事件本身的严重程度预警，轻度伤害事件呈现绿色预警，中度伤害事件呈现蓝色预警，重度伤害事件呈现黄色预警，警告事件呈现红色预警。类事件预警是根据同类不良事件的发生频率和严重程度计算风险指数，与护理部设定的预警线相比，通过绿、蓝、黄、红四种颜色分别显示一般、较重、严重、非常严重四种预警。而区域预警是根据不良事件的发生频率及严重程度计算风险系数，与护理部设定的预警线相比，通过绿、蓝、黄、红四种颜色分别显示一般、较重、严重、非常严重四种预警（图 4-4-18）。

3．预警处理

（1）首次发现的护士完成不良事件上报后，系统依据不良事件对患者造成的损伤后果的严

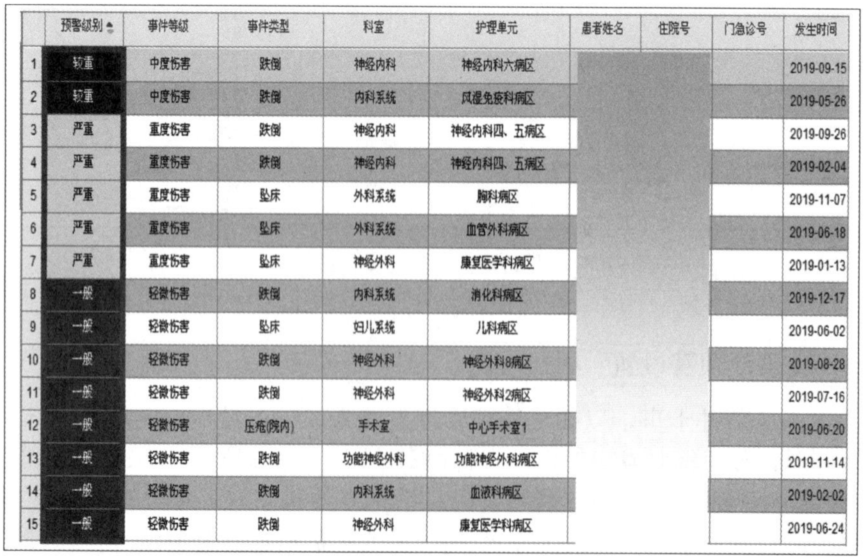

图 4-4-18 预警分类显示界面

重程度发出预警。重度伤害及以上不良事件，需立即口头上报病区护士长，节假日及夜间同时上报行政总值班，对患者进行积极全面有效的安置及处理，最大限度地保证患者安全；中度及以下不良事件 24 h 网报不良事件的信息及事件陈述，48 h 内病区护士长完成原因分析及改进措施上报科室，科室 72 h 内上报护理部。对于中度及以上损害事件，护理部参与临床科室的质量分析，必要时邀请其他相关部门，共同对事件进行讨论分析。对于发生的不可避免事件，临床科室负责人需在医院护理质量委员会上进行汇报，护理质量委员会成员进行讨论分析，科室针对分析意见再次进行整改，以便找出每一件不良事件发生的根本原因，从而进行整改，避免类似事件的再次发生（图 4-4-19）。

	预警级别 ⬍	事件等级	事件类型	科室	护理单元	患者姓名	住院号	门急诊号	发生时间
1	较重	中度伤害	跌倒	神经内科	神经内科六病区				2019-09-15
2	较重	中度伤害	跌倒	内科系统	风湿免疫科病区				2019-05-26
3	严重	重度伤害	跌倒	神经内科	神经内科四、五病区				2019-09-26
4	严重	重度伤害	跌倒	神经内科	神经内科四、五病区				2019-02-04
5	严重	重度伤害	坠床	外科系统	胸科病区				2019-11-07
6	严重	重度伤害	坠床	外科系统	血管外科病区				2019-06-18
7	严重	重度伤害	坠床	神经外科	康复医学科病区				2019-01-13
8	一般	轻微伤害	跌倒	内科系统	消化病区				2019-12-17
9	一般	轻微伤害	坠床	妇儿系统	儿科病区				2019-06-02
10	一般	轻微伤害	跌倒	神经外科	神经外科8病区				2019-08-28
11	一般	轻微伤害	跌倒	神经外科	神经外科2病区				2019-07-16
12	一般	轻微伤害	压疮(院内)	手术室	中心手术室1				2019-05-20
13	一般	轻微伤害	跌倒	功能神经外科	功能神经外科病区				2019-11-14
14	一般	轻微伤害	跌倒	内科系统	血液科病区				2019-02-02
15	一般	轻微伤害	跌倒	神经外科	康复医学科病区				2019-06-24

图 4-4-19　对"中度伤害"给予分类处理

（2）护理部定期对每个临床科室、病区不良事件预警进行查询，对出现问题的科室进行实时动态督导，每季度进行预警分析，使临床科室能够及时动态地查找原因，改进工作流程，制订其他相应措施，从而能最大限度地保障患者安全（图 4-4-20）。

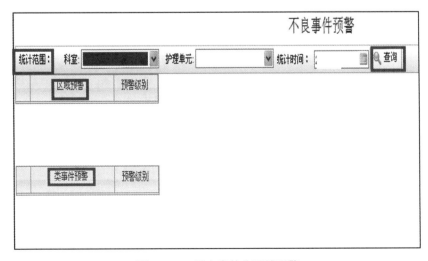

图 4-4-20　不良事件分区域预警

Step 3　不良事件分析与警讯

1. 护理部主责不良事件干事，以护理管理管理系统为依托，对典型不良事件可以进行网上分享，以提示大家引以为戒，从而减少本类不良事件的发生（图 4-4-21）。

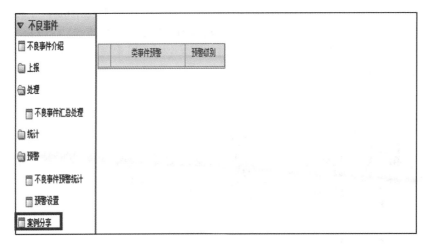

图 4-4-21　不良事件案例分享

2. 护理部以护理管理系统为数据平台，每季度进行护理不良事件分析及警讯，为降低护理不良事件的发生提供有力的保障服务（图 4-4-22，图 4-4-23）。

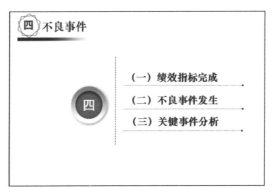

图 4-4-22　每季度不良事件分析

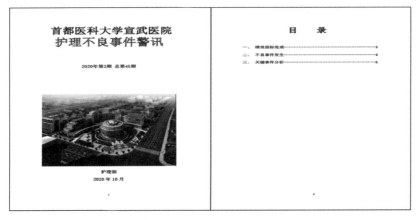

图 4-4-23　不良事件警讯

（三）不良事件上报政府平台

Step 1　北京市卫生健康委员会医政医管信息平台院内填报

1．登录账号　每个临床科室系统（内科系统、外科系统、神经内科系统、神经外科系统等）都有对应的账号和密码，密码可以由科室负责人进行设置。

2．进入系统后，每个临床科室系统点击"数据填报"下方的"护理数据填报"，在下拉菜单中选择相对应的报告单。本不良事件案例选择"皮肤压疮护理报告单"（图4-4-24）。

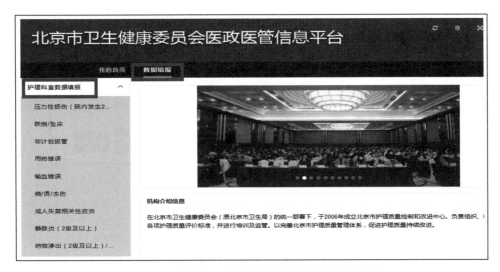

图 4-4-24　北京市卫生健康委员会医政医管信息平台

3．按照报表当中的内容，完成表单的上报，确认信息准确无误后，保存并提交到护理部（图4-4-25）。

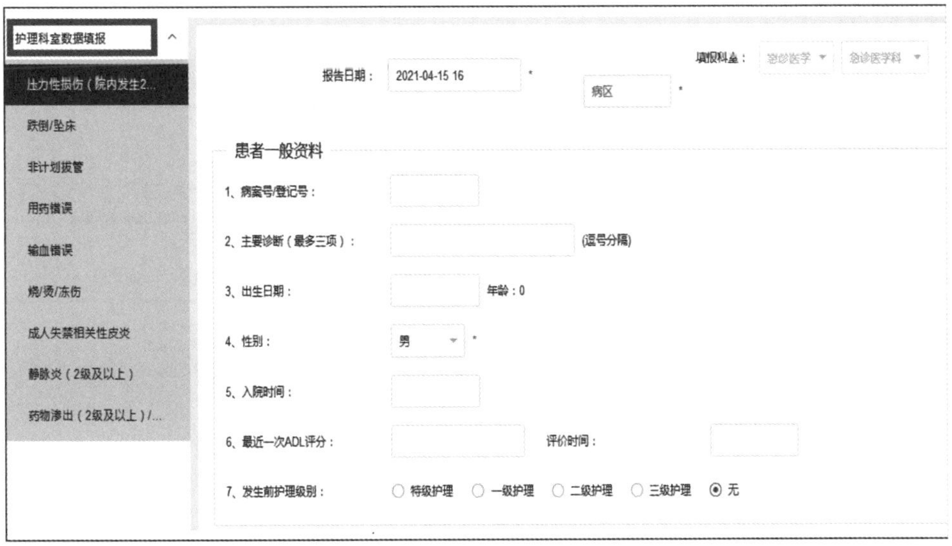

图 4-4-25　完成质控中心不良事件上报

Step 2　上报至北京市卫生健康委员会医政医管信息平台

护理部干事通过北京市卫生健康委员会医政医管信息平台，核对各科室上报的不良事件信息并上报到北京市医院管理局护理质控中心。

1．登录账号　护理部主责不良事件干事登录账号和密码，进行数据上报。

2．进入系统后，核对各临床科室上报的数据，准确无误后点击"提交"上报到政府中心（图 4-4-26）。

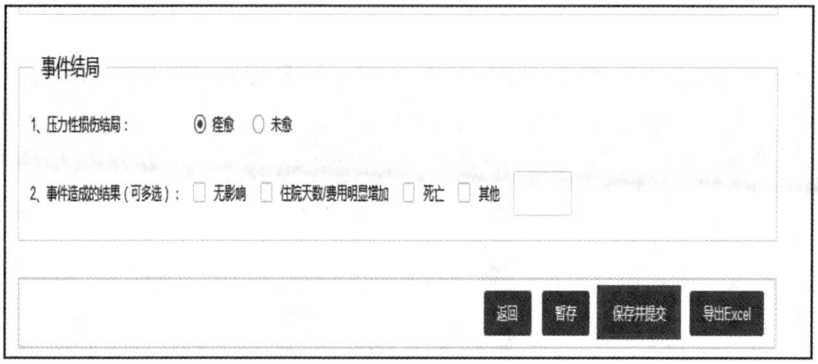

图 4-4-26　完成不良事件上报

（四）不良事件上报后工作

Step 1　完善护理记录

不良事件发生后，护士需第一时间通知医生进行相应处理，并通过护理管理系统上报不良事件，除此之外，要进行病情的动态观察，并及时完成护理记录。以"压疮"为例，护士需登录"移动护理信息系统"，在护理记录的"皮肤问题"中根据患者实际情况进行记录，以便及时动态观察患者病情，采取相应措施，将对患者的伤害降到最小（图 4-4-27）。

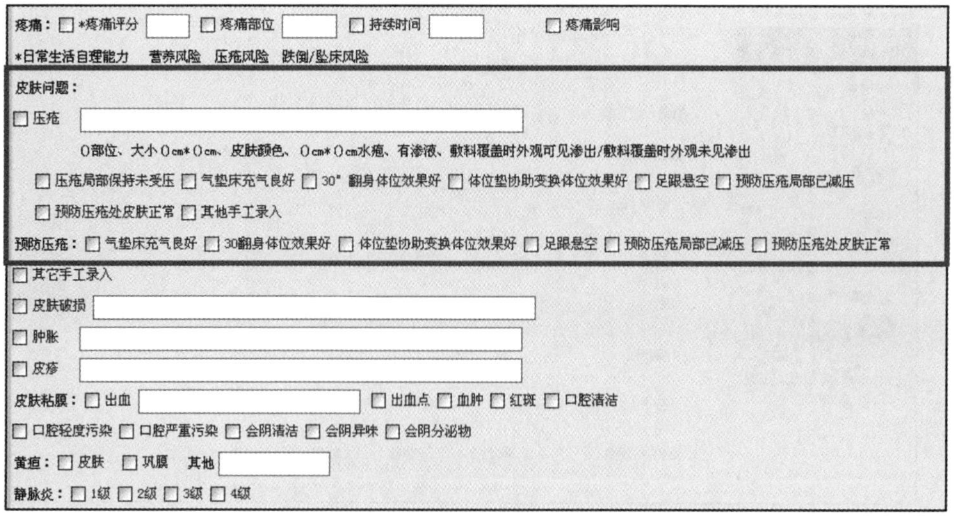

图 4-4-27　在护理记录中记录不良事件

Step 2　完善医疗病程记录

医生登录"电子病历系统软件"，进入界面，显示所管辖病区患者跌倒、压疮、日常生活能力等风险程度的"质控信息"提示，医生可以点击进入任意患者查看风险项目评估结果，以便使医护信息一体化，从而更好地了解患者的病情及相关风险评估的内容，从而保障患者医疗安全（图 4-4-28）。

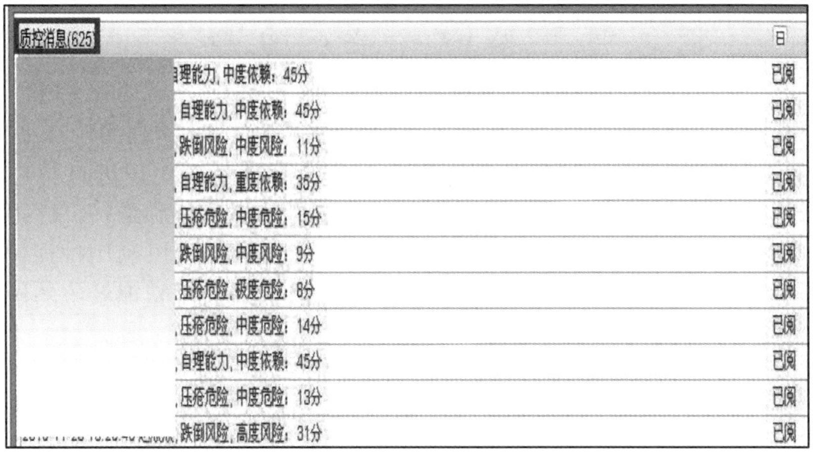

图 4-4-28　质控查阅风险评估

【重点及难点】

护理管理系统可实现三级管理体系下的不良事件上报质量控制，如遇质控点，信息系统可自动提示或推送相关内容。不良事件上报及管理的信息化有效提升了管理效能及改善成效。同时信息平台、质量分析会上的不良事件数据及案例共享可提升护理管理者、临床护士对于不良事件防控的意识及扩增其知识经验，从而有效降低各类护理不良事件的发生，保障患者安全。

在不良事件上报及分析整改过程中存在着重点及难点环节，主要包括：

1．提升临床护士护理不良事件上报意愿　本院建立非惩罚性的不良事件主动上报制度，激励临床护士积极主动自愿地上报护理不良事件；持续优化不良事件上报系统，许多信息可直接从移动护理系统中提取，减少填报花费的时间，简化临床护士上报流程。临床护理管理者需积极研究并应对影响护士自愿上报不良事件的因素，创建安全文化的上报氛围，改善临床护士对于护理不良事件的上报意愿，进行质量持续改进，以降低不良事件的发生，保证患者安全。

2．深入挖掘护理不良事件发生原因，制订针对性改进措施　护理管理者需理清不良事件的症结点及根本原因，从根源上彻底解决问题，减少类似不良事件再次发生。护士自愿上报不良事件后，护理管理者可利用因果图、头脑风暴法、鱼骨图等管理工具，从人、机、料、法、环等方面进行根因分析，针对可改进点制订有效、可行性强的措施，并进行跟踪评价，保障改进措施的有效执行。

3．防控为主，持续改进　护理不良事件管理是医院护理质量水平的重要体现，除针对不良事件发生后的分析整改外，更应进行前馈控制，引导全员参与质量控制，发现工作中的隐患问题并加以纠偏、整改，做到护理隐患早发现、早处理、早预防，从根本上预防护理不良事件的发生，院科协同提升安全管理水平。

4．保障第二受害者身心健康　第二受害者（second victim）是指因涉事医疗活动中不良事件、医疗错误或患者受伤/致死事故而遭遇心理健康受损及职业困境的医疗保健人员。不良事件中的第二受害者常产生焦虑、抑郁、内疚等不良情绪，甚至会出现怀疑自己工作能力，严重影响护士的身心健康。护理管理者应关注这一护士群体的身心状态，为其提供相应的支持与帮助，在保障患者安全的同时，也对护士进行人文关怀和保护。

（韩斌如）

第五节　护理教学信息化管理

本节内容为护理教学信息化管理，包括实习同学的动态管理档案系统、在线考试系统及教学检查管理系统。在护理教学信息化管理过程中，系统管理员对用户进行管理，并设置系统权限；护理教学管理者和带教人员可对实习同学信息进行动态管理和维护，并可以从信息管理系统题库内抽取考试题，设计生成在线理论考试试卷；实习同学可以利用护理教学信息化管理系统进行在线学习和考试及实习反馈。不同人员对护理教学信息化管理系统的操作权限详见图4-5-1。

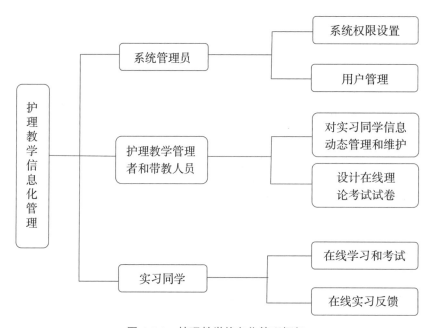

图 4-5-1　护理教学信息化管理框架

【案例】　实习同学进入医院开始临床护理实习，临床护理教学管理人员为实习同学建立电子档案并进行动态管理。

一、实习同学的动态管理档案系统

实习同学的动态管理档案系统，包含实习同学基本信息、实习轮转科室调动。教学管理人员通过对实习同学的动态管理档案系统的查看，可以了解实习同学的基本信息、轮转科室等。

【具体步骤】

Step 1 登录护理管理系统

登录护理管理系统时需要输入工号和密码，输入完毕后点击"登录"（图 4-5-2）。

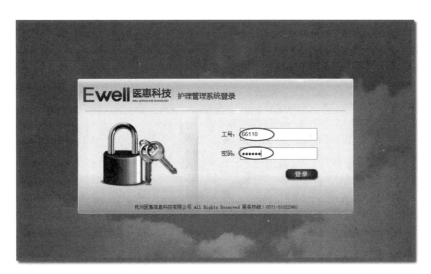

图 4-5-2 护理管理登录界面

Step 2 进入"实习生管理"界面

进入"护理管理系统"界面，点击"人员管理"→"人员档案"→"实习生管理"（图 4-5-3）。

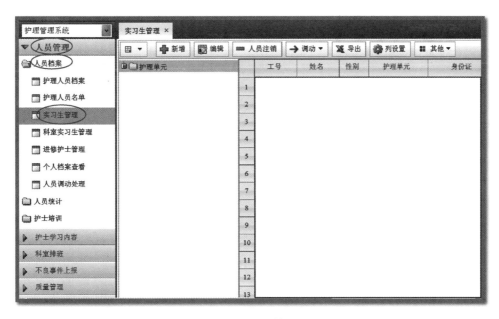

图 4-5-3 实习生管理界面

Step 3 实习同学基本信息录入

进入图 4-5-3 所示的"实习生管理"界面，点击"增加"→"新增人员档案"→"基本信息"，此时就可以录入实习同学的相关信息，如工号、姓名、性别、出生时间、民族、籍贯、学校及实习期间班主任等，同时也可以上传照片。全部信息录入结束后点击"保存并关闭"，如需继续录入下一位实习同学信息，则重新点击"增加"，系统会再次进入"新增人员档案"的"基本信息"录入界面。实习同学基本信息的录入和保存不仅便于教学管理者了解实习同学的基本情况，也可以为医院的护理人事招聘工作提供一定的参考（图 4-5-4）。

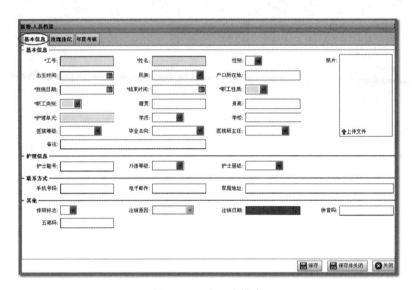

图 4-5-4　实习生档案

Step 4 实习同学违规违纪记录

违规违纪记录可以记录实习同学违规违纪时间、事件及处理情况。进入图 4-5-4 所示的"新增人员档案"界面，点击"违规违纪"→"时间"→"事件"→"处理情况"→"保存并关闭"。具体操作详见图 4-5-5。

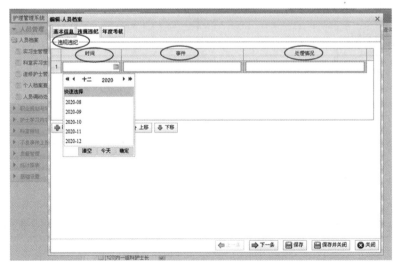

图 4-5-5　实习生违规违纪记录

Step 5　录入考核成绩

点击"新增人员档案"→"年度考核"→"考核记录",进入此界面便可以直接录入实习同学的理论或操作考核成绩及参加的考核方式,录入完毕点击"保存并关闭"(图4-5-6)。

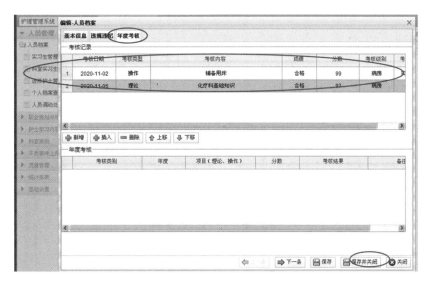

图 4-5-6　实习生考核记录

Step 6　轮转科室调动

实习同学在一个科室轮转结束进入到下一个科室进行轮转时,由教学管理者在实习生管理系统里找到并点击需要调动科室的实习同学姓名,再点击"调动",此时系统会自动显示该同学目前所在实习科室,在"调入科室"下拉菜单中找到新的轮转科室并选中,同时选中调动日期并输入调动原因,最后点击"保存",则该同学电子档案信息在调动日期当日会转到新的实习科室,便于新科室护士长及带教教师了解其基本情况,及时将其加入新科室的电子排班系统中,生成该同学的电子排班(图4-5-7)。

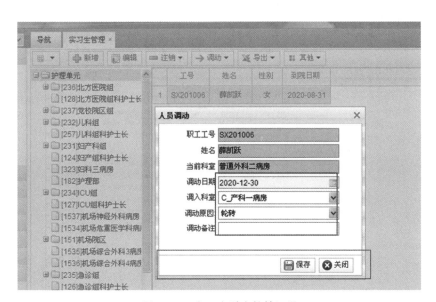

图 4-5-7　实习生科室轮转记录

二、在线学习考试系统

实习同学在实习科室可以利用教学管理系统进行在线学习，带教老师可以从题库中抽选已有试卷或者从题库中选题，设计生成新的理论考试试卷。

【具体步骤】

Step 1 在线学习

实习同学在科室实习过程中可以用自己的实习工号进入临床护理系统中，学习各种专科的护理评估和护理常规。点击"护理管理"→"护士学习内容"→"护理目录"→"护理常规"→"内科护理常规"（图4-5-8）。

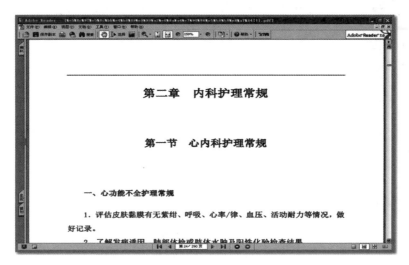

图4-5-8　实习生学习文档

Step 2 题库选题生成考试试卷

进入护理管理系统，点击"护理管理"→"护士学习内容"→"试卷管理"→"新增考试试卷"，此时录入试卷名称，编辑开考时间、结束时间、考试用时等内容（图4-5-9）。

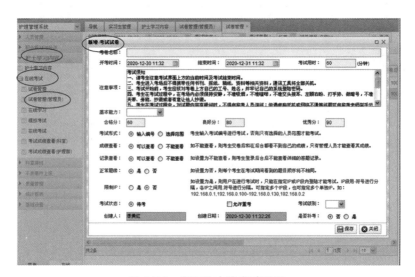

图4-5-9　实习生在线考试说明

　　从"题库类型"里选出相应科室，从"题目类型"下拉菜单里选择"单选题""多选题"或者"是非判断题"，难度等级包括"不限"和"1 ～ 5"几个选项，抽取数量根据试卷的设定情况来进行填写，抽取模式分为"固定"和"随机"两种（图 4-5-10）。

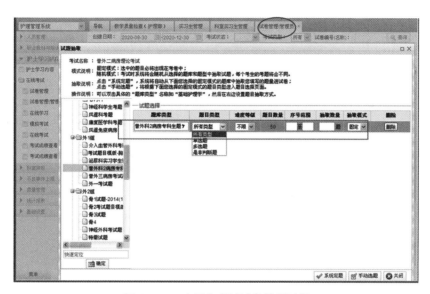

图 4-5-10　实习生考试试卷抽题过程

　　最后需要选择"系统定题"或者是"手动选题"，若选择"系统定题"，则自动生成试卷（图 4-5-11）。

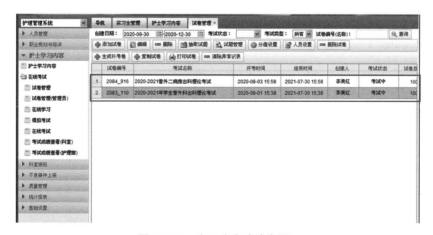

图 4-5-11　实习生考试试卷展示

　　若选"手动选题"，则出现若干选择题目，需要出题者选中相应题目，最终生成考试试题（图 4-5-12）。

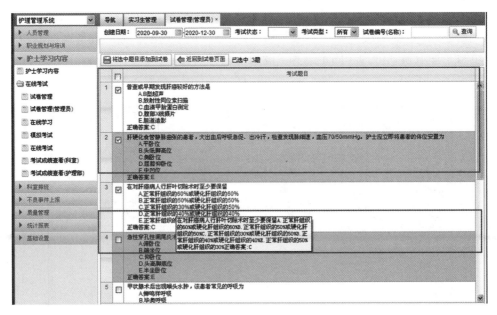

图 4-5-12 实习生考试试题

三、教学检查管理系统

实习同学转科结束时要填写电子"学生临床实习反馈表",点击"护理管理系统"→"统计报表"→"学生临床实习反馈表"→"新增学生实习反馈表",然后逐项对实习科室和带教老师进行评价。反馈结果作为临床护理教学管理的一部分,以便于及时发现护理教学过程中存在的一些问题和不足,并积极进行持续改进,以提高临床护理教学水平(图 4-5-13)。

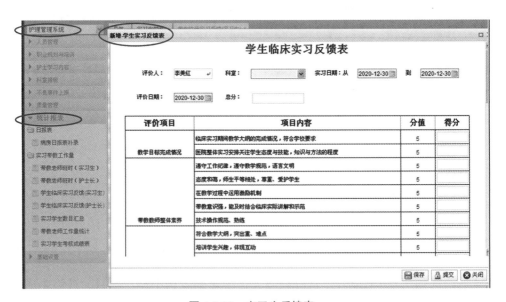

图 4-5-13 实习生反馈表

护理教学管理人员需要定期对带教科室进行教学检查,对于存在的教学问题进行反馈、总结并分析原因,及时进行持续改进。依次点击"质量管理"→"教学质量检查"→"质量检查表"→"新增"→"编辑 - 教学质量检查",输入检查时间、检查护理单元、检查者,根据各项检查标准对各病房教学情况进行评分，将得分直接记录在对应的得分项里，同时也要标注出来扣分原因，最后点击"保存"和"关闭"。具体教学质量检查表详见图 4-5-14。

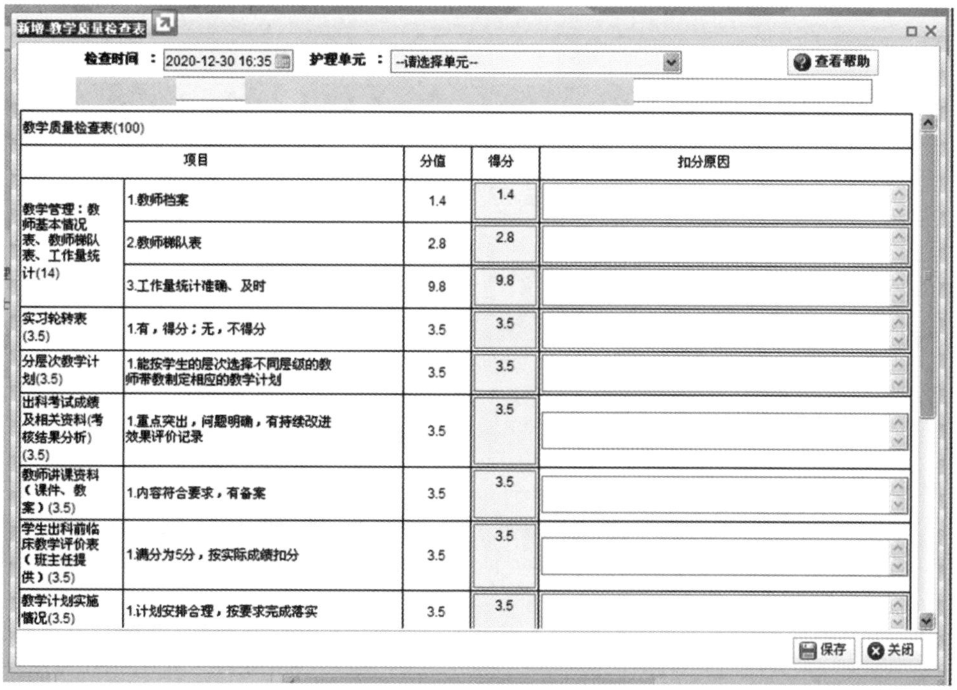

图 4-5-14　教学质量检查表

【重点及难点】

护理教学信息化管理需要护理教学管理者和带教人员对实习同学信息进行动态管理和维护。如何从信息管理系统题库内抽取考试题设计生成在线理论考试试卷是本节的重点和难点，对实习同学进行在线理论考核可以提高临床护理教学考核效率，减轻临床护理教师批阅试卷工作量。

（李葆华）

第六节　危重患者床旁查房系统

本节内容体现了病房护士长、科护士长及护理部危重患者访视成员通过"危重患者访视系统"实现的危重患者床旁查房，包含访视信息的录入、月护士长访视统计、单人访视统计等功能。

该功能的应用有利于提高对危重疑难患者的护理水平，保证护理质量，发挥护理专业高级技术职称人员、具有丰富理论知识及临床实践的 ICU 专科护士及各级护士长的作用。

【案例】　患者李某因脑干出血而入院，主管医生开具"病危通知"。

【具体步骤】

一、病房护士长访视

Step 1　进入护士长访视系统

1．登录账号　每个有执业证书的护士均有一个自己的登录账号和密码，通过输入账号和密码，护士长可登录到护理信息系统，并完成相应操作。

2．进入系统后，点击"菜单"，选择"腕带扫描选项"后进入"护士长访视"，如图 4-6-1 所示。

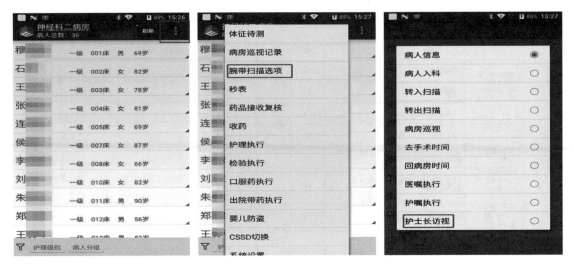

图 4-6-1 PDA 护士长访视界面

Step 2 扫描患者腕带（图 4-6-2）

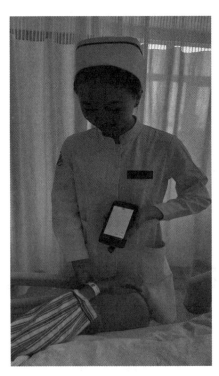

图 4-6-2 护士长访视扫描患者腕带

Step 3　录入质控得分及访视信息

1. 在 PDA 上可完成质控得分的录入（图 4-6-3）。

2. 如以文字描述形式录入访视信息，则需在 PC 端进入"医惠护理信息系统"，点击"护理任务"中的"护士长访视"，选择相应患者并录入具体访视信息（图 4-6-4 ~ 图 4-6-6）。

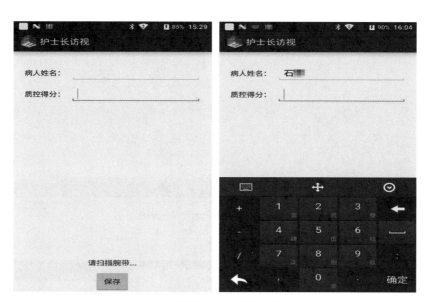

图 4-6-3　护士长录入质控分数界面

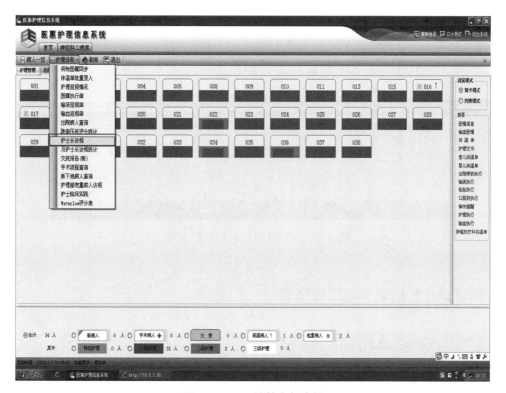

图 4-6-4　PC 端护士长访视

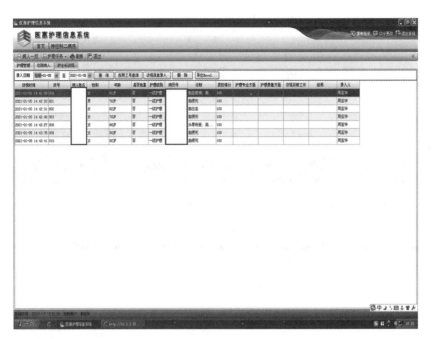

图 4-6-5 PC 端护士长访视列表

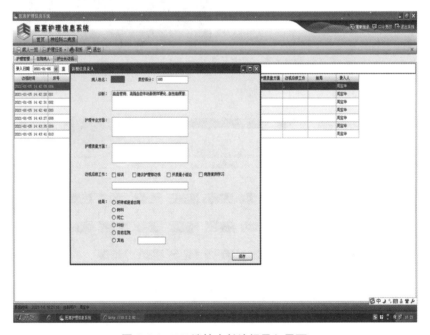

图 4-6-6 PC 端护士长访视录入界面

二、病房护士长危重患者质量管理

Step 1 进入护理管理系统

1. 登录账号 每个有执业证书的护士均有一个自己的登录账号和密码，通过输入账号和密码，护士长可登录护理信息系统，并完成相应操作。

2. 自 PC 端进入"医惠护理信息系统"，点击"临床护士站"后进入"护理管理系统"，并点击"护士长质量自查"（图 4-6-7）。

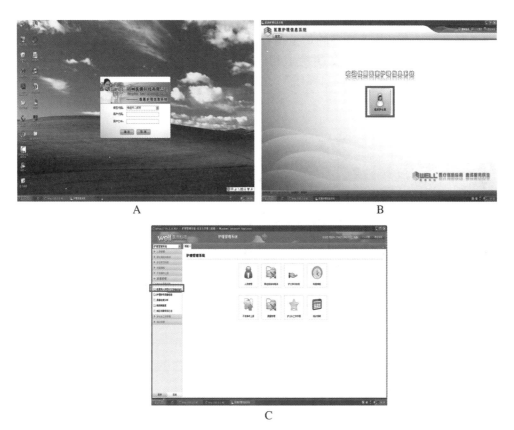

图 4-6-7　护士长访视登录步骤

Step 2　进入护士长质量自查

1. 进入"质量管理"后点击"护士长质量自查"，出现下拉式菜单并点击"危重患者评分标准"。

2. 在菜单中点击"增加"，选择"护理单元"录入检查相关问题后点击"保存"（图 4-6-8）。

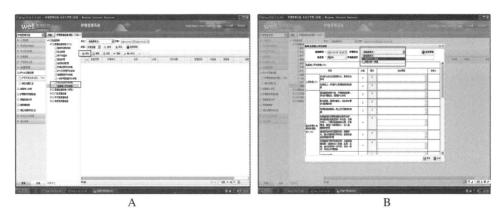

图 4-6-8　护士长访视录入步骤

三、科护士长、护理部访视

Step 1　进入护理管理系统

1. 登录账号　每个有执业证书的护士均有一个自己的登录账号和密码，通过输入账号和密码，护士长可登录到护理信息系统，并完成相应操作。

2. 自 PC 端进入"医惠护理信息系统"，点击"临床护士站"后进入"护理管理系统"，并点击"质量管理"（图 4-6-9）。

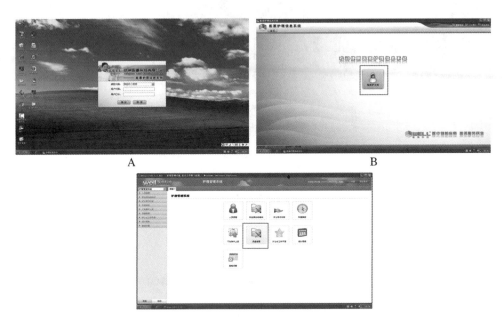

图 4-6-9　科护士长和护理部访视登录步骤

Step 2　进入危重患者访视系统

1. 进入"质量管理"后点击"危重患者访视"下拉式菜单或点击左侧"质量管理系统"中的"危重患者访视"。

2. 在菜单中选择"护理部访视"或"科护士长访视"（图 4-6-10）。

Step 3　完成危重患者访视记录

1. 点击"添加"，建立"危重病人访视登记表"。

2. 针对访视中存在的问题在对应指标上扣分，并注明扣分原因。

3. 如有建议，选择建议类别后点击"添加建议"并录入（图 4-6-11）。

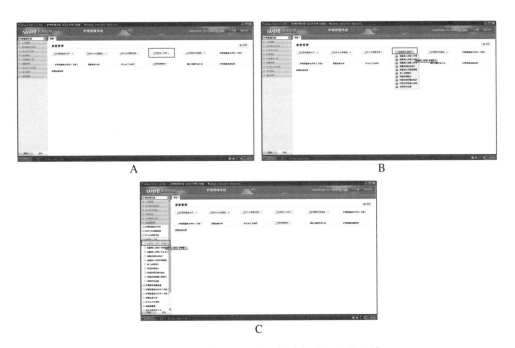

图 4-6-10 科护士长和护理部访视进入记录系统

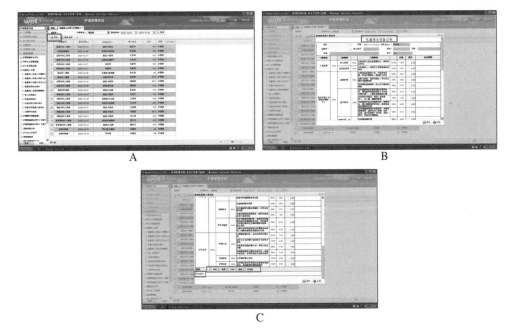

图 4-6-11 科护士长和护理部访视记录步骤

四、危重患者床旁查房系统的特殊功能

1. 病房护士长访视月统计 可在登录"临床护士站"后点击"护理任务",选择"月护士长访视统计"(图 4-6-12)。

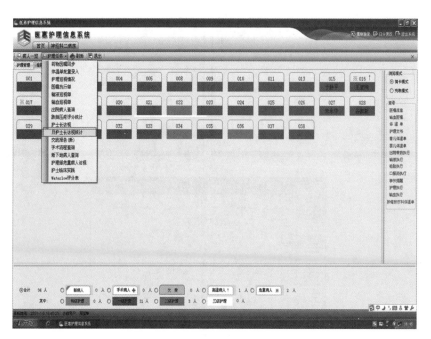

图 4-6-12　病房护士长访视统计界面

进入"月护士长访视统计"后，点击"日期"，选择统计月份，点击"查询"并分别从护理专业、护理质量、访视后续工作方面"导入"存在的问题，点击"保存"（图 4-6-13）。

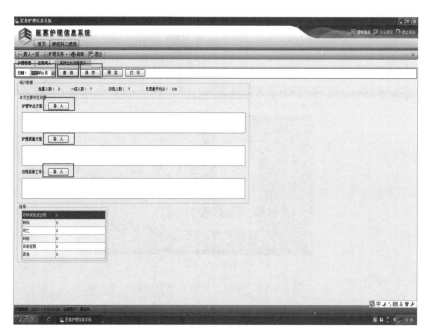

图 4-6-13　护士长访视汇总界面

2．单人访视统计　进入"护理管理系统"，在"危重患者访视"中点击"单人访视统计"，可查询护理部或科护士长访视层面中的相应时间段内的单人访视情况（图 4-6-14）。

3．访视评分比较　进入"危重患者访视"后，点击"访视评分比较"，可显示护理部、科护士长及护士长不同层面对危重患者访视后的得分情况（图 4-6-15）。

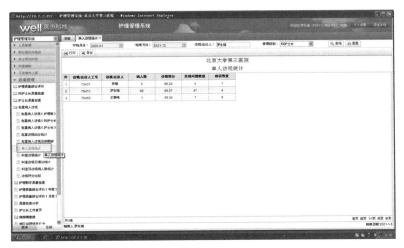

图 4-6-14 科护士长和护理部访视单人统计界面

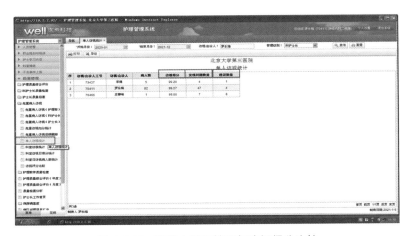

图 4-6-15 科护士长和护理部访视得分比较

4．危重访视扣分统计 进入"危重患者访视"后，点击"危重访视扣分统计"，通过选择护理部、科护士长或护士长级别，显示各项评价指标中的扣分人数、扣分人数所占百分比及平均分信息（图 4-6-16）。

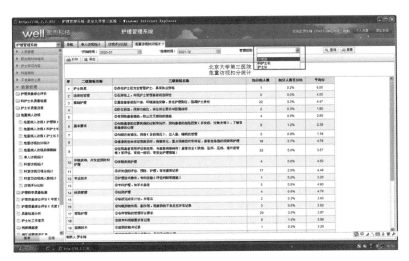

图 4-6-16 科护士长和护理部访视扣分统计

【重点及难点】

通过对危重患者进行床旁查房，护士长、科护士长能详细了解责任护士对患者病情的掌握情况及需要帮助解决的问题、护理措施落实情况，对于存在的问题及时提出指导意见。对护理措施落实缺乏计划性者，通过帮助分析原因所在并制订切实合理的护理计划，保障患者的护理安全，提升 ICU 患者的护理质量。

（李葆华）

下 篇

专 科 篇

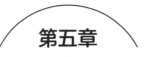

第五章

专科护理记录与评估系统

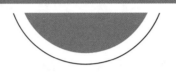

第一节 癌症疼痛全程管理信息系统

疼痛是癌症患者的症状之一，严重影响生活质量。癌痛是慢性病程，通常需要长期规律服用镇痛药物治疗。护士在癌痛全程管理中发挥重要作用。本节内容介绍癌症疼痛全程管理信息系统的功能及应用。

本系统主要包括癌痛患者住院管理、疼痛门诊管理、居家管理及综合查询功能四大功能模块。其中，住院管理部分可登录癌痛患者信息，出院前完成全面疼痛评估后将患者转介到疼痛门诊。院外管理包括疼痛门诊护士电脑端及居家患者手机端，疼痛门诊随访护士通过电脑端接收出院转介的疼痛患者，制订随访计划，接收患者上传的疼痛日记，提供计划随访和预警随访，根据患者居家疼痛管理中的具体问题给予专业辅导，同时可提供在线咨询、疼痛教育。居家患者可经手机端记录疼痛日记并上传，可及时反馈疼痛相关问题和获取专业支持，同时可以在线咨询和学习疼痛教育资料。癌症疼痛全程管理信息系统一方面为癌痛患者的全程管理提供了信息化支持，另一方面也为医院癌痛管理质量评价及持续改进提供了量化依据。

【具体步骤】

一、系统登录

1. 护士通过工号和密码登录到癌症疼痛全程管理信息系统。
2. **权限设置** 临床病区护士登录系统进行癌痛患者的登记、评估记录和查询。疼痛门诊护士可登录接收出院患者，进行随访评估和记录，可查阅患者的疼痛诊疗相关信息。护理部可以查看全院癌痛患者收治及全程管理情况。

二、住院管理模块

主管护士接诊筛查出癌痛患者，输入 ID 号登记患者信息，进入癌症疼痛全程管理信息系统中，可在本系统对患者进行全面疼痛评估及出院转介。

| **Step 1 患者登记** |

1. 点击"患者登记"，录入患者 ID 号后自动调取患者基本信息。
2. 点击"费用类别""患者病区""是否办理麻卡"下拉框进行勾选，添加患者微信等联系方式，完善相关信息。

3．点击"新增"后患者信息进入癌痛系统，完成登记。

4．点击"保存"可临时保存登记的患者信息，以免信息丢失（图 5-1-1）。

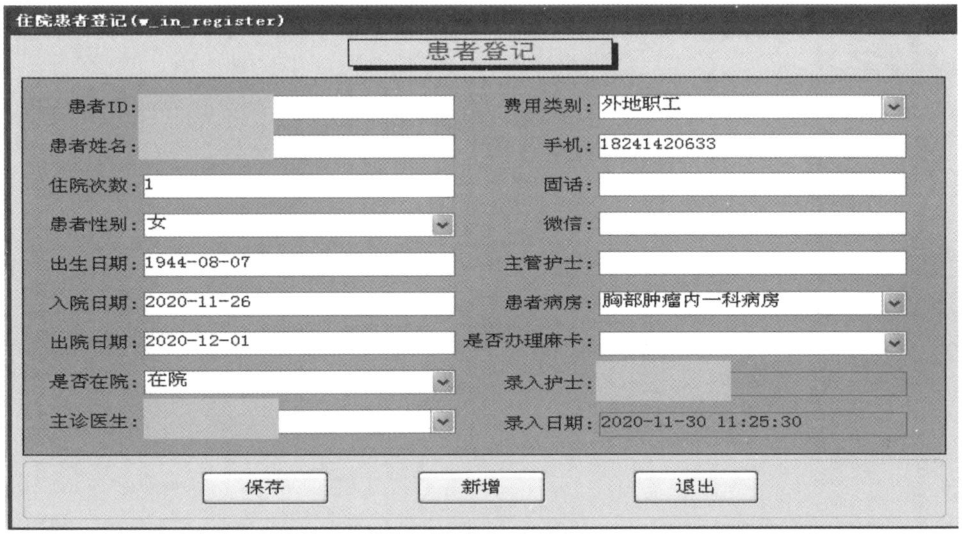

图 5-1-1　患者登记

Step 2　疼痛全面评估

住院管理的疼痛全面评估模块可用量化数值记录患者的疼痛及实际用药等情况，主要包括疼痛一般情况、社会心理精神因素、医疗史三个方面的评估。其中疼痛一般情况包括疼痛部位、有无放射 / 牵涉痛、疼痛性质、疼痛强度、对生活质量的影响、当前使用镇痛药情况、疼痛缓解度、对疼痛治疗满意度、药物副作用等。社会心理精神因素评估内容包括患者对疼痛治疗的态度、影响沟通的因素、药物滥用史、照顾者对疼痛治疗的态度。医疗史包括患者的疾病诊断、分期以及与疼痛有关的诊疗记录。

1．点击系统左侧"病区列表"，选择病区后选择患者。

2．点击系统眉栏的"疼痛评估"，打开相应界面，根据患者描述的疼痛部位，选择位图中对应的位置，点击生成疼痛部位。根据系统结构化评估条目，点击下拉框，勾选符合患者的相应选项。

3．点击"社会心理精神评估"，根据系统中结构化评估条目，逐项评估后点击下拉框，勾选符合患者的相应选项。

4．点击"医疗史"，可通过医疗视窗调阅患者的疾病诊断、分期以及与疼痛相关的诊疗信息系。

5．完成评估后点击保存（图 5-1-2）。

Step 3　出院管理

癌痛患者出院时，主管护士通过系统对患者进行出院管理，包括结案或转介。

1．选择待出院患者，点击"出院管理"，根据情况可选择"转介"或"结案"。如选择"转介"，则患者将转入疼痛门诊，预约出院后随访，由癌痛门诊护士接收后进行院外随访工作；如选择"结案"，则需点击下拉框勾选结案原因（包括疼痛治疗结束、失访、患者死亡、其他）（图 5-1-3）。

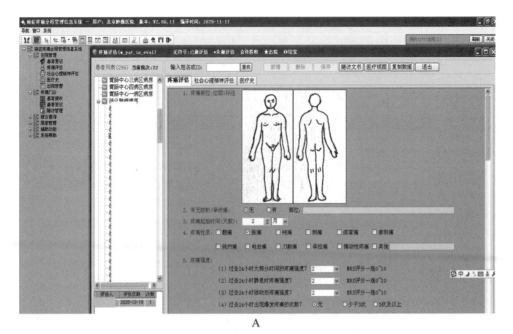

A

B

图 5-1-2 疼痛评估

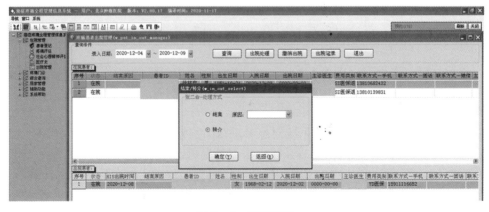

图 5-1-3 出院管理

三、疼痛门诊模块

疼痛门诊负责对院外癌痛患者进行管理，包括出院时由病区护士转介而来的患者以及由疼痛门诊初诊登记的患者。

Step 1　患者接收

1. 点击"患者接收"，查看由病房转介的患者列表，勾选患者后，点击"接收患者"后该患者进入疼痛门诊管理模块（图 5-1-4）。

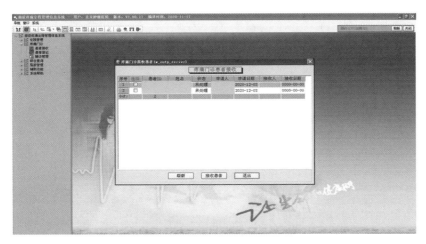

图 5-1-4　患者接收

2. 对于门诊初次就诊患者，由疼痛门诊护士点击"患者登记"，将患者纳入管理系统中，录入内容及方式同住院患者。

Step 2　随访管理

1. 点击"随访管理"中的"随访预约"，出现出院转介的癌痛患者列表。选择患者，查看出院前疼痛评估情况，在"预约日期"一栏选择计划随访日期（图 5-1-5）。

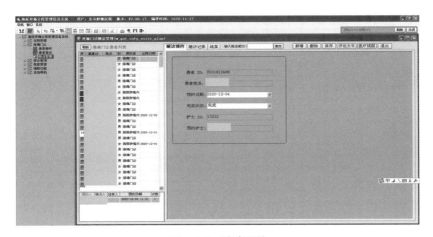

图 5-1-5　随访预约

2. 查看随访计划列表，查询当日需要随访的患者，点击"随访记录"。根据界面提示内容进行电话随访，如联系不上，则需填写原因。

3．随访中，疼痛门诊护士评估应评估患者居家期间的疼痛部位、性质、强度、对疼痛缓解程度的满意度，以及实际使用止痛药情况、药物副作用情况并勾选。根据评估结果给予建议和指导，并记录（图5-1-6）。

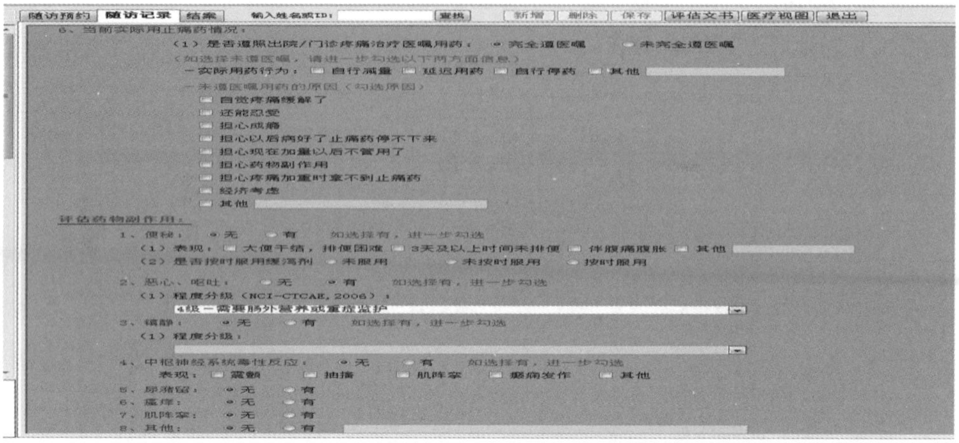

A

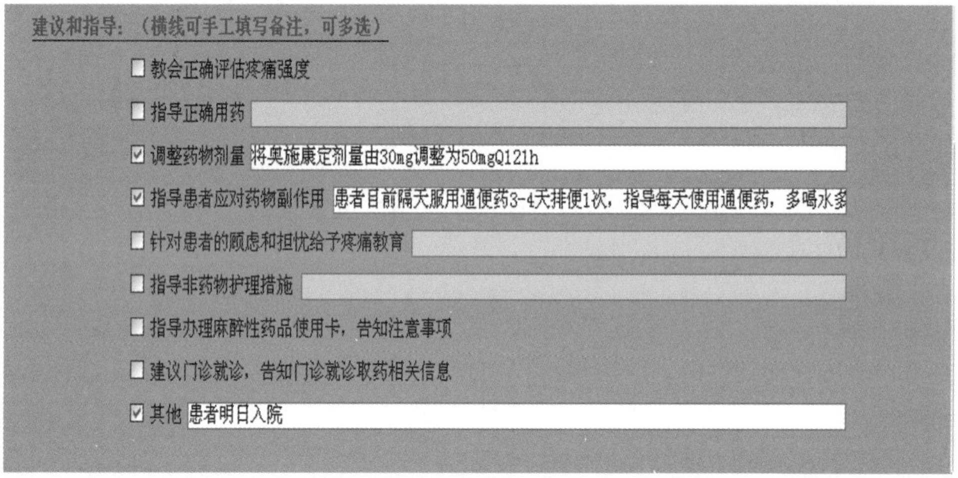

B

图5-1-6　随访记录

4．患者存在疼痛治疗结束、连续三次失访、死亡等情况时，可在系统内进行结案处理。

四、居家管理

居家管理端的疼痛管理程序搭载在医院的云病历APP上，仅限住院癌痛患者出院后转介或门诊初诊进入癌痛全程管理信息系统的患者使用。患者居家期间可通过手机记录疼痛日记，出现疼痛相关问题时可以在线咨询，可在线阅读疼痛门诊发布的疼痛教育信息。居家患者管理是癌痛患者全程管理的重要环节，患者居家期间出现疼痛问题能够及时反馈给各医护人员，及时获取帮助。

Step 1 疼痛日记

1. 经治患者手机下载北肿云病历 APP，点击"疼痛管理"程序，输入 ID 号即可进入居家患者端。

2. 点击"增加日记记录"即可新增当日疼痛日记。疼痛日记包括疼痛部位、疼痛性质、疼痛强度、爆发痛次数、疼痛加重的诱因、服用镇痛药情况、对生活质量的影响、疼痛缓解满意度、不良反应，每个选项下分别对应不同的内容，患者点击下拉框选择符合自己状况的内容，完成后点击保存，上传。

3. 在填写过程中，点击" ? "按钮，弹出提示框，提示框内容为对当前条目的解释，保证填写准确（图 5-1-7）。

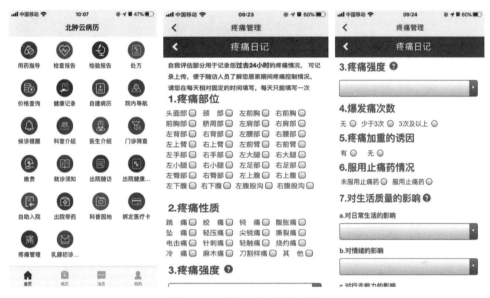

图 5-1-7 疼痛日记（手机端）

4. 疼痛门诊护士在电脑端点击"疼痛日记"，选择患者后可查看患者上传的疼痛日记。系统对疼痛日记中的疼痛强度设置了预警界值，例如患者基础疼痛强度 NRS 评分超过 3 分，系统自动提示随访护士关注，及时给予随访支持（图 5-1-8）。

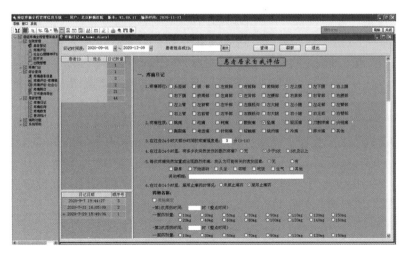

图 5-1-8 疼痛日记（电脑端）

Step 2　疼痛咨询

患者居家期间如有疼痛相关问题，可通过"疼痛咨询"模块向医护人员咨询，疼痛门诊护士可在线上解答患者提出的问题。

1．患者点击"疼痛咨询"即可与护士进行对话，在对话框中输入需要咨询的文字内容，点击发送即可（图 5-1-9）。

2．疼痛门诊护士在电脑系统中点击"疼痛咨询"，选择患者，回复咨询内容，在对话框里输入文字内容，点击发送。

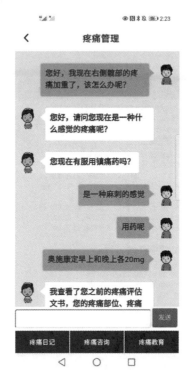

图 5-1-9　疼痛咨询（手机端）

Step 3　疼痛教育

1．居家患者点击"疼痛教育"可查看疼痛门诊护士推送的疼痛教育相关资料。

2．疼痛门诊护士点击"疼痛教育"进入发布界面，点击"选择附件"，护士选择需要发布的文件后，点击"推送"即完成疼痛教育资料的发布（图 5-1-10）。

3．点击"查询历史推送"，可查询历史发布内容列表，也可删除指定历史推送内容。

Step 4　查询统计

1．点击"查询统计"，选择某时段，可查询该时段内患者居家期间记录上传的疼痛日记相关数据（图 5-1-11）。

2．点击"特定指标统计"，选择拟查询的疼痛日记中的指标情况，如设定"过去 24 小时有多少次突然发作的剧烈疼痛"且在"3 次及以上"，点击查询功能，即可获取某时段内符合条件的患者信息（图 5-1-12）。

3．点击"平台登录"，选择某时间段，点击查询功能，即可获取某时段内填写疼痛日记和进行疼痛咨询的患者信息（图 5-1-13）。

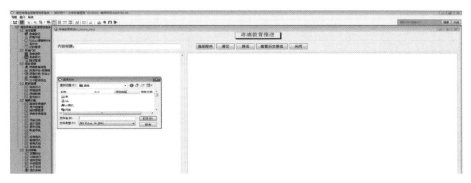

图 5-1-10　疼痛教育（电脑端）

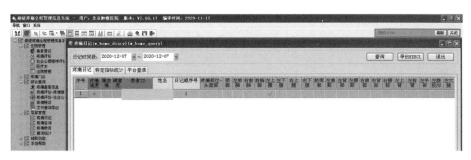

图 5-1-11　疼痛日记相关数据

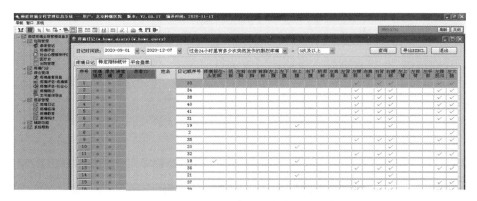

图 5-1-12　特定时间段内容符合条件的患者信息

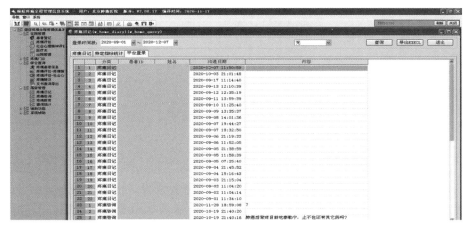

图 5-1-13　特定时间段内患者疼痛日记填写与咨询情况

五、综合查询

本系统的综合查询功能可为癌痛患者全程管理质量评价及持续改进提供数据支持。

Step 1   疼痛患者信息查询

点击"疼痛患者信息"，可查询患者基本信息、疼痛治疗医嘱和需计划随访患者。选取某一查询条目，如"按预约日期查询"后，选取某一时段，点击查询后可调取出符合条件的患者，护士可根据患者列表进行患者随访，也可点击"导出EXCEL"导出相关数据（图5-1-14）。

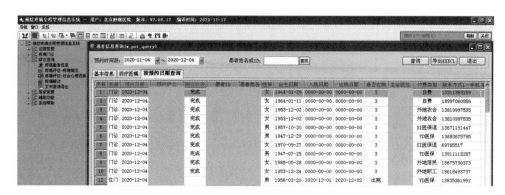

图 5-1-14   患者信息查询

Step 2   疼痛评估查询

点击"疼痛情况"，可查询患者疼痛评估各条目的结果，包括新增疼痛、起始时间、疼痛强度、对生活质量影响、疼痛缓解程度、对疼痛治疗满意度、是否遵医嘱用药、药物副作用及严重程度等。点击"疼痛评估 - 社会心理因素"，可查询疼痛患者的社会心理因素的评估结果，包括患者对疼痛治疗态度、有无沟通障碍及药物滥用等问题（图5-1-15）。

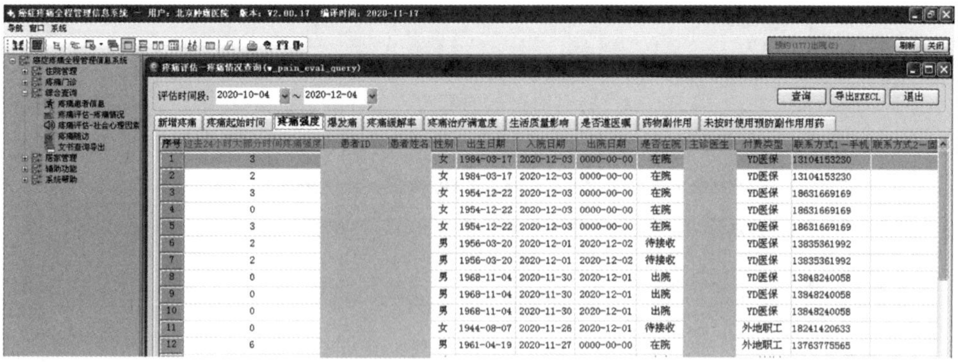

图 5-1-15   疼痛评估查询

Step 3   疼痛随访查询

点击"疼痛随访"，可查询完成随访和等待随访的患者情况，也可查询随访患者的疼痛治疗缓解满意度、是否遵医嘱用药、实际用药行为及表现、未遵医嘱用药的原因、药物副作用、是否服用轻泻药、建议和指导情况。例如选择"等待随访"，选取某一时段，点击查询后可调取出患者列表，便于护士及时、有序地安排随访时间，也可导出相关数据。选择"完成随访"，选取某一时段，点击查询后可调取已完成随访患者列表，可导出相关数据，用于统计工作量。也可统计随访结果中患者疼痛管理结局指标如"疼痛强度""患者对疼痛缓解的满意度"等，用于护理管理部门评价疼痛随访的质量（图 5-1-16）。

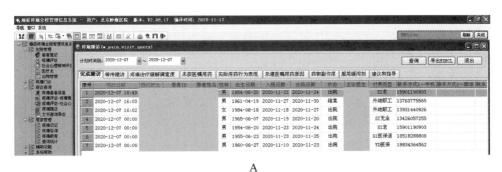

A

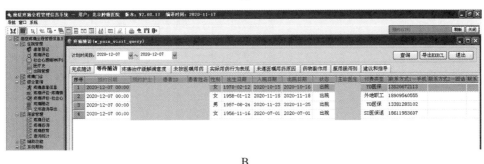

B

图 5-1-16 疼痛随访查询

（陆宇晗）

第二节 PICC 置管执行系统

一、置管路径评估模块

由静疗专科护士评估患者所需的输液工具、患者的输液血管通道。

二、置管模块

1. 批量打印条码，便于护士操作方便、快捷。
2. 置管医嘱确认，减少置管护理风险。
3. 扫描枪使用，方便护士操作简单。
4. 记录置管信息，模板化调用，减少护士录入工作量。
5. 自动生成次日导管维护信息，减少护士人工记录工作量。
6. 患者随访设置，提高并发症的跟踪能力、减少护士人工记录工作量。

7．置管会诊申请，方便没有置管护士的临床科室开展 PICC 业务。

8．置管费用记录，方便综合费用统计和查询。

9．置管并发症上报，有利于管理层从宏观上进行全局统计、统筹 。

本节内容为外周插入中心导管（peripherally inserted central catheter，PICC）医嘱的执行系统，包含医嘱的确认、PICC 医嘱打印、PICC 医嘱的执行查对、执行情况的查看等功能。

PICC 采集流程：采用以患者为中心的核对方式，扫描患者腕带，读取患者所有的 PICC 医嘱，逐一进行核对，保障了患者 PICC 置管的正确性，避免差错的发生。

【案例】 张某，男，40 岁，肺恶性肿瘤，今日为住院第一天，为行第 2 周期化疗收入院。主管医生开出医嘱，留置 PICC 管一根。静疗专科护士执行医嘱。

【流程图】

该步骤在 HIS 系统中完成（图 5-2-1）。

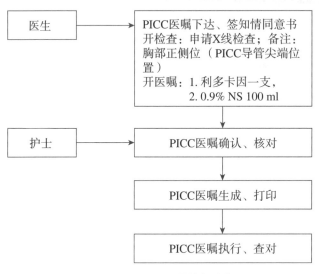

图 5-2-1　PICC 医嘱执行流程

【具体步骤】

Step 1　医嘱确认、核对

Step 2　医嘱生成、打印

此步骤仍在 HIS 系统中完成。

点击"即刻医嘱"，选择"打印该病人置管医嘱"（图 5-2-2）。

Step 3　PICC 医嘱的执行查对

该步骤为本系统的核心步骤，通过 PDA 完成。

1．登录账号 每个有执业证书的护士均有一个自己的登录账号和密码，通过输入账号和密码，护士可登录到护理信息系统，并具备相应的医嘱执行权限。

2．进入系统后，点击"菜单"，选择"××病区功能"（图 5-2-3）。

3．点击"PICC 执行"后，系统会提醒用户"扫描腕带"。

如图 5-2-4 所示，护士用 PDA 垂直对准患者腕带上的二维码进行扫描，按压扫描键，PDA 就会读取患者腕带的信息，此时系统会自动更新患者的医嘱（图 5-2-5）。

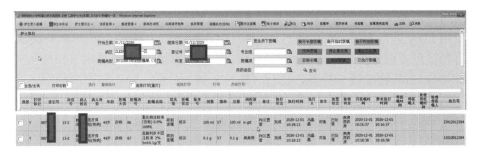

图 5-2-2 PICC 医嘱确认、打印

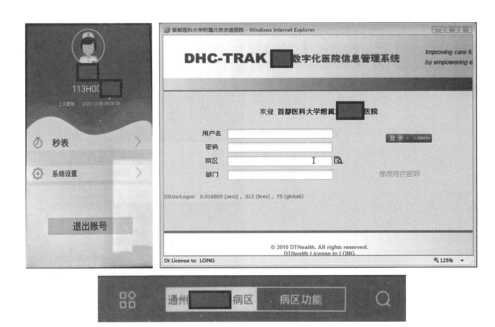

图 5-2-3 PICC 医嘱登录

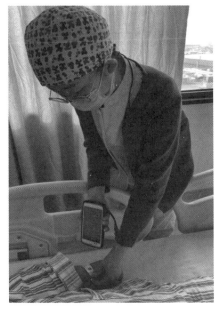

图 5-2-4 护士执行 PICC 医嘱扫码   图 5-2-5 护士执行 PICC 医嘱 PDA 显示界面

先扫描药物输液卡信息，根据医嘱单准备药物，一名护士使用 PDA 进行扫描"配药"，另一名护士使用 PDA 进行扫描"配药复核"，进行操作前的二人核对。到患者床旁扫描药物输液卡标签，再扫描患者腕带，读取患者医嘱信息，列表于 PDA 界面，显示"执行"，另一名护士使用 PDA 再次扫描药物输液卡标签，进行"执行复核"（图 5-2-6）。操作结束后，再次扫描药物输液卡标签"结束"。护士逐一扫描，可以防止护士错误的发生：①"配药""配药复核"，在护士取药时，系统会提示护士信息错误，不能执行该医嘱，防止取药错误；②"执行"和"执行复核"，由两名护士进行完成，进行二人核对，保障患者和药物的准确性。该系统也能提醒护士，防止用药差错的发生；本系统此种执行流程能更保障用药执行的正确性，保障病房安全，预防差错发生。

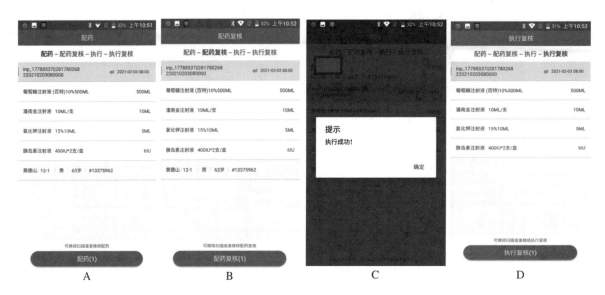

图 5-2-6 护士执行 PICC 医嘱 PDA 显示界面

Step 4 执行情况的查看

本功能在 PC 端完成，同样在护理系统登录护士的账号和密码，点击"医嘱信息"，选择"化验类"，可根据需要选择一段时间内的检验医嘱进行查看（图 5-2-7）。

床号	姓名	医嘱名称		频度	流程类型	滴速	执行人	记录时间
02-1		爱全乐溶液 0.5mg2ml 2支 普米克令舒雾入混悬液 1mg2ml 2支	R	bid	配药		潘	2021-02-19 07:54
			R	bid	配药复核		曹	2021-02-19 07:54
			R	bid	执行		宋	2021-02-19 08:32
			R	bid	执行复核		杨	2021-02-19 08:32
			R	bid	执行结束		杨	2021-02-19 08:32

图 5-2-7 护士执行医嘱查看界面

在左侧"病人列表"选择相应的患者，可以查看该患者的医嘱开具医生、开医嘱时间、计划执行时间、实际执行时间、开始执行时间、结束执行时间、执行护士的信息等内容。

该功能方便护士长对本病房医嘱执行的管理，能随时查阅病房内每一个患者的检验医嘱的开具、执行时间、执行人等信息，方便了临床护理工作。查阅的信息也可以为病房的管理提供基础数据支持，以便护士长对病房质量的持续改进。

三、会诊模块

1. 提交会诊邀请信息（图 5-2-8）

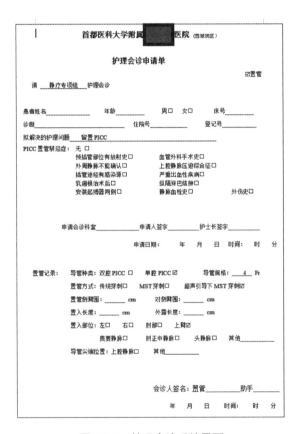

图 5-2-8 护理会诊系统界面

2. 填写患者信息
3. 置管会诊注意事项
4. 会诊自动提醒（图 5-2-9）

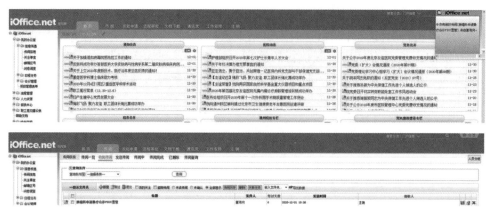

图 5-2-9　会诊提醒查看界面

四、健康教育模块

【具体步骤】

Step 1　登录移动护理系统界面（图 5-2-10）

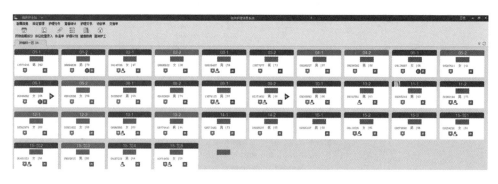

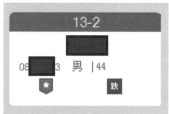

图 5-2-10　登录移动护理系统界面

Step 2　选择护理任务—健康教育

此步骤仍在移动护理系统中完成。

点击"置管病人"，选择"护理任务"下拉菜单下的"健康教育"（图 5-2-11）。

Step 3　录入 PICC 的置管前宣教

此步骤仍在移动护理系统中完成。

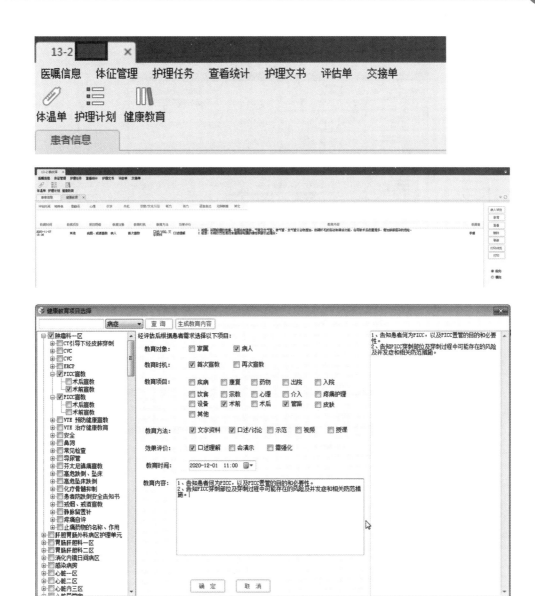

图 5-2-11 选择护理任务—健康教育界面

点击右侧"新增",选择左侧该病区"PICC 宣教"下拉菜单下的"术前宣教",填写需要评估的项目、宣教的内容,点击确定(图 5-2-12)。

Step 4 录入 PICC 的置管后宣教

此步骤仍在移动护理系统中完成。

点击右侧"新增",选择左侧该病区"PICC 宣教"下拉菜单下的"术后宣教",填写需要评估的项目、宣教的内容,点击确定(图 5-2-13)。

Step 5 打印宣教内容

此步骤仍在移动护理系统中完成。
点击右侧"打印预览",选择打印(图 5-2-14)。

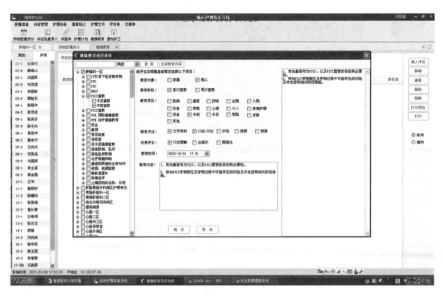

图 5-2-12　录入 PICC 的置管前宣教界面

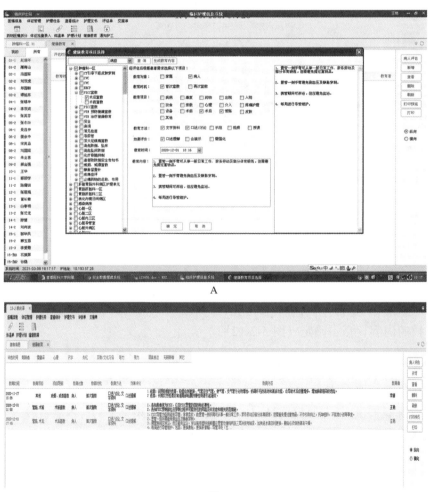

图 5-2-13　录入 PICC 的置管后宣教

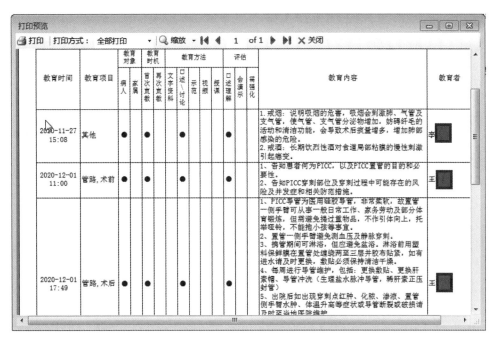

图 5-2-14　PICC 的置管宣教打印预览界面

五、导管维护模块、门诊维护预约模块、提醒导管维护模块

（一）导管维护

1．自动提醒护士导管维护。

2．自动标识当日需要导管维护的患者。

3．差别化显示带管患者的维护状态。

4．导管维护信息录入。

5．设置下次导管维护时间。

6．设置带管患者的随访周期和随访注意事项。

7．条码化管理需要维护导管的患者。

8．并发症的随时上报、处理，支持并发症图片的上传。

9．打印 PICC 护理记录单。

（二）门诊维护预约

1．出院患者可以请护士代约门诊维护的时间。

2．电话语音自助预约，患者可以通过电话预约门诊维护时间。

3．患者通过网络可以进行门诊维护预约。

4．采用最合理、最先进的分时预约技术。

5．门诊导管维护时，系统自动差别化显示预约患者。

6．选择预约时段，设置预约时段的可约人数。

（三）提醒导管维护

1．填写下次维护时间。

2. 系统自动提醒护士进行导管维护。

3. 差别化显示提醒内容。

4. 一目了然的维护提醒界面。

5. 随时关闭提醒、调整提醒时间。

六、并发症上报模块

1. 填写并发症信息。

2. 上传并发症图片。

3. 记录并发症的处理方法。

4. 并发症记录、处理列表。

5. 并发症的专家会诊。

七、拔管模块

（一）拔管医嘱管理

【具体步骤】

Step 1 医嘱确认、核对（图 5-2-15）

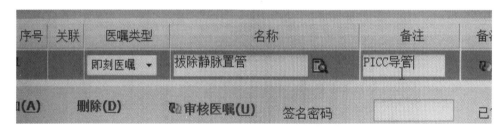

图 5-2-15 PICC 拔管医嘱界面

Step 2 医嘱生成、打印

此步骤仍在 HIS 系统中完成。

点击"即刻医嘱"，选择"打印"（图 5-2-16）。

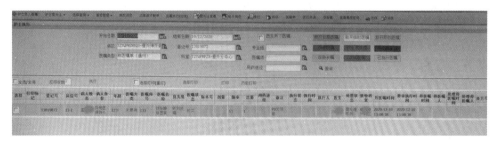

图 5-2-16 PICC 拔管护士执行界面

Step 3　PICC 拔管医嘱的执行查对

该步骤的执行通过 PDA 完成。

1. 登录账号　每个有执业证书的护士均有一个自己的登录账号和密码，通过输入账号和密码，护士可登录到护理信息系统，并具备相应的医嘱执行权限。

2. 进入系统后，点击"菜单"选择"××病区功能"，如图 5-2-17 所示。

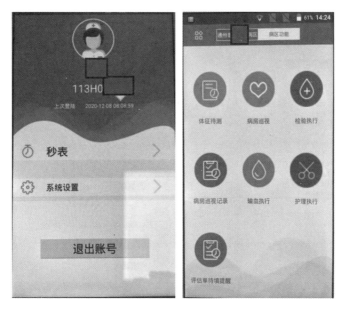

图 5-2-17　PDA 登录界面

3. 点击"拔管医嘱"后，此刻系统会提醒用户"扫描腕带"（图 5-2-18）。

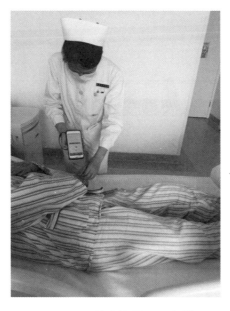

图 5-2-18　护士使用 PDA 扫描

4. 双人核对后，执行拔管操作。

（二）拔管信息记录（图 5-2-19）

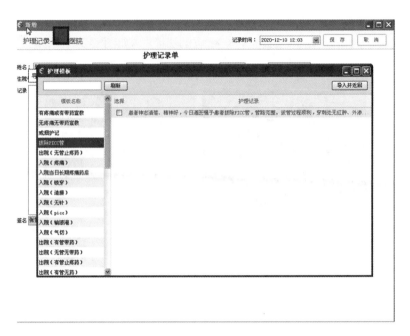

A

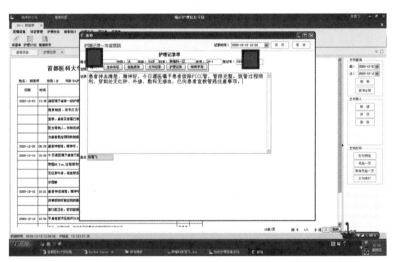

B

图 5-2-19　拔管护理记录导入界面

（三）相关费用记录

（四）打印 PICC 护理记录单

八、费用模块

1. 收费单管理

2. 收费项目管理

（1）通过 HIS 录入收费项目（图 5-2-20）

（2）会诊小组收费项目清单

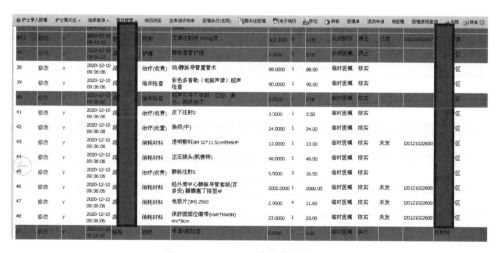

图 5-2-20　HIS 系统录入会诊小组收费项目

（3）科室收费项目清单（图 5-2-21）

图 5-2-21　HIS 系统录入科室收费项目

3．记录费用明细（图 5-2-22）

图 5-2-22　HIS 系统收费账单界面

九、满意度调查模块

制订调查问卷，适应各种管理目的的需要。

1．患者回答问卷内容，简单、方便、快捷。

2．问卷信息统计，图表结合，直观、大气。

十、带管患者随访模块、综合查询和统计模块

（一）患者随访（图 5-2-23）

1. 设置随访参数。

2. 自动进行随访提醒。

3. 执行随访操作。

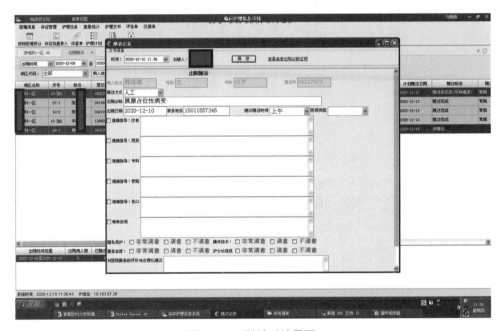

图 5-2-23 随访系统界面

4. 记录随访结果。

5. 调整随访策略。

（二）综合统计

1. 置管信息查询、统计。

2. 维护信息查询、统计。

3. 拔管信息查询、统计。

4. 并发症信息查询、统计。

5. 随访信息查询、统计。

6. 提醒信息查询、统计。

7. 会诊信息查询、统计。

8. 支持导出数据到 SPSS 统计软件中。

十一、患者自我管理模块、接口模块

1. 网络登录。

2. 查看置管、维护信息。

3．查询下次导管维护时间。

4．门诊导管维护预约。

5．查询并发症信息。

6．查看随访信息。

7．并发症上报模块。

8．查询 PICC 最新护理资讯和新进展。

十二、PICC 静脉治疗护理记录单打印模块（图 5-2-24）

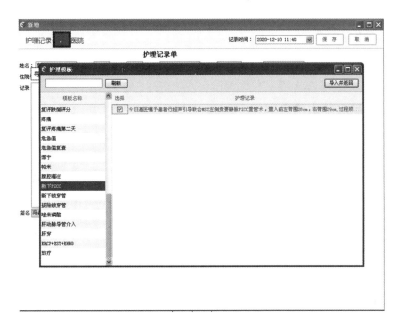

A

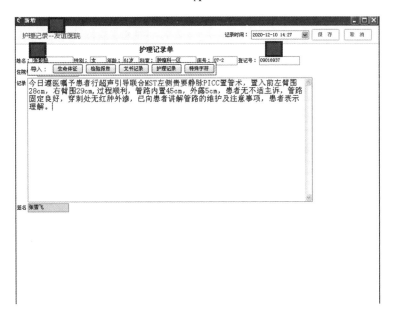

B

图 5-2-24　置管护理记录导入界面

（骆金铠　王　艳）

第三节 血液净化信息管理系统

本节内容为血液净化信息管理平台的护理评估信息系统，包括新导入患者基本信息登记、血管通路信息登记、透析前评估、医嘱查看、快捷上机并执行医嘱、双人核对、透析中监测与记录、透析中评估、回血下机、透析后评估、透析记录查询等。信息化的建立与应用，能动态体现护理的全过程，便于数据的查阅，提高了工作效率。

【案例】 患者，男，60岁，因慢性肾功能不全10年，于门诊规律就诊。8周前建立自体动静脉内瘘。现因慢性肾功能不全（尿毒症期），需进行肾替代治疗，透析室医生评估后给出透析治疗方案，血液透析护士执行。

【流程图】 该步骤在血液透析电子病历系统中完成，见图5-3-1。

【具体步骤】

Step 1　新导入患者基本信息登记

1．在电脑端点击"血液透析电子病历系统"，填写"用户名"和"密码"，点击"登录"，进入结构目录，如图5-3-2所示，患者第一次血液透析治疗前，需要在"病人管理"模块中，建立患者的基础信息和病历信息。

2．点击添加按钮，弹出患者基本信息对话框，输入患者基本信息并保存，添加界面如图5-3-3所示。

Step 2　血管通路信息登记

在电脑端结构目录"病人管理"中点击"病历信息"，再点击"血管通路"，记录患者血管通路情况，在显示信息中选中该患者，点击添加通路信息，弹出添加页面，包括通路类型、通路建立部位、建立日期、启用日期、术者等，如图5-3-4所示。

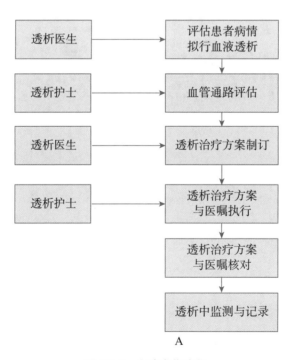

图 5-3-1　血液净化流程

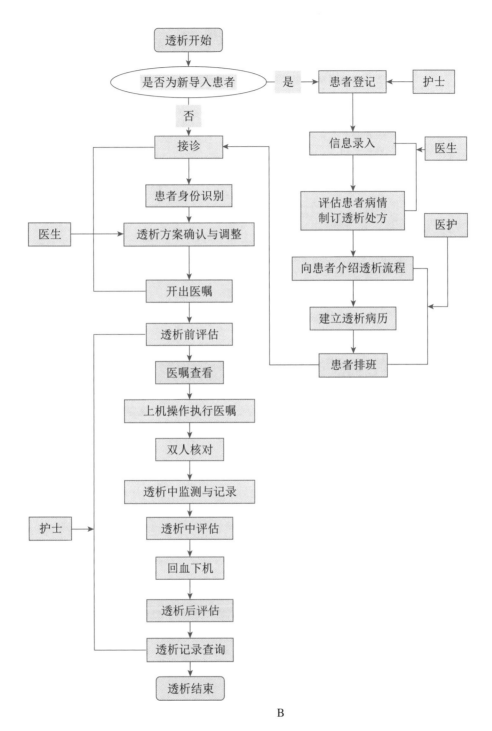

B

图 5-3-1　血液净化流程（续）

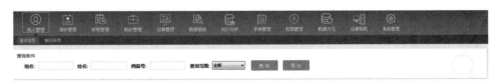

图 5-3-2　血液透析电子病历平台结构目录

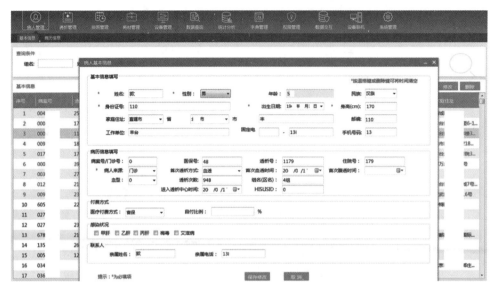

图 5-3-3　新导入患者基本信息界面

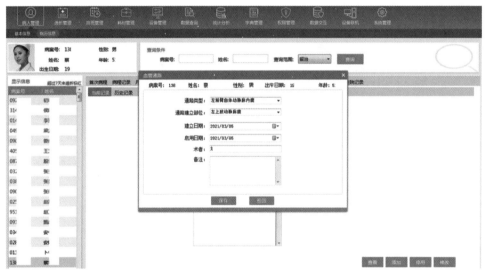

图 5-3-4　血管通路信息录入界面

Step 3　透析前评估

1. 在 IPAD 端登录血液透析电子病历系统，进入患者信息页面，选择"评估"界面，进行透析前评估，包括患者一般状况评估，以及血管通路的详细评估，如有无血肿、渗血、感染、内瘘震颤等，如图 5-3-5 所示。

2. 对于首次使用动静脉内瘘者，应在评估后建立穿刺策略，并拍照留存，点击"信息"界面，在血管通路选项中点击旁边的"□"，录入照片保存，如图 5-3-6 所示。

Step 4　医嘱查看

点击"信息"界面，核对患者信息如患者姓名、性别、透析机号、血管通路等并确认，查

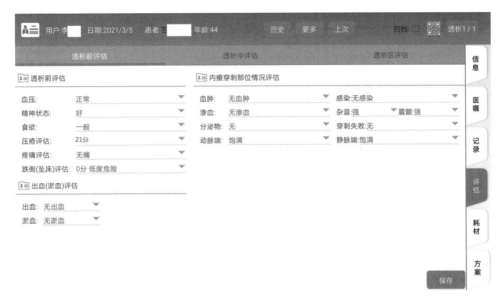

图 5-3-5 透析前评估界面

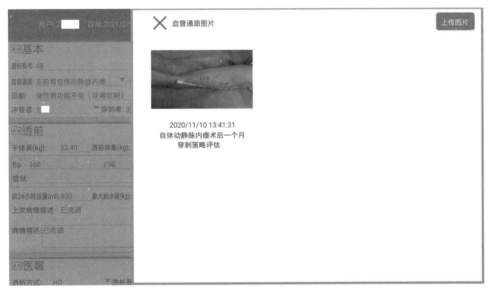

图 5-3-6 血管通路穿刺策略记录界面

看"医嘱"中的透析治疗方案，包括透析方式、透析器、透析液类型、透析液温度、透析时间、抗凝方式、目标除水量、血流量等，如图 5-3-7 所示。医嘱查看后，开始为患者进行上机操作。

Step 5 快捷上机并执行医嘱

1. 点击电子病历系统界面右上方快捷键，点击"更多"选项，出现"快捷上机"，进入上机界面，在上机操作结束后录入透析参数及上机后动脉压、静脉压等压力值，如图 5-3-8 所示。

2. 返回患者信息界面进行医嘱核对，点击"医嘱"界面，执行临时医嘱，在临时医嘱中医生会根据患者情况，进行个性化调整透析方案，如图 5-3-9 所示。

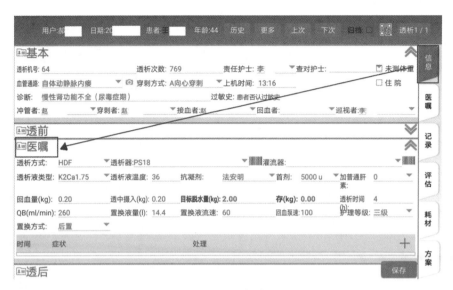

图 5-3-7　医嘱查看界面

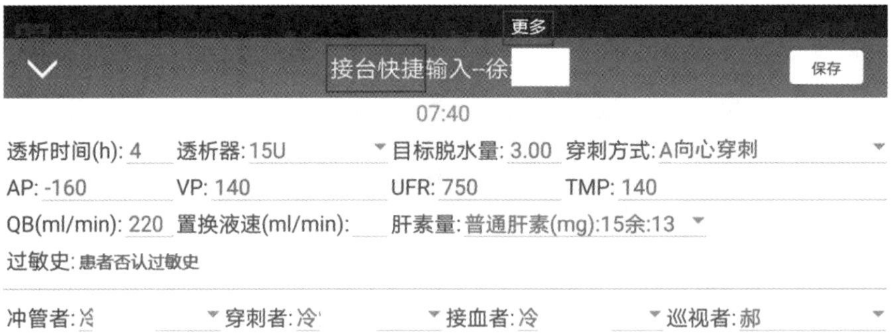

图 5-3-8　快捷上机界面

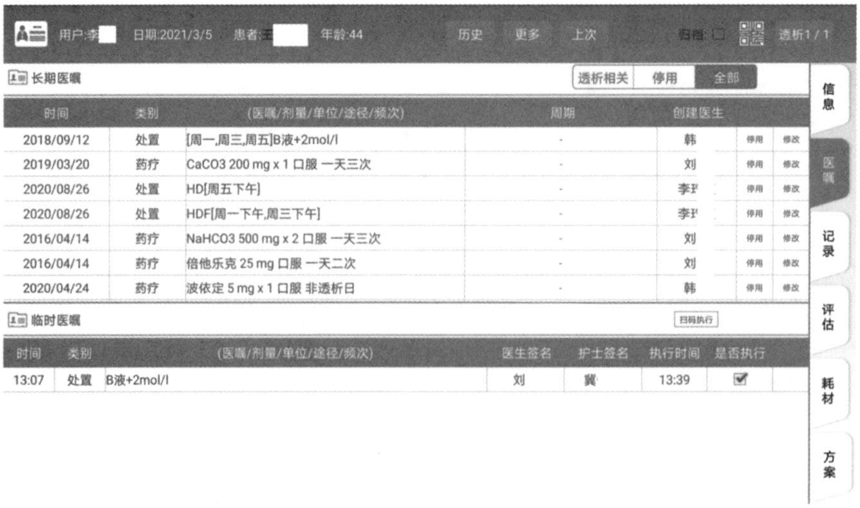

图 5-3-9　执行医嘱界面

Step 6　双人核对

由两名护士同时进行核对，核对时两人同时查看"信息"页面，核对医嘱是否执行到位，进入"医嘱"界面核对长期医嘱和临时医嘱，以及管路连接的密闭性等内容，核对确认无误后，两人签名，如图 5-3-10 所示。

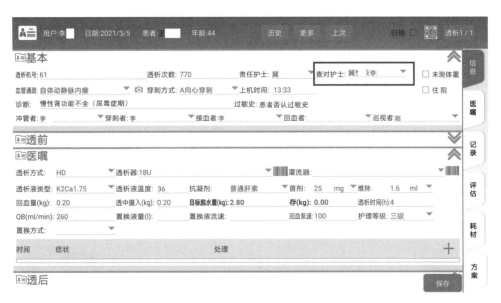

图 5-3-10　两人核对后签名界面

Step 7　透析中监测与记录

患者在透析治疗中，护士需每小时观察患者精神状况、生命体征及透析机运转情况并及时记录。透析中监测与记录时，仍为两名护士一起进行测量血压和核对治疗参数并记录。具体操作步骤：进入"记录"界面，点击"插入"，进入"添加的透析记录"，如图 5-3-11 所示，进行相关内容记录，记录后点击"保存"。

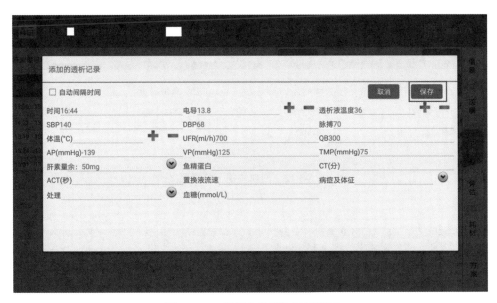

图 5-3-11　透析中监测与记录界面

Step 8 透析中评估

在透析治疗过程中，护士观察患者情况及病情变化，给予的相应护理措施以及健康教育均在"评估"界面进行记录。具体操作步骤：进入"透析中评估"，点击"□"添加记录内容并保存，如图5-3-12所示。

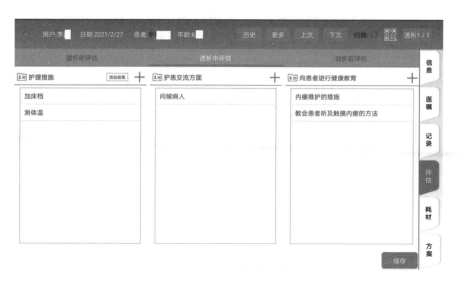

图5-3-12 透析中评估界面

Step 9 回血下机

1. 患者回血下机前，先进入"医嘱"界面查看有无透析后医嘱，并进行双人核对后执行。患者透析治疗结束后，在"记录"界面点击"更多"，进入"快捷下机"界面，填写回血下机的血流量、透析器及管路凝血情况、肝素剩余用量、回血者姓名等信息，点击"保存"，如图5-3-13所示。

2. 返回"记录"界面，点击"计算总和"，自动计算出肝素量总和等，如图5-3-14所示。

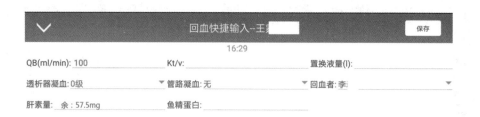

图5-3-13 回血快捷下机界面

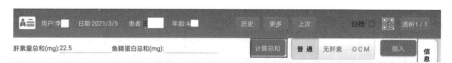

图5-3-14 肝素总量记录界面

Step 10　透析后评估

患者透析结束后，对患者一般状况、血管通路情况以及透析过程情况进行评估和记录。具体操作步骤：进入"评估界面"，点击"透析后评估"，添加记录内容并保存，如图 5-3-15 所示。

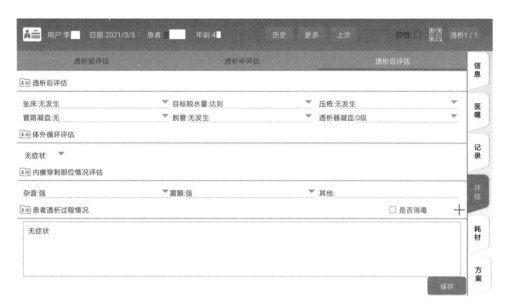

图 5-3-15　透析后评估界面

Step 11　透析记录查询

在电脑端进入"血液透析电子病历系统"，点击"数据查询"，点击"透析记录报告"，添加患者姓名查询透析报告并打印，如图 5-3-16 所示。

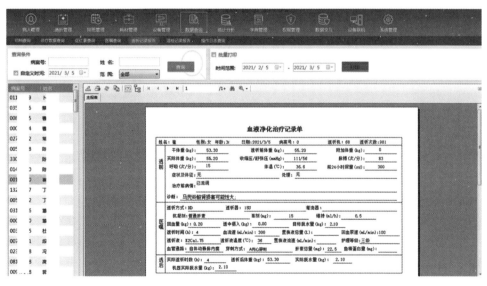

图 5-3-16　透析记录查询界面

【重点及难点】

血液净化信息管理系统实现了透析治疗过程的流程化管理，以及对患者病情和透析治疗情况的动态监测，有利于对透析患者进行回顾性分析。通过护理记录的连续性，可以对血液透析信息的数据源进行整合和管理，同时可以全面获得患者诊疗数据，提高护理工作质量及效率。

在血液净化护理评估与记录中，护士需要做好透析过程中的观察与护理，重点关注患者病情变化、体外循环的监测、凝血状态监测、感染防护、急性并发症的发生及处理等，严格执行二人核对，治疗参数记录准确，保证血液透析治疗顺利进行，防止护理差错发生。

（骆金铠　张　月）

第四节　急诊信息系统

急诊信息系统主要包括急诊预检分诊系统及急诊护理电子病历系统。急诊预检分诊系统是采取全键盘的输入方式，通过采集患者生命体征、症状及其他相关信息，根据急诊知识库及相关规则库快速完成对患者病情严重程度的精准判断。

急诊预检分诊系统包含以下主要功能：院前 - 院内交接模块、预检分诊模块、留抢管理模块、留观管理模块、诊间管理模块、数据查询模块、发热筛查 / 肠道筛查模块等。急诊护理电子病历系统主要包括患者一般情况、护理记录书写及医嘱处理流程。

一、急诊预检分诊系统

【案例】　男性，58 岁，20 min 前骑电动自行车与小客车相撞。主诉"略感胸闷，头晕"。既往有冠心病病史，无过敏史。生命体征：T 37 ℃，HR 108 次 / 分，R 14 次 / 分，BP 92/54 mmHg，SpO$_2$ 96%。由院前急救中心送入急诊室。

【流程图】　（图 5-4-1）

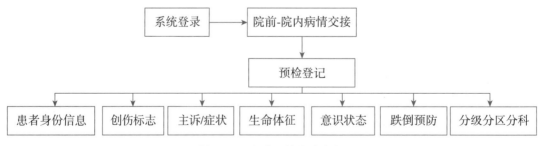

图 5-4-1　急诊预检分诊流程

【具体步骤】

Step 1　院前 - 院内病情交接

1. 患者由"120"送入时，"120"医生在平板电脑或 PDA 端填写急诊患者院前 - 院内交接单。提交后自动保存在急诊预检分诊系统院前急救系统里，界面如图 5-4-2 所示。

2. 预检护士双击进入该患者交接单界面，点击"关联预检"，自动弹出患者的预检信息，预检护士选中即可进行关联，并完成签名。操作简便，节约分诊时间。如图 5-4-3 所示。

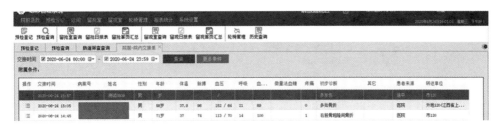

图 5-4-2 院前 - 院内交接单查询界面

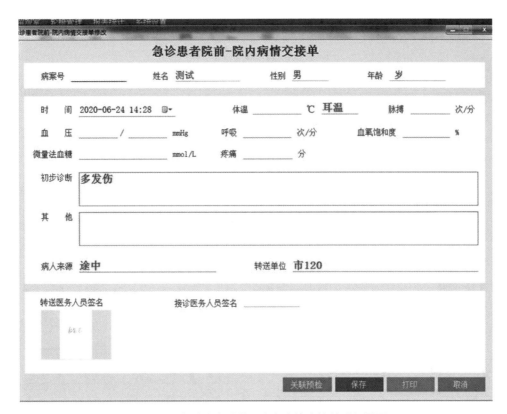

图 5-4-3 急诊患者院前 - 院内病情交接单登记界面

Step 2 患者身份信息

首先录入病案号，敲击回车键后系统会自动获取患者的基本信息，包括姓名、性别、出生日期、入院年龄、联系电话、联系地址。患者基本信息获取完整之后，接下来按照信息的录入顺序依次录入患者其他信息。

Step 3 创伤标志

勾选创伤标志，自动弹出如图 5-4-4 所示界面。

Step 4 主诉 / 症状

1. 进入主诉 / 症状输入框后，程序会弹出主诉 / 症状的输入窗口，界面如图 5-4-5 所示。

2. 可通过拼音首字母检索左侧的症状内容，快速找到相关主诉 / 症状。选中主诉 / 症状，右侧会出现该症状的相关危急征象指标选择项，选中相关危急征象指标后，选择的内容会出现

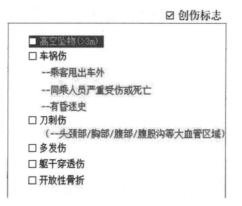

图 5-4-4　创伤标志录入界面

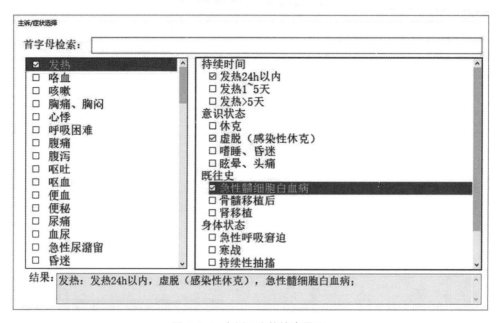

图 5-4-5　主诉 / 症状检索界面

在下面的结果栏里。如果主诉 / 症状无需从症状库中选择，可按 ESC 键取消，直接通过键盘进行主诉 / 症状的输入。

Step 5　生命体征

1．基本生命体征　预检护士为患者测量生命体征后，可通过"导入"键一键导入收缩压、舒张压、脉搏、血氧饱和度。既确保数据准确性，又可以简化预检护士操作，为预检分诊节约时间。

2．疼痛评分　疼痛评分依据不同患者类型集成了多种评估方法，可根据不同患者、不同情况针对性地选择合适的评估方式，进一步提升评估的准确度。具体评估方法如表 5-4-1 所示。

表5-4-1　疼痛评分

患者类型	评估方法	界面预览
常规	NRS	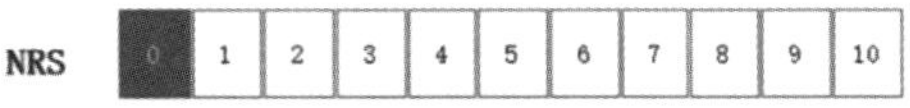
	Wong-Bank 面部表情量表法	
插管或者意识丧失患者	疼痛观察工具（CPOT）	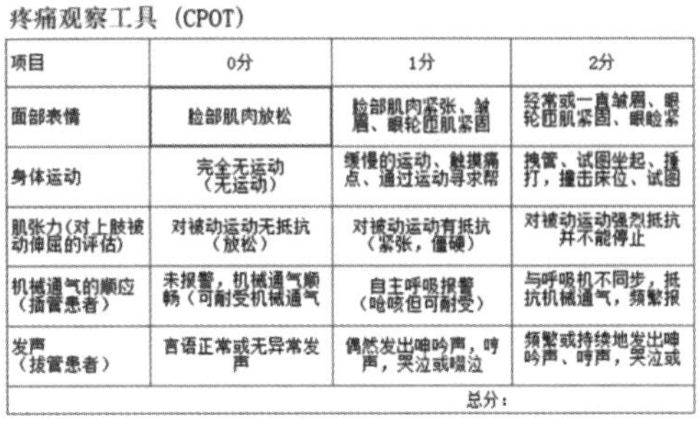
0～7岁患儿	行为学 FLACC 评估量表	

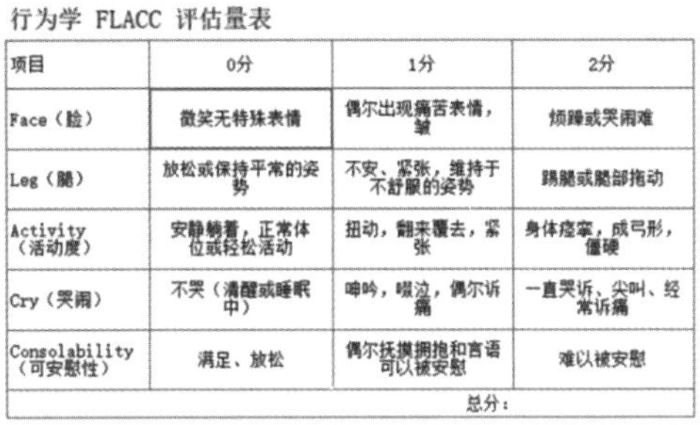

疼痛观察工具（CPOT）

项目	0分	1分	2分
面部表情	脸部肌肉放松	脸部肌肉紧张、皱眉、眼轮匝肌紧固	经常或一直皱眉、眼轮匝肌紧固、眼睑紧
身体运动	完全无运动（无运动）	缓慢的运动、触摸痛点、通过运动寻求帮	拽管、试图坐起、捶打，撞击床位、试图
肌张力（对上肢被动伸屈的评估）	对被动运动无抵抗（放松）	对被动运动有抵抗（紧张，僵硬）	对被动运动强烈抵抗并不能停止
机械通气的顺应（插管患者）	未报警，机械通气顺畅（可耐受机械通气	自主呼吸报警（呛咳但可耐受）	与呼吸机不同步，抵抗机械通气，频繁报
发声（拔管患者）	言语正常或无异常发声	偶然发出呻吟声，哼声，哭泣或啜泣	频繁或持续地发出呻吟声、哼声，哭泣或
		总分：	

行为学 FLACC 评估量表

项目	0分	1分	2分
Face（脸）	微笑无特殊表情	偶尔出现痛苦表情，皱	烦躁或哭闹难
Leg（腿）	放松或保持平常的姿势	不安、紧张，维持于不舒服的姿势	踢腿或腿部拖动
Activity（活动度）	安静躺着，正常体位或轻松活动	扭动，翻来覆去，紧张	身体痉挛，成弓形，僵硬
Cry（哭闹）	不哭（清醒或睡眠中）	呻吟，啜泣，偶尔诉痛	一直哭诉、尖叫、经常诉痛
Consolability（可安慰性）	满足、放松	偶尔抚摸拥抱和言语可以被安慰	难以被安慰
		总分：	

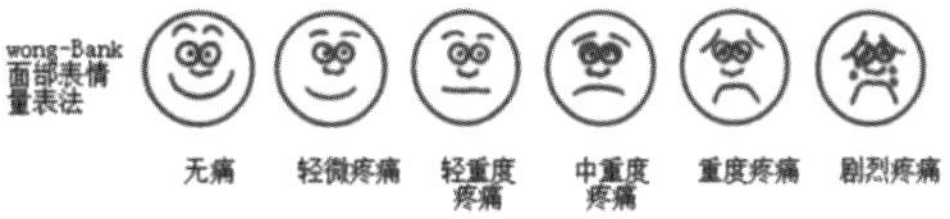

Step 6　意识状态

AVPU 评分：根据患者的反应情况选择相应的选项即可。① A：反应敏捷；② V：对声音刺激有反应；③ P：对疼痛刺激有反应；④ U：无反应。

Step 7　跌倒预防

1．对每个急诊患者都需要进行跌倒的评估，点击“跌倒评估”后面空白处，自动弹出“急诊患者跌倒 / 坠床危险因素评估量表”，勾选相关选项即可，如图 5-4-6 所示。

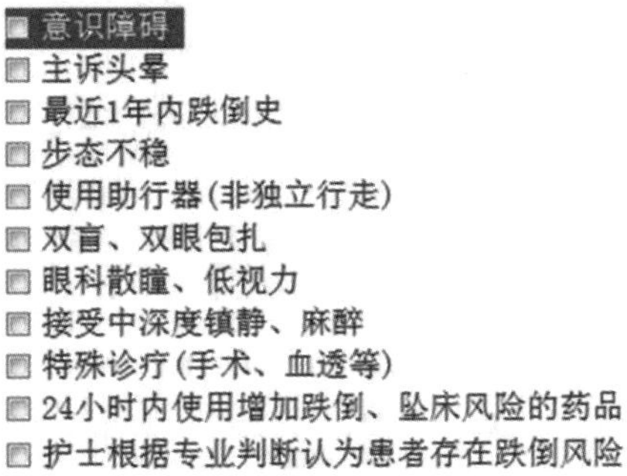

图 5-4-6　急诊患者跌倒 / 坠床危险因素评估量表

2． 防跌措施在跌倒评估为高危时录入，选中跌倒评估量表中任一项目，则系统默认该患者为高危跌倒患者，会自动弹出防跌措施，如图 5-4-7 所示，选中相应的宣教内容和为患者提供的辅助工具即可。

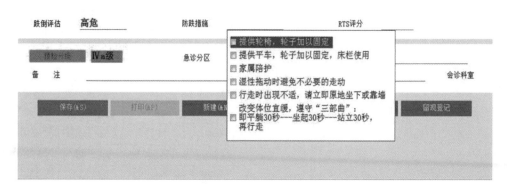

图 5-4-7　防跌措施

Step 8　分级分区分科

根据上诉填写内容，系统会根据单项客观指标、危急征象指标、生命体征数据等给出系统分级，预检护士根据获得的信息，综合判断，确定预检分级。当预检分级确定之后，系统会根据分级配置信息中的急诊分区规则自动填写分区，这一功能将进一步提升操作效率，简化操作步骤。同时根据不同医疗机构情况进行隶属分科，安排就诊。如图 5-4-8 所示。

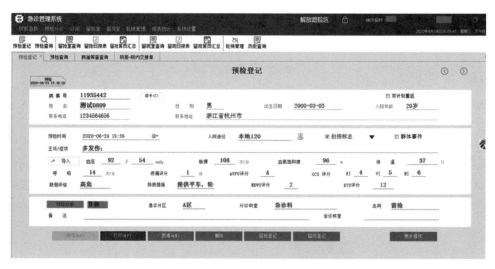

图 5-4-8　预检登记界面完整数据录入

【重点及难点】　特殊情况的级别调整针对高危受伤机制的创伤患者，如 3 m 以上高处坠落伤、同乘人员有死亡的车祸伤、乘客甩出车外等情况。由于受伤机制的复杂性和严重性，就诊时生命体征等可能处于正常范围或临界状态，但其病情变化的潜在风险程度高，在实际使用分诊标准时，可针对该类人群适当上浮分诊级别，以确保患者安全。此外，老年群体（> 90 岁）由于主诉往往与客观病情不完全一致、临床症状不典型、多病共存等情况，在处于同水平的客观指标范围时，需要区别于青壮年，因此，建议根据老年患者的实际情况适当上浮分诊级别。

而对于发热患者，往往在体温升高的同时，伴随呼吸频率和心率增快，MEWS 评分值会过高，建议对发热患者适当下调分诊级别，以最大化合理利用急诊医疗资源。

二、急诊护理电子病历系统

（一）患者一般情况界面（图 5-4-9）

Step 1　患者首页

包括患者的基本信息（来自收费登记系统）、预检信息（来自预检系统）、留抢救室信息、过敏史和绿色通道情况，联系人和联系电话需要手工录入并保存。

Step 2　报告信息

自动链接临床报告、检验检查、PACS 系统（可以查看并打印 CT、X 线、B 超、MRI 报告）以及生理检查报告等。

Step 3　医嘱核对

核对该患者的新开立医嘱和新停止医嘱。

Step 4　医嘱执行单

核查所有药物医嘱的执行情况。

Step5　医嘱签名

对该患者的医嘱进行执行签名，包括新开立医嘱和停止医嘱的签名。

Step 6　医嘱打印

核查并打印医嘱单。

Step 7　护理记录

书写、预览、打印护理记录单。

Step 8　护理文书

打印相关护理文书。

Step 9　出入量记录单

记录患者出入量，并根据选择汇总，可以导入护理记录。

（二）护理记录书写

Step 1　评估界面

点击护理记录主界面右上方"新增评估"蓝色框，进入评估界面：左侧为"置管"栏，中间为具体评估内容，右侧为评估项目的"快捷定位"栏。见图 5-4-10。

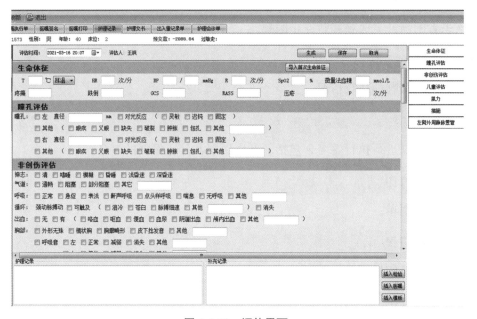

图 5-4-9 患者一般情况界面

图 5-4-10 评估界面

Step 2 一般情况

首次评估生命体征时，点击生命体征栏的"导入首次生命体征"，可以自动导入"急诊管理系统"内录入的预检生命体征；血糖和压疮则需要手动键入。再次评估时，评估时间根据打开页面的时间点自动生成，注意按需修正；体温不升：在"耳温"下拉框最下面一项；疼痛：分"常规""插管或意识丧失患者""儿童"；压疮：分"Braden 评分"和儿童的"Braden-Q 评分"；跌倒：高危患者需给予防跌措施（在措施里有选项）；RASS：只有在开始镇静后才能评估，并排斥 GCS；房颤患者除监测 HR 外还需要键入 P。瞳孔评估：每小时评估瞳孔直径和对光反应；不能评估直径和对光反应时，每班记录一次。见图 5-4-11。

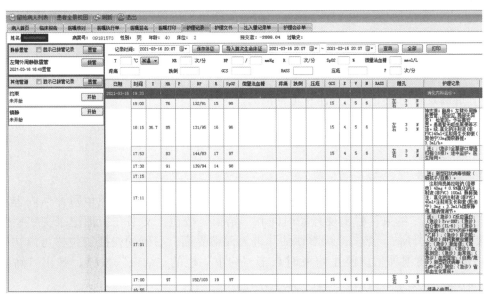

图 5-4-11 患者一般情况界面

Step 3 创伤 / 非创伤评估

非创伤患者 - 自动关联"非创伤评估"：首次评估时必须逐项评估，点击压疮的"添加"按钮可以录入多条压疮记录。创伤患者 - 自动关联"创伤机制"和"创伤评估"：创伤患者在首次评估时必须填写创伤机制，然后逐项评估创伤评估的内容。

Step 4 儿童评估

患者小于 2 周岁时，需评估前囟情况；患者小于 14 周岁时，必须评估患者受虐待或忽视评价，以及照顾者信息。

Step 5 措施

包括"气道 / 脊柱""循环""其他"三大部分。

Step 6 补充记录

完成评估后，点击"生成"，上述内容生成文字显示在护理记录中；必要时自行输入补充记录；点击"保存"，生成护理记录，返回护理记录主界面。

Step 7 静脉置管

1.置管

（1）点击"置管"，弹出开始置管对话框，选择所需管道，逐项填写，确定置管时间，点击"保存"。

（2）"静脉置管"栏下方出现具体管道框，含管道名称、置管时间和"拔管"按钮。

（3）置管文书自动生成在护理记录文字栏内。

（4）右侧评估栏出现置管的快捷定位栏。

2.置管后评估

（1）每班评估。

（2）点击"新增评估"进入评估界面，右侧的快捷定位栏可以快速定位该管道的评估位置。

3. 拔管

（1）点击左侧具体管道框右侧的"拔管"按钮，弹出"确认拔管"对话框，确定拔管时间，点击"是"保存。

（2）"静脉置管"栏下方的具体管道框消失。

（3）文书自动生成在护理记录文字栏内。

（4）拔管后查询既往置管记录：选择"显示已拔记录"。

Step 8　约束

点击"约束"栏内"开始"按钮，弹出"约束评估"对话框，逐项填写评估内容和开始时间，点击"确定"；"约束"栏出现开始时间和"结束"按钮；文书在护理记录文字栏内自动生成。约束时每小时评估，点击"新增评估"进入评估界面，右侧的快捷定位栏可以快速定位约束的评估内容，逐项评估。停止约束时点击"约束"栏的"结束"按钮，弹出"确认停止约束？"对话框，确定结束时间，点击"是"保存。

Step 9　镇静

开始镇静：点击"镇静"栏内"开始"按钮，弹出"开始镇静"对话框，逐项填写生命体征和开始时间，点击"确定"；开始镇静时，RASS 项可不填。护理记录文字栏内自动生成"开始镇静"字样，生命体征显示在表格内；至镇静结束为止，系统启用 RASS，限制录入 GCS。如需停止镇静，点击"镇静"栏的"结束"按钮，弹出"结束镇静"对话框，填写结束时间，点击"确定"保存；停用镇静药物由护士记录患者意识恢复情况、是否存在戒断症状、有无谵妄状态出现等，结束 1 小时内，至少每 15 min 评估记录一次生命体征，1 小时后至少每小时评估记录一次生命体征，并根据患者神志情况启用 GCS 评分。

（三）医嘱处理流程

医生在急诊系统开具医嘱，药物则由药师审方、发药，护士接到医嘱后按如下流程处理。

【流程图】（图 5-4-12）

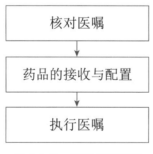

图 5-4-12　医嘱处理流程

Step 1　核对医嘱

医生开具新医嘱后，在主界面患者简卡右侧会出现" 未核对 "标识。护士核对医嘱，包括新开立医嘱和新停止医嘱。

1. 在"护理任务"点击"医嘱核对"，进入"医嘱核对"界面。

2. 核对新开立医嘱：在左侧栏按需点击选择单个患者或者"全选病人"，进行医嘱核对。

必须逐条核对相应患者的医嘱名称、用法、剂量、频度、速度、嘱托和起始时间，在核对时间前方框内打勾，电脑记录核对人工号、核对时间（核对时间默认为当前时间）。

3．诊疗医嘱，做好相应收费。

4．护士打印药物标签　医嘱核对里有新停止医嘱时，需要通知责任护士执行（无核对按键，责任护士签字执行后从医嘱核对界面消失）；每班查询是否有未核对医嘱和未打印标签，做好交接。

Step 2　药品的接收与配置

护士负责接收药物后扫码核对；两名护士根据标签排药、核对药物，安排用药顺序，正确配置药物，并在药物标签上书写配置时间和配置人。

Step 3　执行医嘱

1．药物医嘱　用药时 PDA 扫描后自动签名。PDA 用药开始必须先扫描腕带，后扫描药物标签，显示"用药成功"即可用药；PDA 用药结束时，直接扫描药物标签，弹出"是否结束用药"对话框，点击"确定"结束用药。（需要结束用药的药物包括静脉滴注和微泵静脉推注药物。）未签名的药物医嘱可在"医嘱执行单"里点击鼠标右键进行补执行，填写相应内容，选择相应的时间后即可完成签名。

2．诊疗医嘱　责任护士执行，并在"医嘱签名"处进行执行签名，必要时在护理记录中记录；备血／输血、过敏史／过敏反应、皮试相关医嘱在"医嘱签名"处双签名。

3．检验医嘱与检查医嘱　责任护士根据医嘱打印相应检验项目的标签，采集标本送检，在"医嘱签名"中执行签名，并在护理记录中记录。外出检查项目，确认需要执行，合理安排进行外出检查。

（金静芬）

第五节　延续性护理信息系统

近年来，我国患有慢性疾病的患者人数不断增长，居民健康水平受到严重威胁。截至 2019 年，我国慢病患者达 5 亿～ 6 亿，进入慢病管理高负担时期，慢性病已成为我国居民的主要死亡原因，带来巨大的经济和社会负担。人民群众对延续性护理工作的需求随之增加，出院不是终点，而且回归社区的另一个起点。于是护理模式已经从传统的执行出院医嘱，行出院指导，延伸为院前—院中—院后的全程管理。

本节内容介绍延续性护理信息系统——云随访管理平台，包括出院宣教、院后随访、医患咨询、延续服务、复诊通知、预约管理等功能。平台架构如图 5-5-1 所示。

一、定义

云随访管理平台是基于患者院内外连贯的医疗健康全息档案，以医护患三方交互为基础的智能化医患服务平台，为出院患者或患有慢性疾病患者等人群提供护理服务。

二、目的及用途

云随访平台可提高患者医疗知识水平，促进康复过程，降低医疗成本，使患者通过得到专

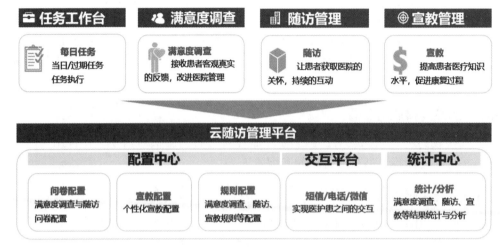

图 5-5-1 云随访管理平台架构

业咨询和随访，院后生活更安心；医护人员节省时间，提高患者的依从性，通过延续性医疗服务降低并发症和返院率，更好地实施慢病管理。医护人员可以客观及时地获取患者信息，便于管理，更好地提高医疗质量和服务质量；提升医患关系，避免医疗纠纷，增强患者的忠诚度。提升医院管理服务，扩大医院的影响。

三、服务对象

出院后患者；高龄或半失能老年人，康复期患者、终末期患者和慢性病患者等行动不便的人群。

四、模块功能

（一）健康指导——多元化健康宣教

医护人员通过云随访平台发放相关健康教育资料和出院指导，多元化、跨平台、多途径进行，如短信、微信、APP。可设定标准的路径，根据诊疗过程灵活发起针对性的宣教内容，全程不需要人工参与，实现系统自动化宣教。

患者可接收和查阅宣教资料，图、文、影、音多模式，增加患者及家属的专业知识，提高健康宣教的有效性和患者的依从性。

【操作流程】

医护人员在电脑端维护健康教育资料模板。根据教育内容和对象，选择文字、图片、音频、视频等多模式。

设定宣教规则，包括发送对象筛选方式、选择健教内容，选择患者接收途径，设定宣教发送时间、对象和频次等，形成宣教计划。

系统按照宣教计划自动、定期发送健康教育内容。如有必要，也可以由医护人员手动发送。

患者通过不同渠道接收，阅读结果自动上传到云随访平台管理系统中。

【具体步骤】

Step 1　维护健康教育资料模板

医护人员在 PC 端维护相关的健康教育资料，建立成模板（图 5-5-2）。专病宣教知识库可自定义编辑，支持文字、图文、视频、音频多种格式。

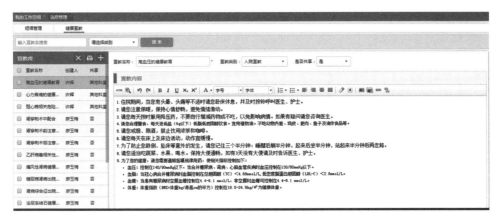

图 5-5-2　维护健康教育资料模板

Step 2　设定宣教规则，制订教育计划

设定宣教规则，包括选择发送对象的筛选方式、选择健教内容，选择患者接收途径，设定宣教发送时间、对象和频次等，形成宣教计划（图 5-5-3）。宣教计划可以按年或月设定，选择时间段后，该计划会自动执行。

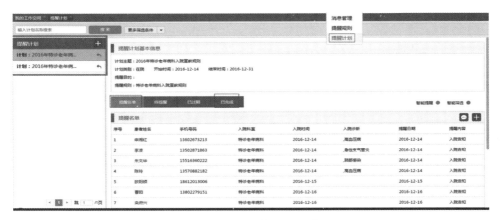

图 5-5-3　设定宣教规则和计划

Step 3　系统自动发送宣教内容

系统按照宣教计划，自动、定期针对目标患者发送相应的宣教资料，不需要人工操作。部分个性化的宣教内容，必要时也可以由医护人员手动发送（图 5-5-4，图 5-5-5）。

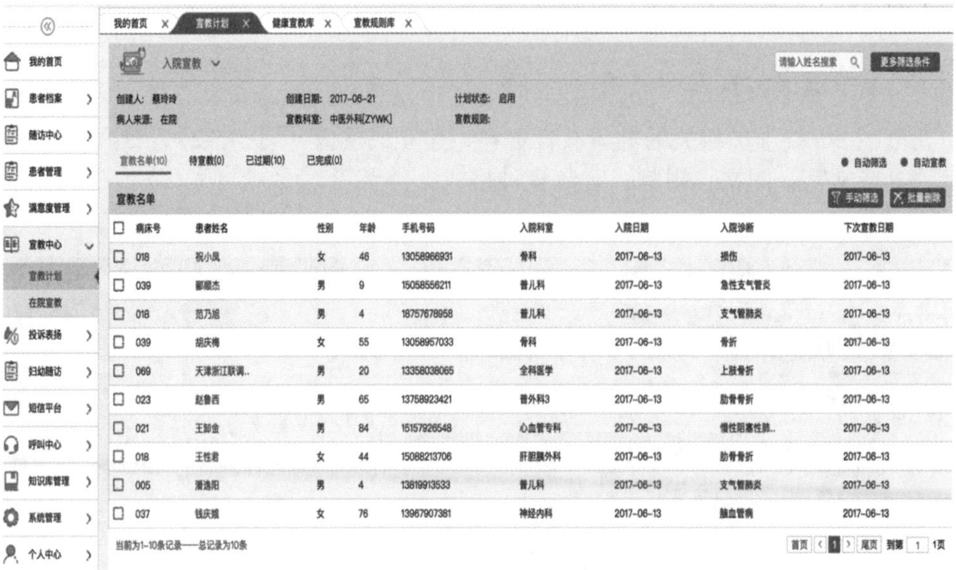

图 5-5-4　电脑端管理中心自动发送宣教内容

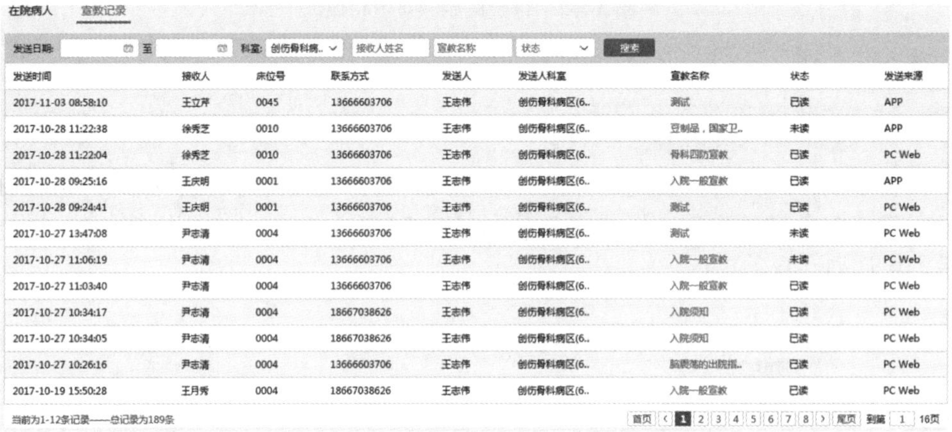

图 5-5-5　自动化宣教记录

Step 4　患者接收，阅读宣教内容

患者在联网的情况下通过点击收到的相关链接，即可打开相关宣教视频和文档（图 5-5-6 ～图 5-5-9）。

（二）院后随访

可借助云随访平台完成院后随访，特别是单病种专病随访。该系统可自动筛选出需要随访的单病种专病患者，采用标准的路径，对患者实现同质化随访。随访过程实现自动化、标准化的随访互动。

【操作流程】

定义单病种随访问卷。按照患者疾病诊断或诊疗手段的随访需要，设计单病种慢病随访问卷。

设定随访规则，包括关联病种或诊疗手段、选择随访问卷，设定随访频次、周期和问卷发送时间等，形成随访计划。

接收途径多样化（短信、微信、APP）

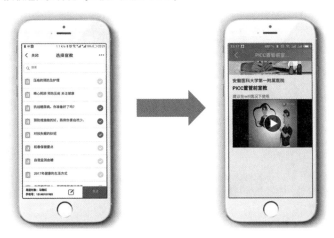

图 5-5-6 患者手机 APP 接收视频宣教

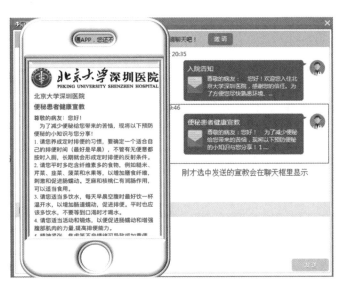

图 5-5-7 患者接收宣教内容

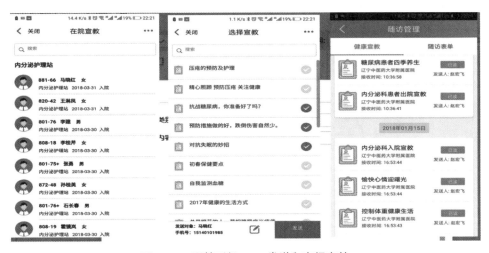

图 5-5-8 医护手机 APP 发送和查阅宣教

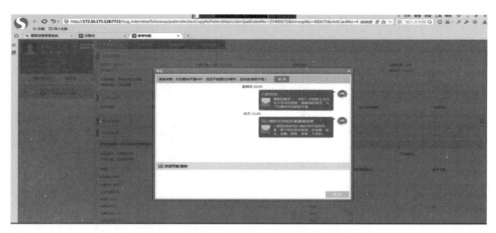

图 5-5-9　健康资料发放

系统按照随访规则自动定期发送随访问卷。如有必要，也可以由医护人员手动发送。

患者通过不同渠道接收、填写随访问卷，完成后提交，自动上传到云随访平台管理系统中。

医护人员查看了解随访的进度，调阅随访问卷回复结果。患者未完成的问卷，可以由医护人员通过语音沟通问答形式，完成问卷填写。

系统可以对出院患者的随访反馈进行统计分析，更利于慢病的管理和追踪。

有异常随访反馈的，系统会自动标记警示，提示医务人员查看具体随访内容并及时处理。

【具体步骤】

Step 1　定义单病种随访问卷（图 5-5-10）

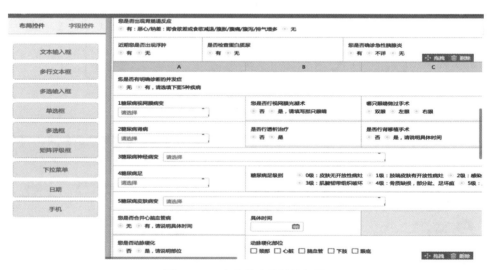

图 5-5-10　定义单病种随访问卷

Step 2 定义随访规则（图 5-5-11）

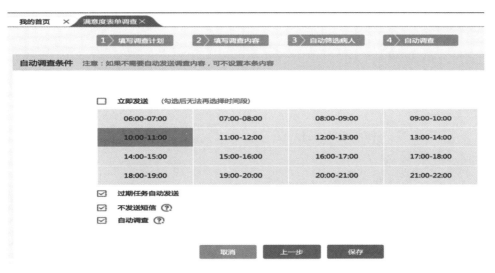

图 5-5-11 设定随访规则

Step 3 自动发送随访问卷（图 5-5-12）

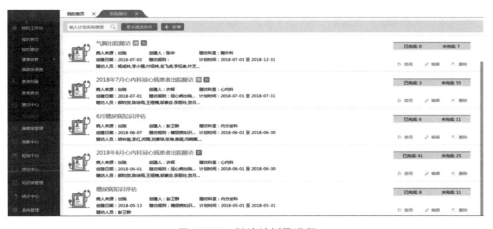

图 5-5-12 随访计划及进程

Step 4 患者接收、填写和上传随访问卷（图 5-5-13）

Step 5 医护人员查看随访结果

随访人员可以查看了解随访的进度，如问卷已发送、患者已回复（图 5-5-14）、问卷已发送但未回复，都会显示相应的图标（图 5-5-15）：①正常回复无需处理；②异常回复重点关注；③未回复，则再次微信推送问卷，或者电话调查。

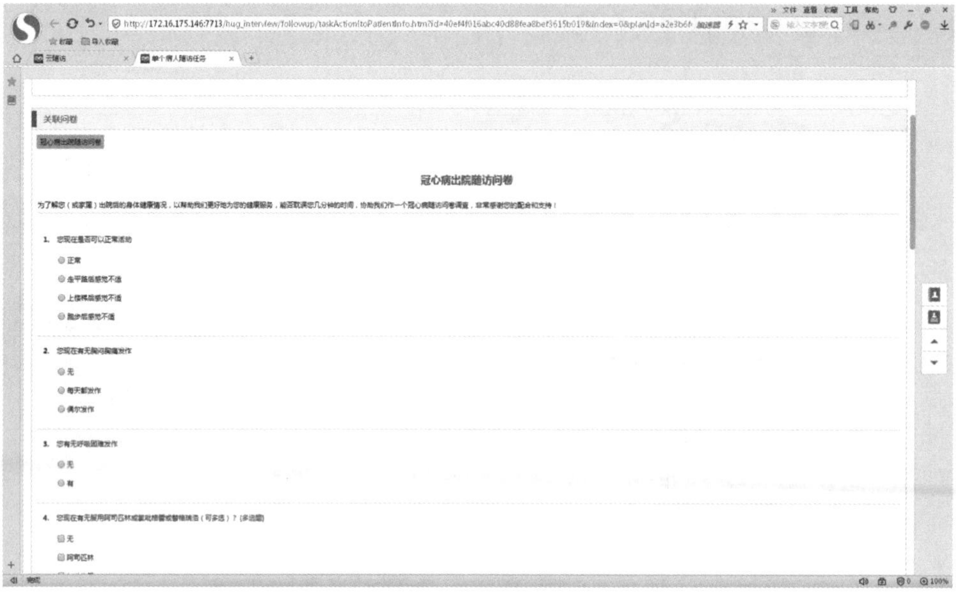

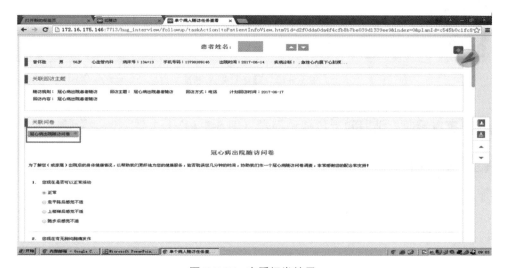

图 5-5-13 患者填写随访问卷

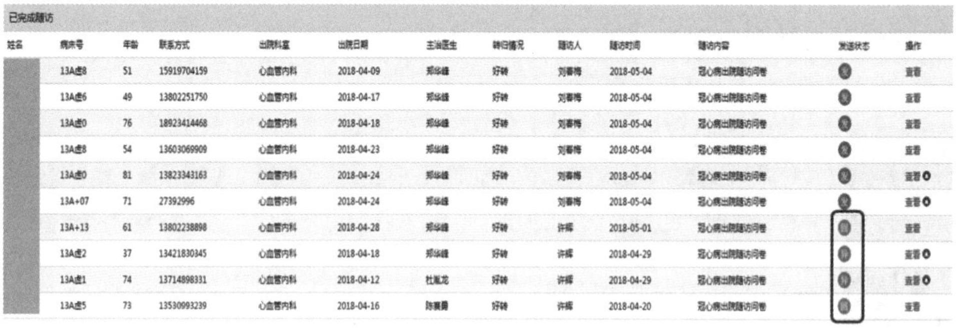

图 5-5-14 已完成的随访

图 5-5-15 查看问卷结果

Step 6　系统自动对随访反馈统计分析（图 5-5-16，图 5-5-17）

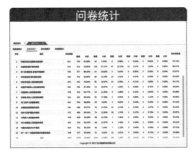
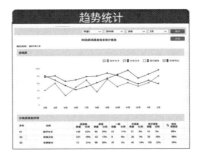
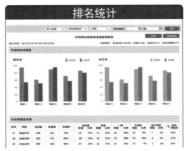
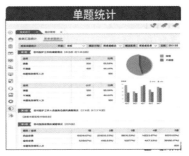

图 5-5-16　随访反馈统计分析

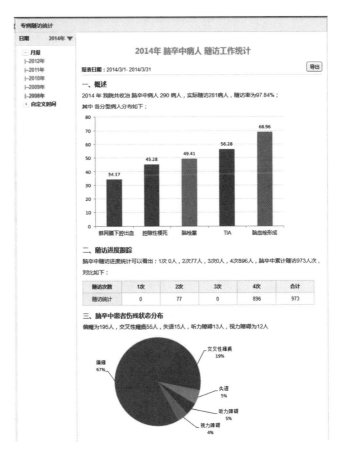

图 5-5-17　专病随访统计

Step 7   系统对异常随访反馈智能回复

有异常随访反馈的系统会智能回复，提醒就诊（图 5-5-18），并会自动标记警示，医务人员见提示后查看具体随访内容及时处理（图 5-5-19）。

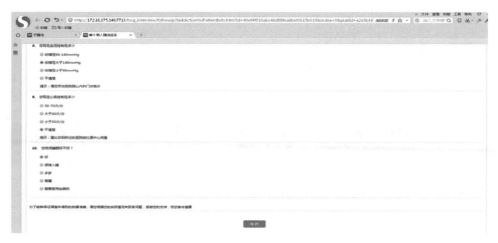

图 5-5-18   患者收到回复及提醒

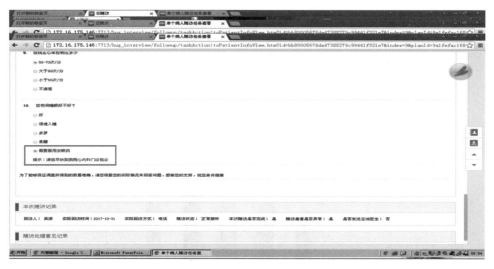

图 5-5-19   医务人员跟进异常反馈

（三）延续性护理

延续性护理即住院护理的延伸，使出院患者能在恢复期中得到持续的护理，从而促进患者的康复，减少因病情恶化出现再住院的需求。云随访系统对于异常随访反馈自动标记，如无法线上解答或处理时，必要时进行居家访视或专科护士进社区随访。

（四）医患咨询

云随访平台管理系统的电脑端和移动端双端配合，医生可查阅患者健康全息档案（图 5-5-20），全面了解患者健康状态。医患可在线上沟通，让患者享受更多与其个人情况相关的医疗知识，实现更为灵活的随访互动。医生便捷地与患者之间消息互动，从而实现院后患者延续性服

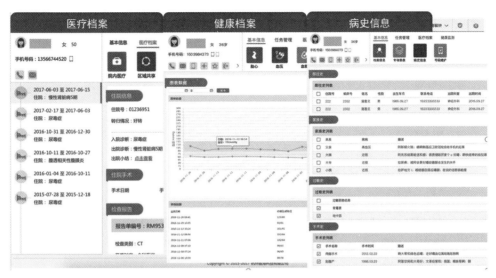

图 5-5-20　患者健康信息全息档案

务的连贯性和可信性。

（五）复诊通知

在云随访平台设定提醒规则，系统会对出院慢病患者就诊、治疗和复诊时间、要求等自动提醒（图 5-5-21），大大提高了慢病患者的按时复诊率，也提高了患者的就医感受，使其出院更安心。

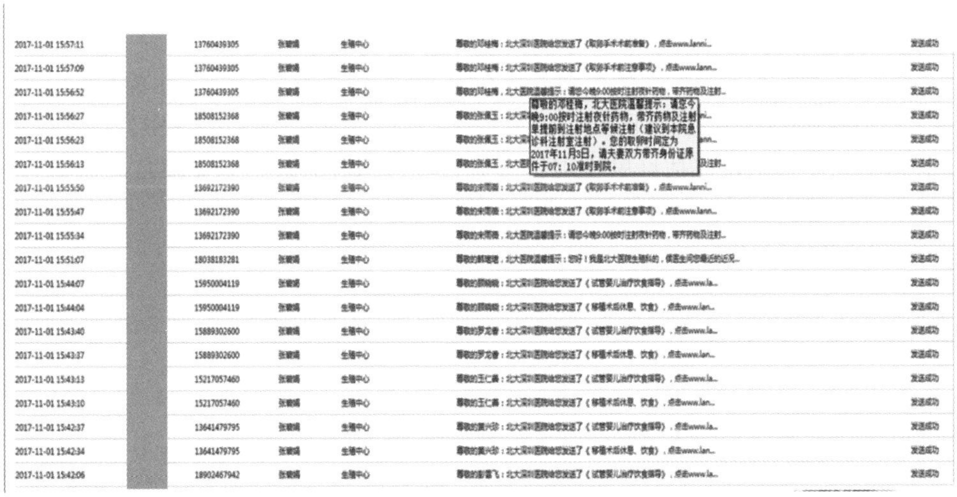

图 5-5-21　提醒患者复诊

（六）预约管理

目前大部分医院门诊实行全预约管理，可通过云随访实行网上预约挂号（图 5-5-22），并提醒患者前往医院就诊的注意事项。

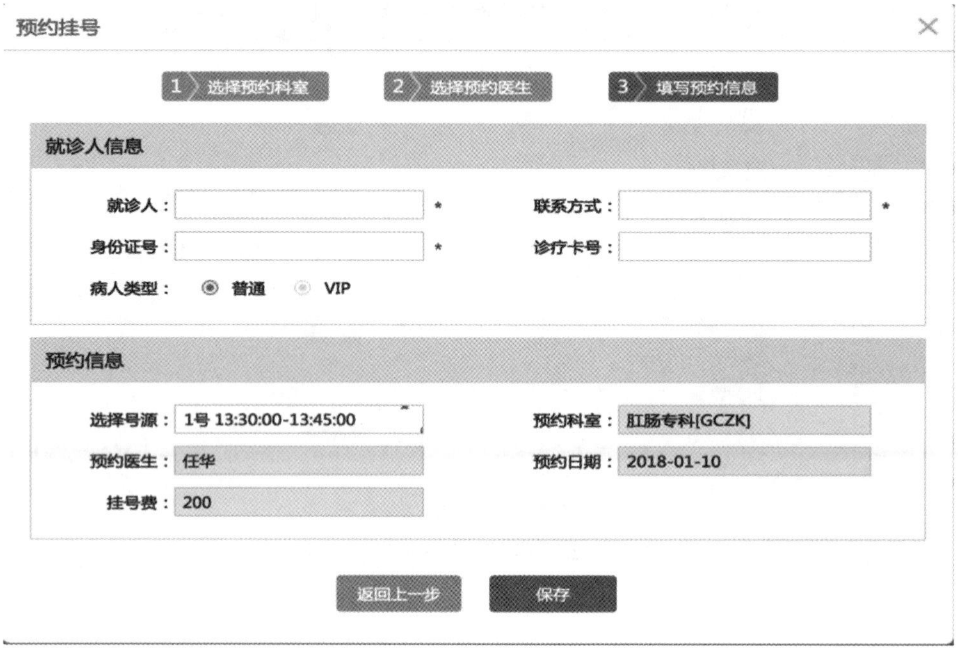

图 5-5-22 提醒患者预约挂号

(丁小容)

第六节 "互联网＋护理服务"管理流程

"互联网＋护理服务"主要是指医疗机构利用在本机构注册的护士，依托互联网等信息技术，通过"线上申请、线下服务"的模式，为出院患者或罹患疾病且行动不便的特殊人群提供的护理服务。该服务通过信息化手段建立健全从居家预约到护理前、护理中、护理后的全流程、全方位的信息化服务链条，包括订单管理、人员管理、服务管理、数据统计、需求管理、随访管理、项目管理、财务管理、系统管理、服务评价等模块（图 5-6-1）。

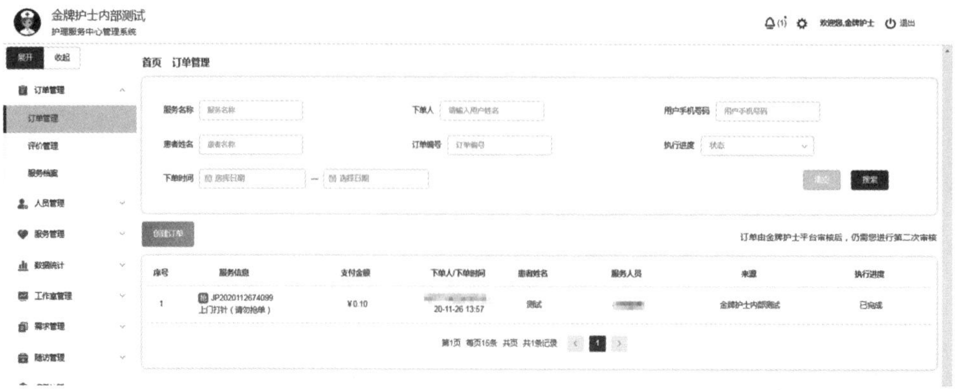

图 5-6-1 PC 端管理模块

一、建立居家护理服务安全保障

1．建立服务全程可追溯系统，保障双方安全，满足行业监管。

信息技术平台具备对服务对象身份认证（图5-6-2）、病历资料采集存储，对服务人员定位追踪、一键报警、服务行为全程留痕追溯及个人隐私和信息安全保护模块。例如用户在前往患者预约地址的路上、服务过程中和服务完成返回期间遇到人身危险或其他危险时，可以在护士端APP首页点击盾牌样式的图标，使用相关安全保护功能，包括紧急联系人管理、录音保护授权、位置分享和一键报警功能（图5-6-3）。

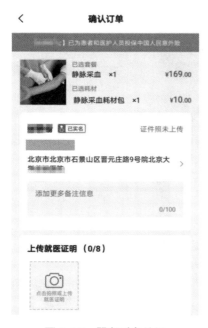

图 5-6-2　服务对象认证

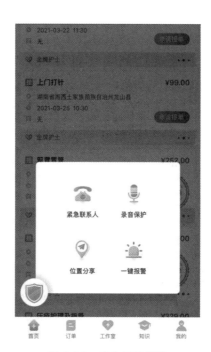

图 5-6-3　安全保护模块

【紧急联系人】

第一步：通过安全中心弹窗点击"紧急联系人"按钮。

第二步：点击紧急联系人列表页"添加联系人"按钮，输入姓名、电话和人员关系即可创建紧急联系人（图5-6-4）。紧急联系人最少添加1位，最多添加3位。

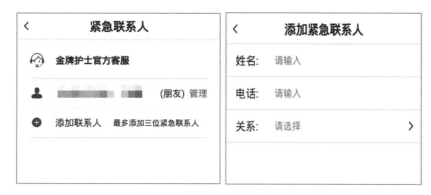

图 5-6-4　护士端 APP 紧急联系人页面

【录音保护】

通过安全中心弹窗点击"录音保护"按钮，在页面内可以授权平台在服务过程中进行录音，同时在页面内对录音功能进行介绍说明（图 5-6-5）。

【位置分享】

通过安全中心弹窗点击"位置分享"功能，平台会将用户当前定位位置通过短信发送给已添加的紧急联系人和金牌护士客服，以便对报警人进行快速定位（图 5-6-6）。

【一键报警】

安全中心弹窗点击"一键报警"功能，可以拨打电话给 110 报警中心，同时将用户当前定位位置通过短信发送给已添加的紧急联系人（图 5-6-7）。

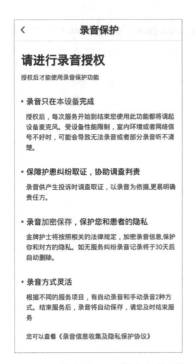 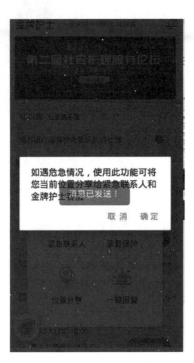 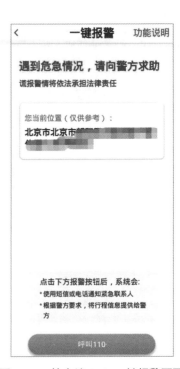

图 5-6-5　护士端 APP 录音保护页面　图 5-6-6　护士端 APP 位置分享页面　图 5-6-7　护士端 APP 一键报警页面

2. 健全居家护理服务保险项目　在开展"互联网＋护理服务"中，为参与居家护理的护士和患者购买雇主责任险、医疗意外险和人身意外险，并按照互联网信息平台的标准化流程在服务中强制使用保险（图 5-6-8）。

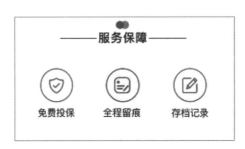

图 5-6-8　服务保障

3. **完善管理制度**　按照国家相关管理规定和技术规范要求，建立完善了"互联网＋护理服务"相关制度，包括质量安全管理制度、护理风险防范制度、医学文书书写管理规定、个人隐私保护和信息安全管理制度、医疗废物处置流程、居家护理服务流程、纠纷投诉处理程序、不良事件防范和处置流程等相关管理制度和服务规范。

二、居家护理人员资质

护士以自愿报名的形式提出居家护理申请，申请人员需具有5年以上临床工作经验，具备护师及以上职称，且一直在护理岗位上从事相关护理工作，无不良执业行为记录（图5-6-9）。申请通过后需进行居家服务护士考核认证，根据申请的居家服务项目风险等级对居家护理服务项目进行分类，综合服务项目技术难度、专业要求、操作风险，分为高风险操作项目、中风险操作项目、低风险操作项目。由护理部、专业组和科室分别培训考核准入。获得准入的护士在相应技术平台上进行注册认证，关联通过考核的服务项目（图5-6-10）。

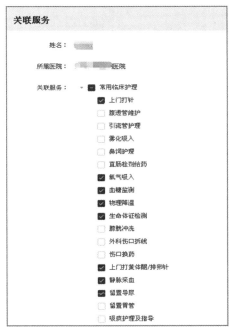

图 5-6-9　资质认证

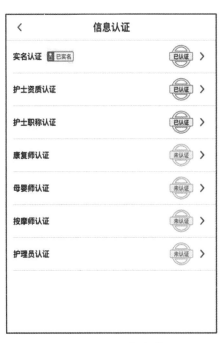

图 5-6-10　服务关联

三、"互联网＋护理服务"服务对象

服务对象为本院出院患者或门诊进行过首诊的患者。在提供服务前对"互联网＋护理"申请者的疾病情况、健康需求、居家环境等初步评估，确定其为适合居家护理者（图5-6-11，图5-6-12）。

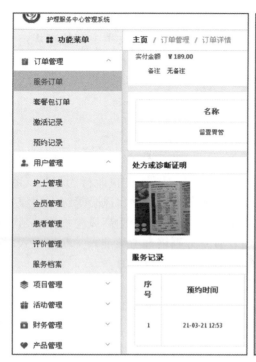
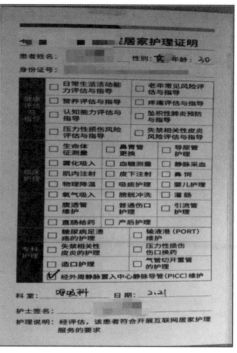

图 5-6-11 护理评估单

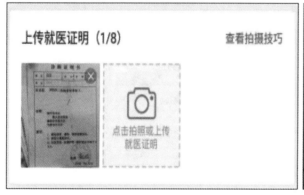
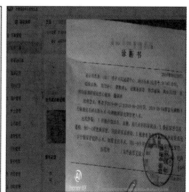

图 5-6-12 医疗诊断书

四、"互联网 + 护理服务"项目

在《北京市互联网居家护理服务项目目录》（2018 版和 2019 版）基础上，按照安全、必要、有效、医疗风险低、易操作实施、消毒隔离达标、不易发生不良反应及本院护士专业范围等原则，确立居家护理服务项目（图 5-6-13）。

五、实施过程

1. 患者下单，护士接单 患者扫描第三方平台二维码下载技术平台 APP 进行授权，选择医疗机构查看服务详情，或扫小程序二维码进入医疗机构居家服务预约平台，选择居家服务项目、耗材及服务时间，上传曾在本院就诊的就医证明、病历、处方或出院护理评估单，填写身份信息及服务地址，如自备材料，需上传医疗机构材料开具凭证，疫情期间填写流调表，上传患者及陪住健康宝后，进行在线付费。订单申请将提交至第三方信息平台进行首次审核，后提交至医院进行二次审核，医院护理部设专人管理，重点对患者是否在我院进行过首诊、目前健康状况是否适宜进行居家护理操作、自备材料是否合格等方面进一步审核，合格后遴选护士进行接单（图 5-6-14 ~ 图 5-6-21）。

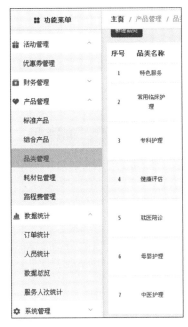

图 5-6-13　居家服务项目

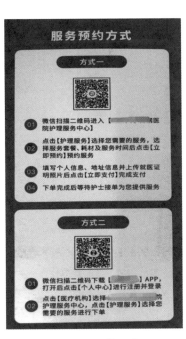

图 5-6-14　扫描二维码

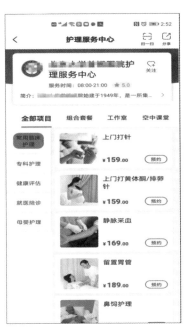

图 5-6-15　服务选择

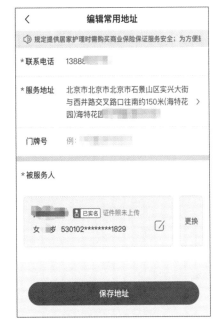

图 5-6-16　信息采集

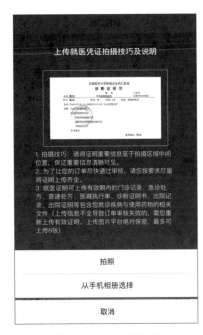

图 5-6-17　就医证明

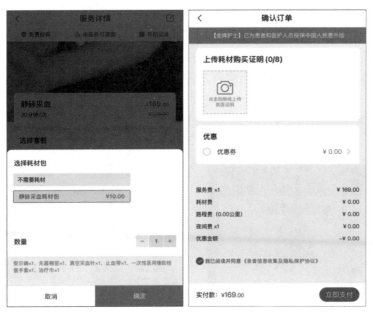

图 5-6-18 耗材选择

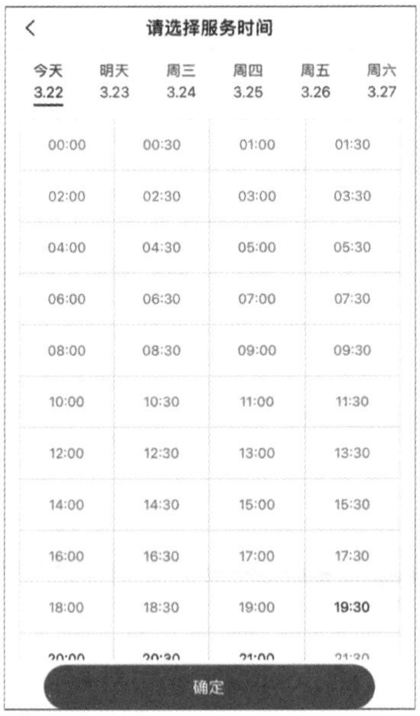

图 5-6-19 服务时间选择

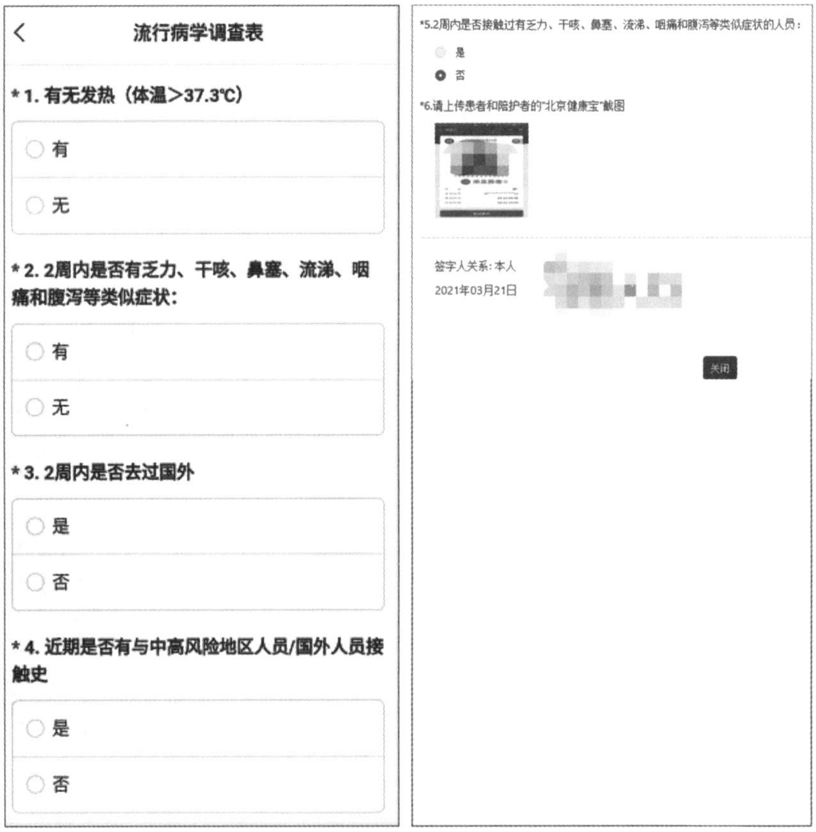

图 5-6-20 疫情期间流行病学调查

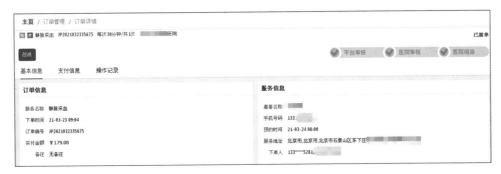

图 5-6-21 订单审核

2. 服务过程 接单护士手机 APP 端显示订单详情，预约时间出门前，携带出诊包，包括手消、帽子、口罩、鞋套、白衣及服务所需的医用耗材、医疗垃圾袋、利器盒。与患者进行电话沟通确认，进入订单界面查看订单，点击"马上出门"，人身意外保险即刻生效直至当日零点。护士开始服务前做好沟通评估，患者在信息平台上签署电子版"操作知情同意书"后，点击"开始服务"，此时雇主责任险及医疗职业险生效，护士按照居家操作标准及规范进行服务。服务结束后，护士在信息平台上填写电子版护理记录单，确认患者无不适症状出现后点击"结束服务"，由患者/家属和护士共同签字提交。护士将服务产生的所有医疗垃圾回收至黄色医疗垃圾袋中，带回医疗机构进行处理（图 5-6-22～图 5-6-27）。

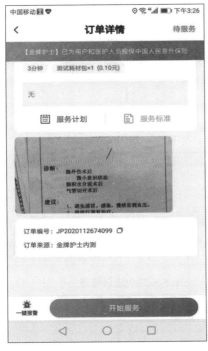

图 5-6-22 开始服务

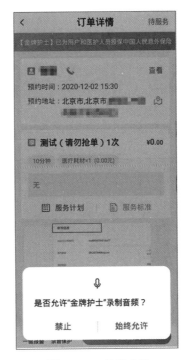

图 5-6-23 录音功能

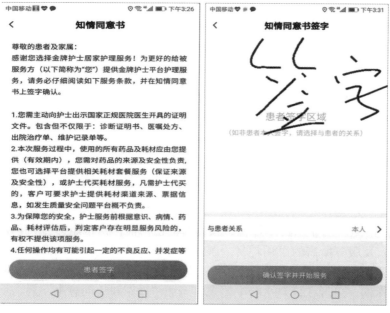

图 5-6-24　知情同意

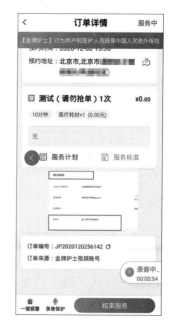

图 5-6-25　结束服务

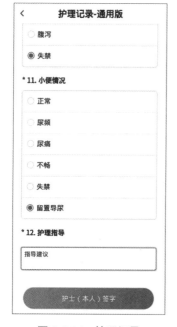

图 5-6-26　护理记录

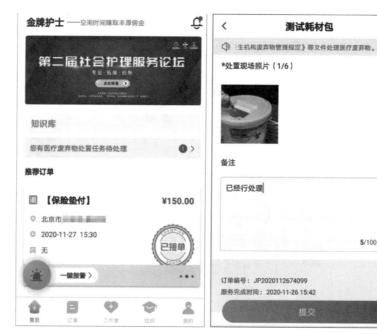

图 5-6-27　垃圾处理

3. 服务评价　护患双方可在手机 APP 端进行互评，护士主要针对居家环境、基础护理质量、配合程度、居家风险等方面进行评价，患者重点针对护士服务态度、服务质量、居家规范等方面进行评价。管理人员进入 PC 管理端及时查看患者评价，对负面评价及时沟通处理、分析改进（图 5-6-28 ~ 图 5-6-30）。

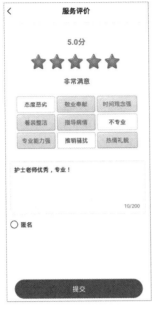

图 5-6-28 患者评价

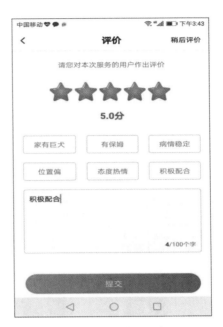

图 5-6-29 护士评价

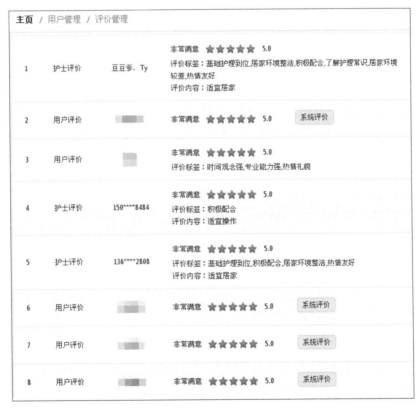

图 5-6-30 PC 端评价

4．工作量统计　进入医疗机构服务平台 PC 管理端可查看服务数据统计，包括订单总量、订单总额、下单总数、服务患者总数、耗材使用量、服务护士数量等（图 5-6-31）。

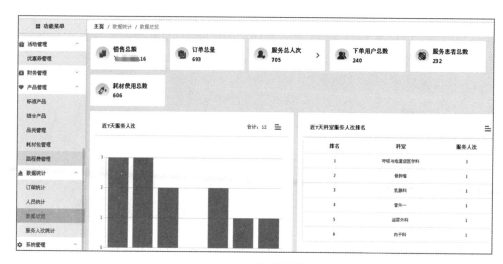

图 5-6-31　数据总览

（左晓霞）

第七节　家庭病床的信息系统

1984 年，国家提出在全国推广城市医院开展家庭病床，并在发达地区上海、深圳、广州等地区逐渐发展。研究显示 2017 年上海市基层社区家庭病床建床率为 4.85‰，并成为公共卫生领域对慢性病及老年护理的重要环节。在"互联网＋护理"国家政策的引导下，家庭病床将会与社区护理及上级综合医院或专科医院进行互联互通，上下转诊，提供以患者为中心的护理服务。社区家庭病床的护理思路与管理要点应以用药安全、居家安全（压疮、跌倒、坠床）为重要导向，并开展伤口护理、母婴服务、血糖血压动态监测、鼻饲、肠胀气、吸痰、氧气吸入、静脉采血、肌内注射、皮下注射、气管切开护理、引流管护理、腹膜透析等各项操作护理。本节主要根据目前社区家庭病床的工作程序，构建信息平台系统。

【案例】

张某，女性，76 岁，患者高血压 11 年，于 3 年前诊断为冠状动脉粥样硬化及糖尿病。近 1 个月出现双足出现浅表溃疡，自理能力评分为高度依赖，患者与女儿居住，主要由保姆照顾。女儿协助在深圳市某社区健康服务中心签约家庭病床，定期由护士进行家庭访视，给予相关护理措施。

【流程图】

该步骤主要在 HIS 系统、微信公众号平台或健康数据平台实现结构化数据的互联互通，信息平台服务流程如图 5-7-1 所示。

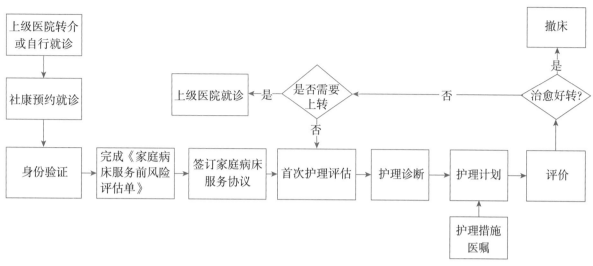

图 5-7-1　家庭病床的信息系统

【具体步骤】

Step 1　转介或就诊

1. 患者在上级医院住院后，由上级医院转介给社区服务中心，在社区健康服务信息系统上自动推送相关信息，包括个人信息资料、健康情况及出院后随访计划、相关出院小结。

2. 社区护士登录社区健康服务信息平台（图 5-7-2），评估患者的情况（图 5-7-3）。

Step 2　身份验证

1. 在患者或家属手机端医院公众号平台上登录、注册。

2. 上传预约人及患者的身份证原件图像，并确认提交，完成身份验证（图 5-7-4）。

Step 3　出诊前评估

1. 患者或家属登录手机微信公众号，完成问卷调查相关内容（图 5-7-5）。

2. 护士出诊前，登录社区健康服务信息系统或护士手机端平台，评估患者的健康状况、环境、情绪、社交等多方面内容。

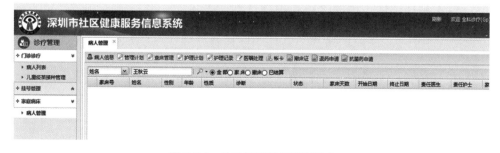

图 5-7-2　社区健康服务信息平台

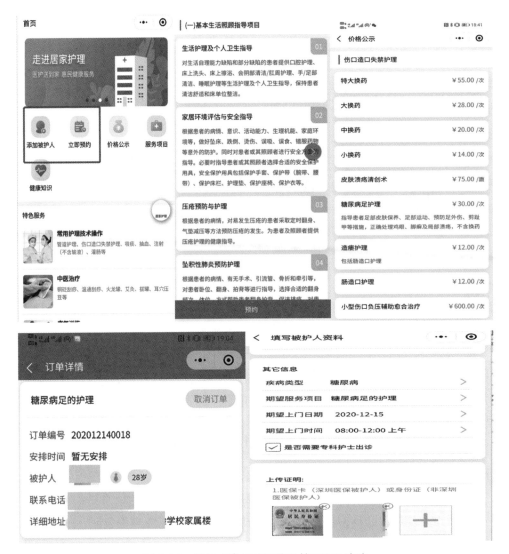

图 5-7-3　手机家庭病床预约及护理项目查询

Step 4　签订家庭病床服务协议书

护士到达家庭，与患者或监护人签订"家庭病床服务协议书"（图 5-7-6）。

Step 5　首次护理评估、护理诊断和护理计划

1. 出诊护士全面评估患者的健康状况，完成首次护理评估（图 5-7-7），提供护理诊断和计划。

2. 必要时，提供动态生命体征的监测（图 5-7-8）及健康处方（图 5-7-9）。

3. 根据患者需要，提供健康护理服务项目。

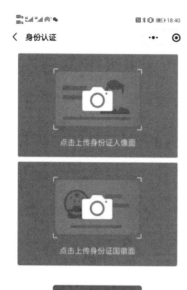

图 5-7-4　身份验证

图 5-7-5　出诊前评估

XX 社区卫生服务中心（XX 乡镇卫生院）家庭病床服务协议书

甲方：　XX 社区卫生服务中心（XX 乡镇卫生院）

乙方：＿＿＿＿＿＿（或法定监护人），身份号＿＿＿＿＿＿＿＿＿＿

住址＿＿＿＿＿＿＿＿＿＿＿＿＿＿＿＿＿＿＿＿＿＿＿＿＿

　　家庭病床服务是家庭医生式服务重要形式之一，是解决老龄化社会健康服务需求，提供老年人保健和居家医护照顾问题的重要途径，是减少居民医疗费用支出的重要举措。为进一步规范家庭病床服务，经甲乙双方友好协商，就 XX 社区卫生服务中心（XX 乡镇卫生院）与＿＿＿＿＿（或家属）达成以下协议。

　　一、甲方责任

　　1.责任全科医师、社区护士告知患者（或家属）建床手续、服务内容、家庭访视及诊疗基本方案、收费、有关医疗风险和家属需要注意的事项、指导患者（或家属）按规定办理撤床手续。

　　2.责任医师和社区护士应根据患者病情制定家庭访视计划。

　　3.定期家庭访视时应作必要的体检和适宜的辅助检查，并作出诊断和处理。向患者（或家属）交待注意事项，进行健康指导。

　　4.责任护士根据家庭访视计划和医嘱执行相应治疗、康复、护理计划。

　　5.医务人员应当严格遵守各项诊疗、护理常规和技术操作规范，严格执行查对制度，严格遵循无菌技术操作原则，避免感染等不良事件发生。

　　6.责任护士应指导家属进行相关生活护理、心理护理及赋权指导。

　　7.医务人员发现建床患者病情变化，不适宜接受上门服务时，应告知患者（或家属）及时转上级医院。

　　8.其他＿＿＿＿＿＿＿＿＿＿＿＿＿＿＿＿＿＿＿＿＿

　　二、乙方责任

　　1.提供患者资料情况属实。

　　2.提供有效的通信联络方式，确保准确联系。

　　3.患者病情变化及时与责任医师联系，或立即拨打120转院。

　　4.配合责任医师、护士进行治疗。

　　5.特殊治疗护理过程中，或生活不能自理的患者在医务人员开展医疗服务时，必须有具备完成民事行为能力的人员陪同。

　　6.有关收费项目及费用，按医院规定要求及时支付。

　　7.病情不适宜在家治疗时，应遵照责任医师要求及时转诊。

　　8.按要求办理建床、撤床手续。

　　9.其他＿＿＿＿＿＿＿＿＿＿＿＿＿＿＿＿＿＿＿＿＿

＿＿＿＿＿＿＿＿＿＿＿＿＿＿＿＿＿＿＿＿＿＿＿＿＿＿＿

＿＿＿＿＿＿＿＿＿＿＿＿＿＿＿＿＿＿＿＿＿＿＿＿＿＿＿

　　二、具体细则双方协商。

　　三、其他未尽事宜，甲、乙双方在工作中协商解决。

　　乙方已认真看过以上告知内容，医生已作过详细解释，完全理解，经考虑决定：同意委托 XX 社区卫生服务中心提供家庭病床服务。（注：当患者不识字或失去行为能力或不具备有行为能力时，由近亲代签。）

　　本协议一式两份，甲、乙双方各持一份，均具同等法律效力。

　　附件：家庭病床建床告知书

甲方（盖章）：　　　　　　　　　　乙方（签名）：

代表签字：　　　　　　　　　法定监护人（签名）：

日期：　　年　月　日　　　日期：　　年　月　日

图 5-7-6　签订家庭病床服务协议书

XX 社区卫生服务中心（XX 乡镇卫生院）

家庭病床首次护理评估单

姓名：	性别：□男 □女	年龄： 岁	家庭病床号：

家庭地址：   离医疗机构距离：   公里

电话：

评估日期：   年   月   日   时   资料来源：□患者 □家属 □朋友 □其他

诊断：

一、个人及家庭情况

教育程度：□文盲 □小学 □中学 □大专以上   婚姻状况 □未婚 □已婚 □离异 □孤寡 □丧偶

家庭成员：□父母 □配偶 □子女 □独居 □其他   职业：□离退休 □无业 □在职

宗教信仰：□无 □佛教 □天主教 □基督教 □其它：   民族：□汉族   □其他

吸烟：□无 □已戒 □有：   支/天 烟龄：   嗜酒：□无 □已戒 □有   两/日

饮食：□清淡 □偏咸 □偏甜 □偏油腻 □半流 □流质 □软饭

主要日常照顾者：□自我照顾 □夫/妻 □父母 □子女 □保姆 □其他

个人卫生：□好 □异味 □未清洁

家居环境：□安全 □潜在危险   电梯：□有 □无   活动空间：□宽敞 □狭窄

光线：□充足 □微弱 □一般   空气流通：□清新 □欠佳 □混浊

厕所：□居家（□坐厕 □蹲厕 扶手：□有 □无 ） □公厕   浴室扶手：□有 □无

过敏史：□未发现 □有（□青霉素 □头孢类 □链霉素 □磺胺类 □食物：   □其它：   □不明确

医疗费用支付方式：□自费 □公费 □医保 □农保 □商业保险 □他人赔付 □其他

二、护理评估

生理状况

T   ℃   P ____次/分   R ____ 次/分   BP ____ mmHg   身高：___m 体重：___Kg

BMI：___（体重 Kg/身高㎡）

血糖值：_____ mmol/L（□空腹 □餐前 □餐后 ____小时）日期：   血氧饱和

度 ____ %

意识状况

（呼之：□能应 □不应   对答：□切题 □不切题）□清醒 □意识模糊 □嗜睡 □昏睡 □浅昏迷 □深昏迷

图 5-7-7   首次护理评估

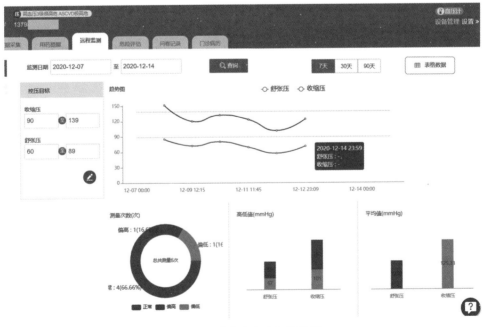

图 5-7-8   动态生命体征的监测

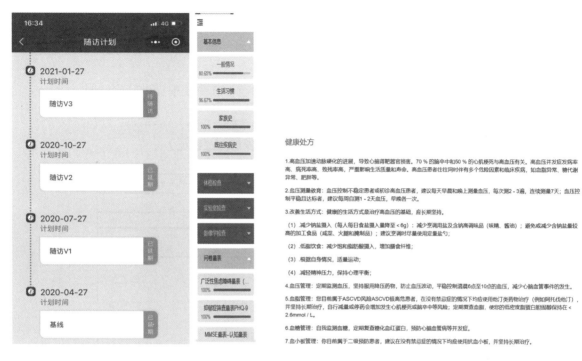

图 5-7-9　家庭病房健康处方

Step 6　护理记录

根据护理情况，完成护理记录（图 5-7-10）。

家庭病床护理记录单（社区通用格式）

姓名：　　　　性别：　　　年龄：　　　诊断：　　　　家床号/ID 号：　　　　首次家访时间：　　年　　月　　日

日期	入室时间	T ℃	P/HR 次/分	R 次/分	BP mmHg	意识 GCS	认知能力	自理能力	皮肤/压疮	睡眠	家居环境	疾病认知	饮食指导	服药依从	心理疏导	安全指导	排泄情况 大便	排泄情况 尿	特殊情况记录	离室时间	护士签名

第　　页

图 5-7-10　家庭病房护理记录

Step 7　撤床

1. 对患者评估后，不需要继续设置家庭病床时，进行撤床，并完成"撤床护理记录单"（图 5-7-11）。

2. 对于患者病情加重，需要进一步向上级医院转诊者，在系统中提供转诊证明。

XX 社区卫生服务中心（XX 乡镇卫生院）
撤床护理记录单

姓名：	性别：□男　□女	年龄：　岁	家庭病床号：

建床日期：　　　　　　　　撤床日期：

诊断：

一、撤床原因
□完成治疗　　□病情好转　　□病情恶化　　□转院（　　　医院　　　科）　　□死亡

二、撤床评估
对疾病认识程度
□了解　　□部分了解　　□不了解
对宣教的理解程度
患者：□完全理解　　□部分理解　　□不理解
照顾者对宣教理解程度：□完全理解　　□部分理解　　□不理解
心理状况
□平静　　□开朗　　□焦虑　　□激惹　　□悲哀　　□抑郁　　□其它_____
肢体功能
自理能力：□自理　　□部分自理（□进食　□穿衣　□行走　□如厕　□沐浴　□转移）　　□完全不能自理
四肢活动：□自如　　□无力　　□偏瘫（□左上肢　□左下肢　□右上肢　□右下肢）　□截瘫　　□全瘫
营养状况
进食情况：□正常　　□纳差　　□吞咽困难　　□恶心　　□呕吐
　　　　　□管饲　　□胃造瘘（胃管/胃造瘘管 型号_____ 更换日期_____）　　□
其他_____
皮肤情况
□完整　　□伤口　　□压疮
排泄情况
□正常　　□引流（导尿管/尿套 型号_____ 更换尿管日期_____）
服药依从性
□规律服药　　□不规律服药　　□不服药

三、撤床指导
用药指导
□遵医嘱服药　　　□特殊用药指导_____
饮食指导
□普食　□半流　□少量多餐　□清淡饮食　□糖尿病饮食　□避免刺激性食物　□其他_____
特殊指导_____
_____

责任护士签名：_____日期：_____上级护士审核：_____审核时间：_____

图 5-7-11　撤床护理记录单

【重点和难点】

家庭病床的信息系统难点在于医院、社区及患者信息交互及上下的转诊协作，此外，对于基本医疗保险服务收费，需要与医保系统收费项目进行数据对接。

（王利玲　蔡军红）

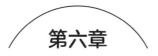

第六章

妇儿护理信息系统

第一节　产科护理信息系统

本节内容为孕产妇从孕前、孕期、分娩期、产后母婴随访中的信息系统构架，是以母婴健康为中心，提供持续性多学科的生育护理服务。依据各阶段产妇的需要及专业照护内容，制订全面系统化的信息框架，覆盖门诊部、住院部和家庭社区（图 6-1-1），涉及的专业人员包括护理人员、产科医生、麻醉科医生、新生儿医生、公共健康卫生人员，根据各专业特点及职责，制订本信息系统。

【案例】

李某，孕 1 产 0，孕 40^{+3} 周，入院主诉为：停经 40^{+3} 天，不规则腹痛 4 小时，入院时血压121/78 mmHg，心率 79 次 / 分，呼吸 19 次 / 分，体温 36.5℃。专科护理检查：宫缩 20 ～ 30秒 /7 ～ 8 分，宫颈管消失，宫口 1 cm，胎心率 148 次 / 分，无其他合并症或并发症。入院后给予分娩期护理常规。

【流程图】

该步骤主要在 HIS 系统中完成，并与微信公众号平台对接，数据链接自动获取（图 6-1-1）。

【具体步骤】

Step 1　孕期建册、预约及健康教育微信公众号平台

孕妇在自己手机微信公众号平台中，自助建册，填写各项信息后，产科门诊护士与孕妇核对信息，并指导孕妇使用微信平台的功能，包括产前建册、预约挂号、孕妇学校线上学习、就诊提示、医院就诊服务导航、满意度调查等。

Step 2　营养体重管理护理记录

1. 改界面为 HIS 系统，并点击孕期体重管理门诊的护理记录（图 6-1-2），通过后台自动获取首次建册相关信息，并通过孕妇的情况录入护理诊断和相关信息。

2. 完善孕期相关信息。

3. 确定体重增长目标和曲线。

4. 选取饮食运动方案。

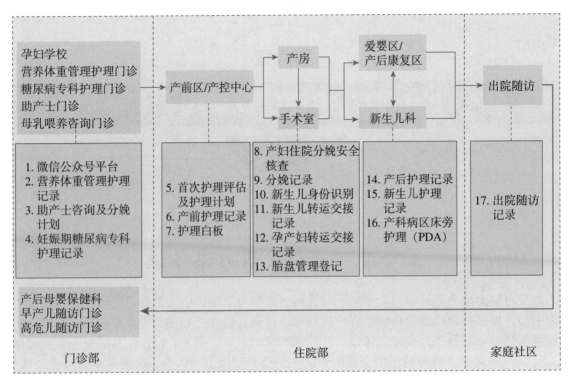

图 6-1-1　门诊部、住院部和家庭社区的信息系统构架

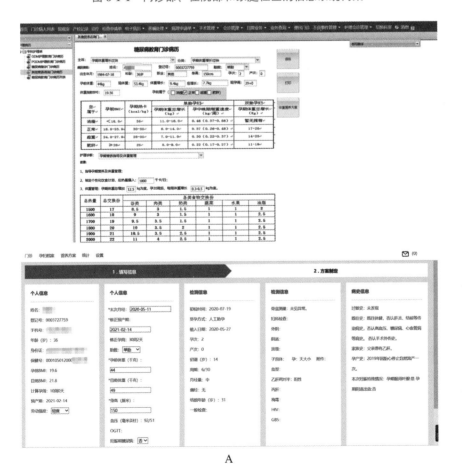

A

图 6-1-2　门诊孕期营养体重管理的护理记录

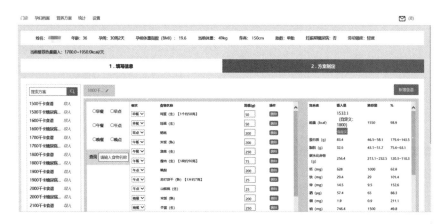

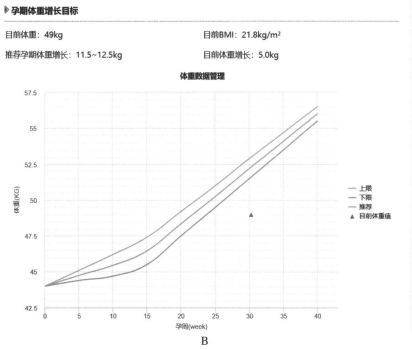

图 6-1-2 门诊孕期营养体重管理的护理记录（续）

Step 3 助产士门诊咨询记录及分娩计划

1. 根据产妇的情况，进行护理评估及提供咨询，并进行护理记录（图 6-1-3）。

2. 产妇与家属可以在手机微信平台上在家庭和社区内共同选择分娩计划并保存，自动与 HIS 系统对接（图 6-1-4）。与门诊助产士共同讨论，确定自己的分娩计划，并提供相关健康咨询，根据专业修订分娩计划，直至分娩前。

3. 在产妇入院时，该分娩计划自动链接到产妇的入院护理评估中，助产士可以根据产妇的分娩计划提供照护（图 6-1-5，图 6-1-6）。

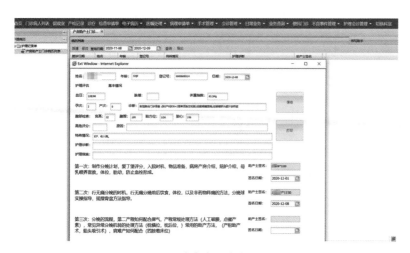

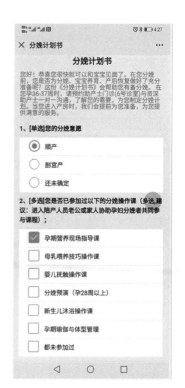

图 6-1-3 助产士门诊咨询记录　　　　　图 6-1-4 手机分娩计划界面

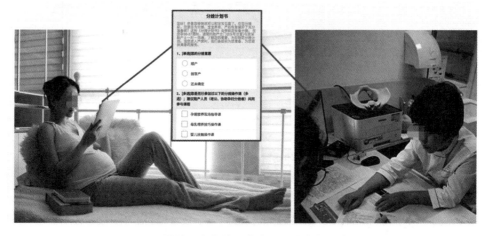

图 6-1-5 手机微信平台中的分娩计划和助产士门诊现场咨询

Step 4　糖尿病教育门诊护理病历

1. 登录 HIS 系统，进入专科护理病历（图 6-1-7），根据孕期糖尿病的种类选择妊娠期糖尿病护理门诊病历或糖尿病合并妊娠的护理门诊病历，根据产妇情况提供糖尿病护理诊断和护理措施。

2. 护理评估内容包括主诉、病历资料、既往史、糖尿病的高危因素等相关项目，异常值设定颜色提示，提醒护理人员及时发现异常情况。

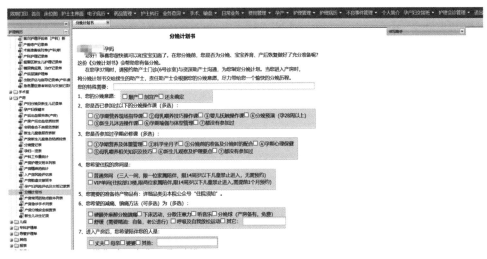

图 6-1-6　HIS 系统中的分娩计划书

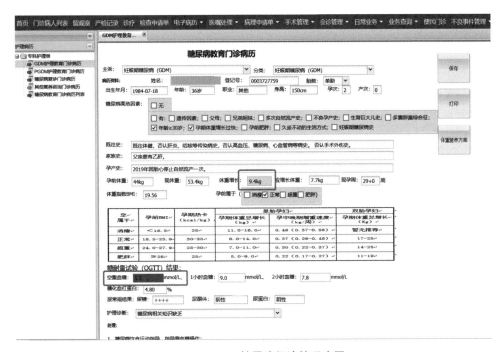

图 6-1-7　HIS 糖尿病门诊护理病历

Step 5　首次护理评估及护理计划

　　孕妇在入院时，给予首次护理评估和计划，包括基础护理内容及专科护理内容（图 6-1-8）。在护理系统中设置颜色提示，当护理人员漏项时，出现红色警示，避免遗漏项目。在入院护理计划中，根据孕妇的情况设定基础必需项目和备选项目，并可以增加其他输入项目以作补充。

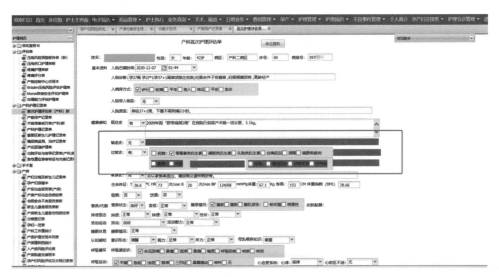

图 6-1-8　首次护理评估和护理计划

Step 6　产前护理记录（图 6-1-9）

图 6-1-9　产前护理记录

Step 7　护理白板

1. 护理白板系统也是 HIS 系统的一部分，护理人员在白板登录科室。

2. 选择查看界面内容，包括床位图、医嘱提示、检查项目、手术安排、护理排班、静脉用药调配中心液体输入跟踪提示、备注栏等信息，护理人员根据需要进行检索（图 6-1-10）。

Step 8　产妇住院分娩安全核查

1. 此步骤使用产房助产士工号登录，进入护理病历，选择产房分娩安全核查表（图 6-1-11）。

2. 点击进入后，常规信息默认，助产士根据产妇的情况进行双人核查，并双人签名。

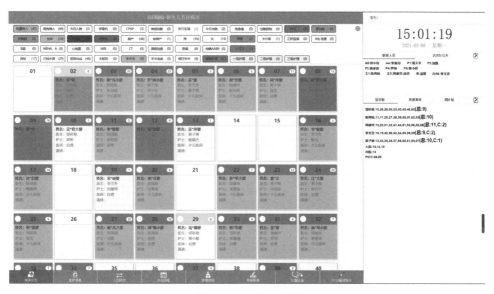

图 6-1-10　护理白板

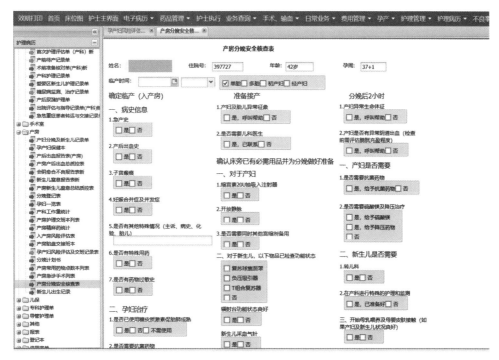

图 6-1-11　产房分娩安全核查表

Step 9　分娩记录

1. 登录护理病历界面后，选择产妇分娩及新生儿记录（图 6-1-12）。

2. 按照产妇分娩的情况，输入关键词，并在系统中链接到相应部分，确保信息的一致性。

3. 在产程过程各个时间节点，产前护理记录结构化的数据进行链接，并自动计算产程，不需要助产士再次输入。

4. 对关键项目进行颜色标记，提醒助产士正确输入。

5. 保存后，系统再次提醒，确认婴儿的性别和分娩时间。

6．对胎盘的去向，在胎盘登记本中自动生成。

7．根据分娩记录完成填写后，自动生成"产房分娩登记本"，并按照条件设置检索功能。

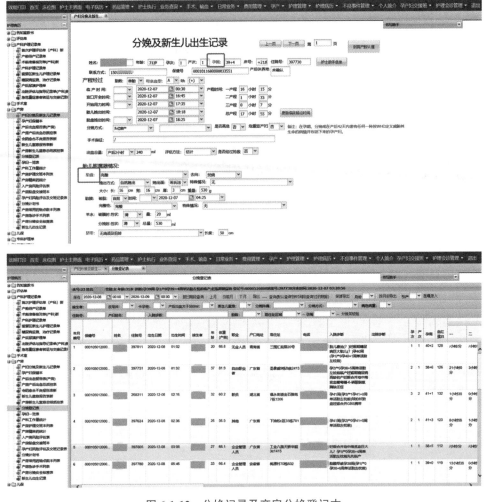

图 6-1-12　分娩记录及产房分娩登记本

Step 10　新生儿身份识别

1．新生儿自产房或者手术室分娩后，在 HIS 内录入新生儿基本信息后生成唯一标识号（图6-1-13A），与产妇共同核对后，打印于新生儿腕带上用于 PDA 扫码识别（图 6-1-13B）。

2．现场与产妇再次核对腕带后，将腕带分别佩戴于新生儿双脚脚踝处。

3．新生儿的所有相关信息统一再次链接，避免了出生婴儿信息的混乱，是新生儿出生身份识别信息的核心点。

Step 11　新生儿转运交接记录

1．登录护理病历界面后，选择新生儿转运交接记录（图 6-1-14）。

2．新生儿基本信息由系统自动完成提取，由转运医生、转运护士共同完成重点项目的评估，包括生命体征的测量、管道的评估等，根据评估项目自动生成转运评分，进而得出安全转运方式的指导。

A

B

图 6-1-13　新生儿身份识别

A

B

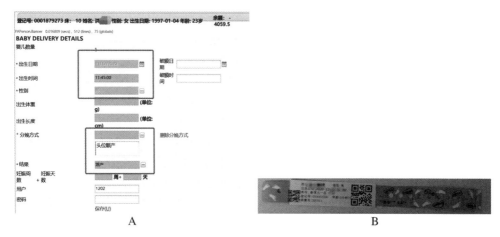

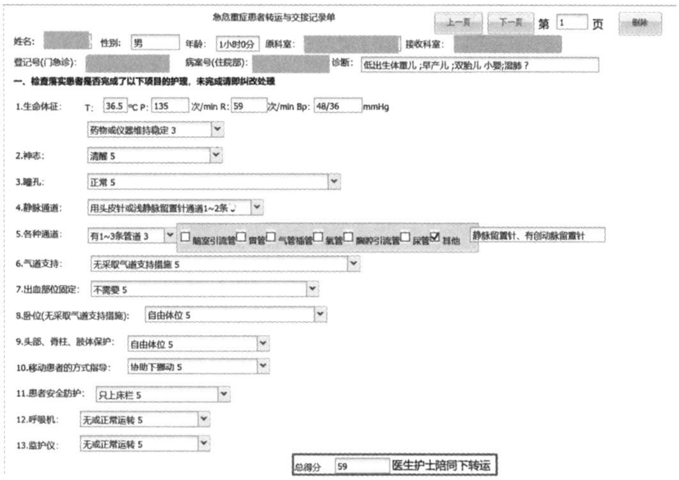

图 6-1-14　新生儿转运交接记录

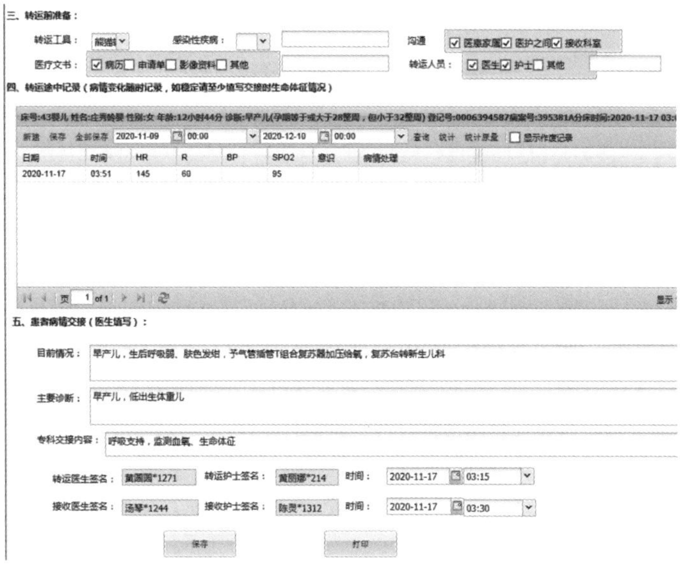

3. 由转运护士、转运医生完成转运途中的记录，并由接班医生、接班护士进行审核签名。

Step 12 孕产妇转运交接记录

1. 登录护理病历，进入孕产妇转运交接，系统自动获取相关信息后，产科护士核对产妇的风险，勾选交接重点内容项目，包括胎心、宫口开大、宫缩、胎心监护、特殊用药等情况。

2. 交班护士单击后签名。

3. 选择交接部分，包括产房、产科病区等部门，点击发送，信息自动生成交接时间和部门，并在接班者接班后生成交接内容，不可以涂改（图 6-1-15）。

4. 交接记录发送后，在 PDA 上出现相应部分提示、重点交接信息。

5. 当产妇到达相应部门，使用 PDA 点击进入孕产妇交接界面，扫描产妇腕带二维码，自动生成交接信息，接班者进行身份识别并阅读信息后，点击分配床位并保存，产妇进入相应床位，完成交接。

6. 当产妇涉及多部门交接时，可以选择下一页，再次生成新的交接转运记录，该交接记录包括产前、产房及产后爱婴区的母亲情况。

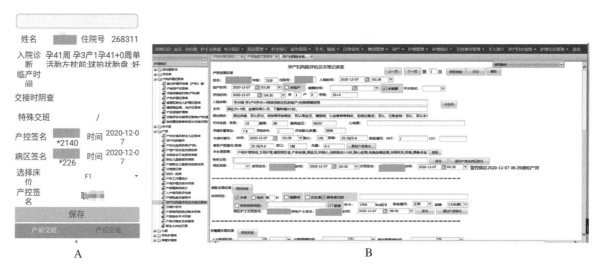

图 6-1-15 孕产妇转运交接记录

Step 13 胎盘管理登记

该系统需要在 HIS 系统，并借助 PDA 的功能共同完成。

1. 在助产士完成分娩记录后，自动生成胎盘登记本（图 6-1-16A），并记录胎盘去向。

2. 助产士在接生后，销毁、装袋胎盘使用的防腐剂，并粘贴胎盘条码。

3. 给予胎盘回收处置授权，每次回收时，使用专用工号登录 PDA，点击进入胎盘管理界面。

4. 助产士及后勤工人扫描胎盘二维码，点击接收后，完成交接（图 6-1-16B）。

Step 14 产后护理记录

1. 登录护理病历，进入产后护理记录，记录产妇的产后情况，包括生命体征、宫缩情况、产后出血情况、伤口情况等（图 6-1-17）。

2. 在每项记录中，可以选择常用项目，提高管床护士的记录速度，例如产后伤口，选项为会阴或腹部，护士根据产妇的情况选择。

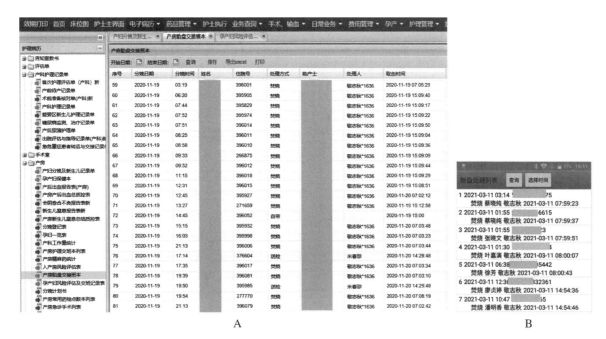

图 6-1-16 胎盘管理登记（A）及 PDA 扫码接收清单（B）

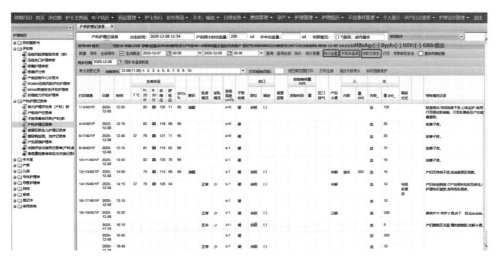

图 6-1-17 产后护理记录

Step 15 新生儿护理记录

1. 因病情需要至新生儿科的，需进行首次新生儿护理评估（图 6-1-18）。登录 HIS 系统，点击进入首次新生儿护理评估单，系统对新生儿基本信息进行自动提取，由新生儿科护士对新生儿进行全面的专科评估，包括基本生命体征、呼吸 / 循环情况、营养代谢、压疮评分等项目的填写，并由上级护士完成内容的审核。

2. 进入护理病历（图 6-1-18），对新生儿日常护理进行记录，包括生命体征的录入、特殊处置的录入。

3. 若新生儿因病情需要转入新生儿重症监护病房，则需要填写新生儿重症监护护理记录（图 6-1-19），详细记录新生儿的生命体征、病情变化、特殊处置以及液体出入量的统计。

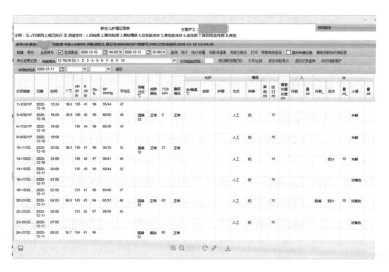

图 6-1-18　新生儿护理记录

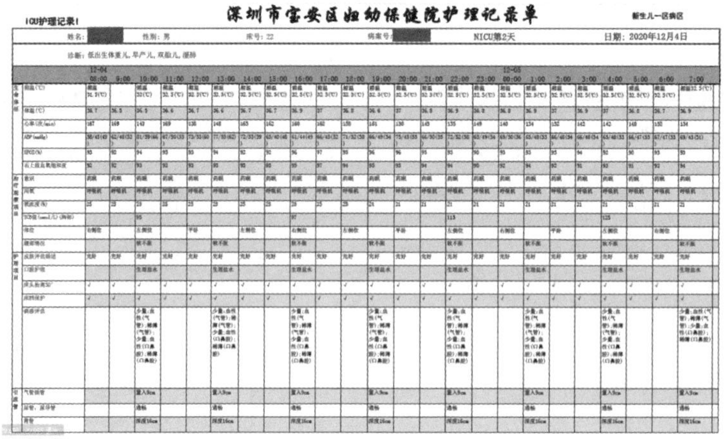

A

B

图 6-1-19　新生儿重症监护护理记录

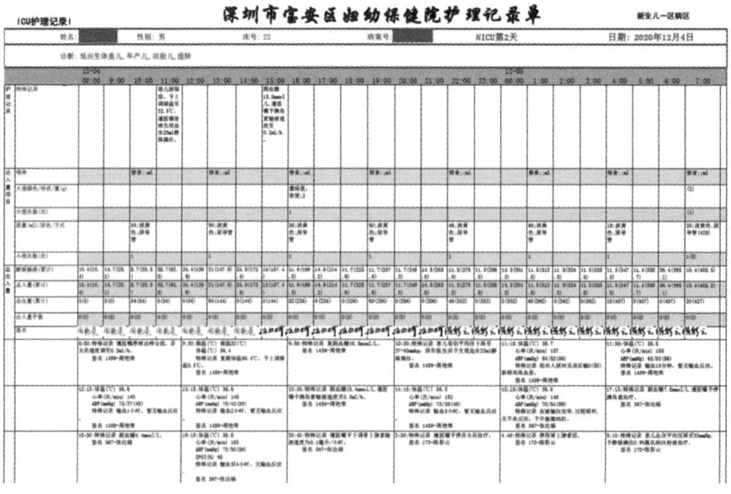

Step 16　产科病区床旁护理 PDA 系统

1. 护士输入工号和密码，选择科室，登录 PDA 系统（图 6-1-20）。

2. 根据任务、孕产妇的需要，可进行医嘱查看和执行、护理文书书写、生命体征的录入、标本出科、急救车管理、毒麻药品管理等。

3. 护士床旁测血糖前，进行床旁身份识别，测量血糖后，PDA 录入，医嘱执行和护理文书记录一步完成，大大提高工作效率。对于长期监测血糖且有条件者，可以采用动态血糖仪，直接与 HIS 系统对接，数据自动导入。

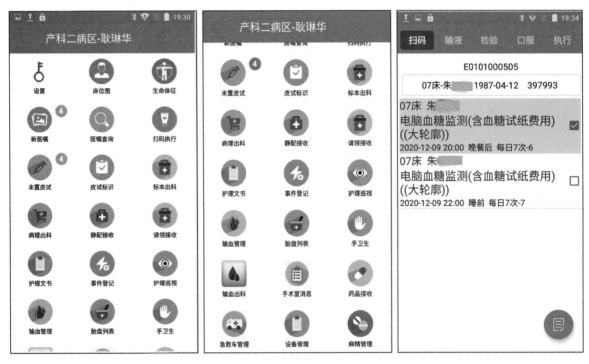

图 6-1-20　产科病区床旁护理 PDA 系统

Step 17　出院随访记录

1. 登录 HIS 系统，点击进入护理管理—出院产妇随访界面。

2. 点击随访，点击电话后自动拨号。

3. 随访后，录入随访情况（图 6-1-21）。

4. 通过检索，自动生成随访率和满意度。

【重点和难点】

产科护理信息系统难点为涉及多部门，时间跨度大，需要尽可能生成结构化的信息关键词，根据不同的工作职责，整合相应的关键数据。

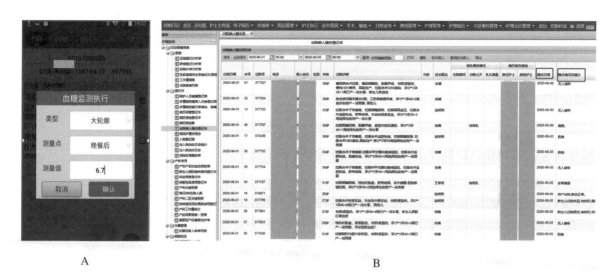

A   B

图 6-1-21 出院随访记录

（耿琳华 李健明）

第二节 儿科护理信息系统

本节内容为儿科护理信息系统，包含儿科入院患者护理评估、护理记录模板的导入。该功能保障了对入院患者的整体评估，包括患者的基本信息、各项风险评估、过敏史以及疾病相关的专科护理观察内容。填写方式以勾选为主，从而减少护理评估中的漏项问题。护理记录模板的使用提高了护理专科观察的全面性、准确性，同时节约文书书写时间，让护士有更多的时间护理临床患者，保障临床安全，提高护理质量。

一、儿科入院患者护理评估

【具体步骤】

Step 1 结构目录

登录医惠护理信息系统，进入所在区域病房系统，如图 6-2-1，查看到病房的所有患者。在病人一览表中，系统会根据患者不同的护理级别匹配相应的底色，使护理人员可以对不同级别患者进行快速选择。

双击任一患者，如图 6-2-2 所示，在眉栏处出现日常护理文书书写时常用的评估选项，包括出入量记录单、跌倒 / 坠床危险因素评分、儿童压疮危险因素评分及专科评估表等。

按照专科护理记录所需设置栏目，点击入院患者的"儿科入院患者护理评估单"，如图 6-2-3 所示，进入评估界面。

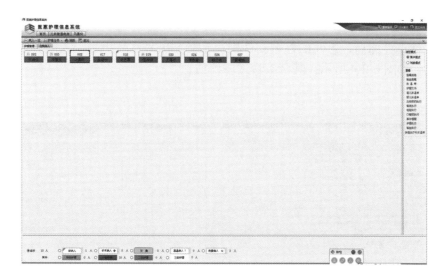

图 6-2-1　护理信息系统病房界面

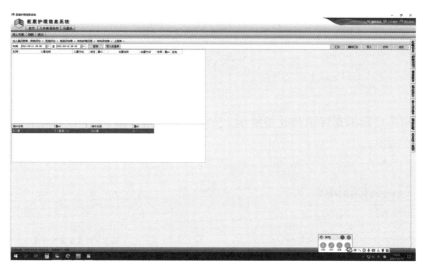

图 6-2-2　护理信息系统患者界面

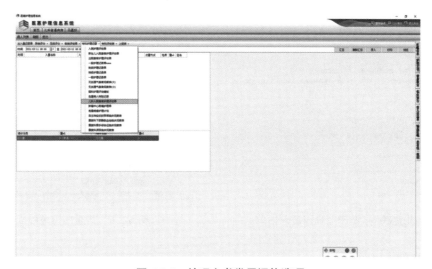

图 6-2-3　护理文书常用评估选项

Step 2 护理评估

进入该评估单界面后，患儿的姓名、性别、年龄、床号、病历号、入院诊断等基本信息由系统自动生成，如图 6-2-4 所示，其余条目逐一评估。

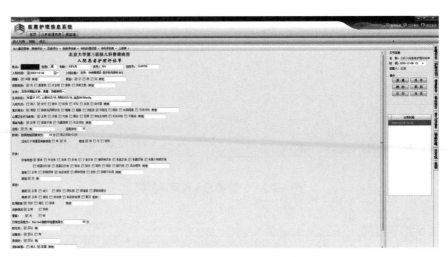

图 6-2-4 儿科入院患者护理评估单

点击儿童压疮危险因素评估及儿童跌倒 / 坠床危险因素评估，则自动弹出相应评估单，如图 6-2-5、图 6-2-6 所示。

儿童跌倒/坠床因素评估单

病人信息

姓名 性别 年龄
科室 床号 病历号

评估内容

A,年龄

□ ≤3岁 □ 4~7岁 □ 8~13岁 □ >13岁

B,性别

□ 男 □ 女

C,诊断

□ 神经系统疾病，骨骼、关节系统疾病，眼科疾病 □ 氧合功能改变（脱水，贫血，头晕等），电解质紊乱 □ 心理/行为疾病

□ 其他疾病，疾病导致不能活动或移动

D,认知

□ 没有意识到不能自我行动 □ 忘记有行动的限制 □ 能自我辨识方位，昏迷，无反应

E,环境

□ 住院期间有跌倒坠床史，使用辅助器具（拐杖，助行器，轮椅等），婴幼儿放置在无护栏的成人床

□ 近1个月有跌倒坠床史，婴幼儿放置在有护栏的成人床 □ 近3个月有跌倒坠床史，婴幼儿放置在有护栏的婴儿床

□ 无跌倒坠床史

F,镇静/麻醉后

□ 12h内 □ 24h内 □ 超过24h/没有

G,药物使用

□ 联合用药：镇静剂、安眠药、巴比妥类药、麻醉药、降压药、散瞳剂等

□ 以上其中一种药物

□ 其他药物/没有

评估结果

总分 跌倒风险

评估规则：评分7-11分属于低风险，12分以上属于高风险。

图 6-2-5 儿童跌倒 / 坠床危险因素评估单

儿童压疮危险因素评估

--------根据Braden-Q量表进行评估

移动度

□ 完全受限 □ 重度受限 □ 轻度受限 □ 不受限制

活动度

□ 受限于卧位 □ 受限于座椅 □ 偶尔行走 □ 年龄太小不会走路的患儿或会走路患儿经常行走

感知觉

□ 完全受限 □ 非常受限 □ 轻度受限 □ 不受限制

浸渍

□ 持续潮湿 □ 经常潮湿 □ 偶尔潮湿 □ 很少潮湿

摩擦力与剪切力

□ 重大问题 □ 问题 □ 潜在问题 □ 没有明显问题

营养

□ 非常差 □ 不充足 □ 充足 □ 非常好

组织灌注与氧合

□ 极度不足 □ 不足 □ 正常 □ 良好

总分

备注：总分28分，（1）总分≤16分可申报难免压疮

（1）须上报护士长和主管护士，并且在护理记录中记录及采取相应措施

（2）总分≤12分为高危

（3）入院时对一级护理以上（病危重）进行评估

（4）评估结果：16-23分为低危，13-15分为中危，10-12分为高危，≤9分为极高危。

图 6-2-6 儿童压疮危险因素评估单

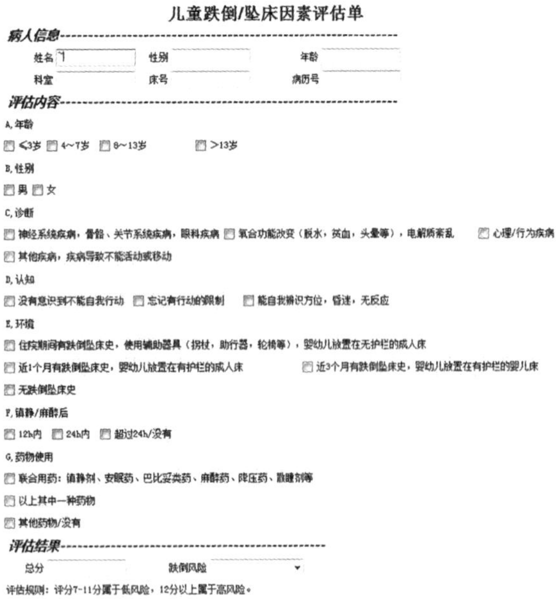

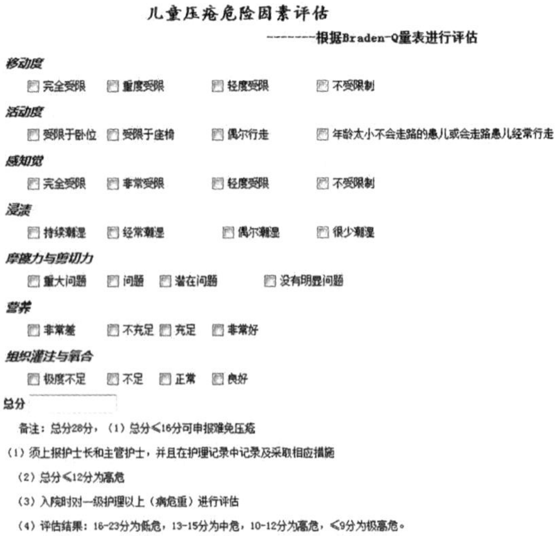

应用两个评估单评估后，可自动统计分数，并且导入到入院患者护理评估单中。若患者皮肤异常情况，可单击选项"有"，则会出现具体的皮肤问题选项，护士可根据患者的实际情况进行勾选；入院带入管路的患者，可单击选项"有"，并勾选相应的管路类型（图6-2-7）。

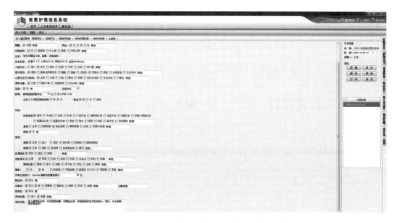

图 6-2-7 儿科入院患者评估得分图

当患者属于压疮或跌倒/坠床高风险时，需要定期进行复评，可点击如图6-2-8、图6-2-9所示进行评估，评估后可自动统计分数，保存即可。

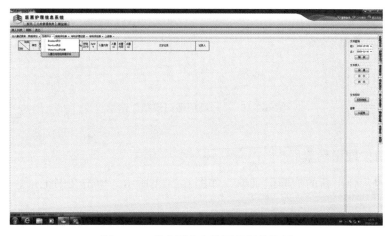

图 6-2-8 儿童压疮危险因素评估选项

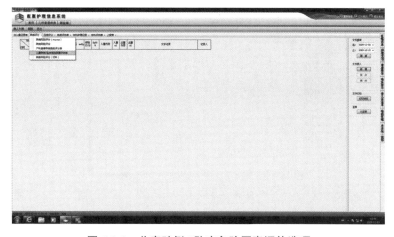

图 6-2-9 儿童跌倒/坠床危险因素评估选项

进行压疮危险因素评估及儿童跌倒/坠床危险因素评估后，醒目的评分数值可提醒护士对有危险的患者格外关注，及时应用护理措施，预防不良事件。

二、护理记录模板的导入

【具体步骤】

Step 1 结构目录

按照专科护理记录所需设置栏目，点击"一般护理记录单"，如图 6-2-10，进入界面。

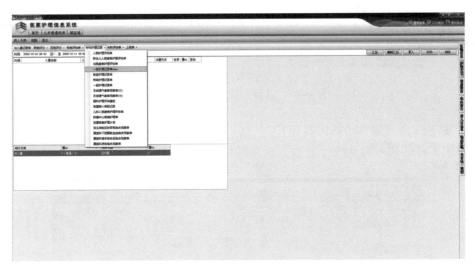

图 6-2-10 "一般护理记录单"选项

Step 2 新建护理记录单

点击右侧新建，弹出新的护理记录单，如图 6-2-11 所示，单击文书记录。

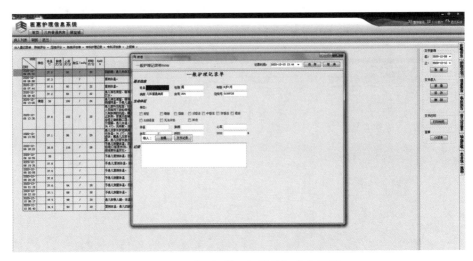

图 6-2-11 "一般护理记录单"患者界面

Step 3　导入模板

按照科室找到儿科相应模板，根据患者疾病类型及相应症状，选择相应的护理记录模板，如图 6-2-12 所示。

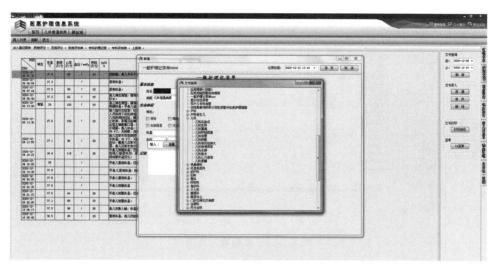

图 6-2-12　护理记录模板

例如单击儿科出血点（图 6-2-13），勾选时间、部位、程度、颜色、数量及护理措施。

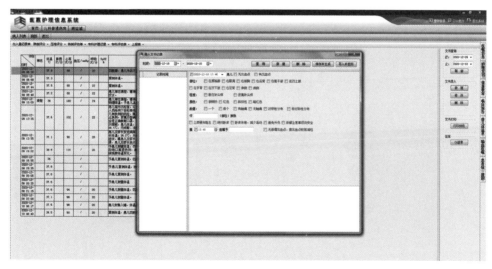

图 6-2-13　儿科出血点护理记录模板

导入并返回，即可自动生成护理记录的模式，保存即可，如图 6-2-14 所示。

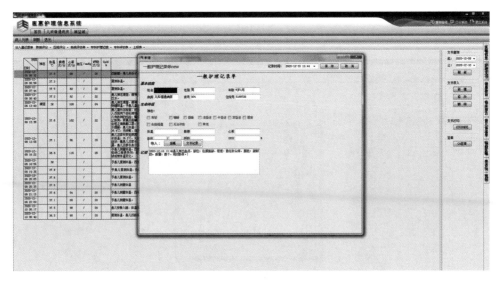

图 6-2-14 模板导入界面

护理记录模板功能节约了护士的护理记录时间，且更全面详细地记录患者的病情，避免了护士记录不详细，使其更多的时间回归临床，回归患者。儿科入院患者护理评估功能让护士更快速地评估识别高危患者的情况，早期预警，保障患者的安全。

（李 蕊）

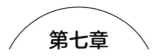

第七章

重症监护信息系统

第一节　生命体征管理系统

本节内容主要介绍重症监护信息系统中的生命体征管理系统，同时也简要介绍其他监测项目的管理，具体包含生命体征采集系统、异常生命体征报警、生命体征趋势图、历史生命体征查询、神志监测、呼吸机参数采集系统、评估表等功能。

生命体征监测是重症护理的基本内容之一，该功能保证重症患者生命体征管理的实施，并提高了监测的即时性和准确性，通过生命体征数据的连续存储和可视化，实现监测的连续性。有条件时，通过监护仪、呼吸机等设备数据的自动提取和传输，还可增加生命体征记录频次，以提供更丰富的病情评估数据，并极大减少护士人工记录所耗费的时间，以使护士有更多时间留在床旁。连续性的生命体征数据以及趋势图生成，能够保证医生和责任护士实时查看患者生命体征的动态变化，更便利地进行病情评估。

【具体步骤】

Step 1　生命体征录入和查看

本步骤在重症监护信息系统"生命体征"—"设备"模块中实现（图 7-1-1）。

图 7-1-1　生命体征管理界面

点击生命体征模块，进入人机互动界面，可以直接查看患者当日各项生命体征整点数值，包括心律、心率、脉搏、有创动脉血压（含平均压）、无创血压（含平均压）、呼吸频率、体温、中心静脉压等基本项目。进入“呼吸机”人机互动界面，可以直接查看患者整点机械通气相关参数数值，包括通气模式、通气频率、潮气量、每分通气量、气道压力等（图 7-1-2）。能够实现监护仪、呼吸机等设备数据的自动提取和传输时，各项数据由系统自动生成；无法实现上述功能或者因为设备及网络故障等原因无法正常自动提取时，系统能够兼容手工录入。

当系统能够实现设备数据的自动提取和传输时，根据医院软硬件条件和实际需要，合理设置数据提取和存储的频率。服务器中存储的生命体征数据，可以在人机互动界面查看，根据临床需要，合理设置可查看的最短时间间隔。需要查看更详细生命体征数值时，将光标移动至对应时点处，单击右键出现弹窗，选择显示生命体征的间隔时间即可。

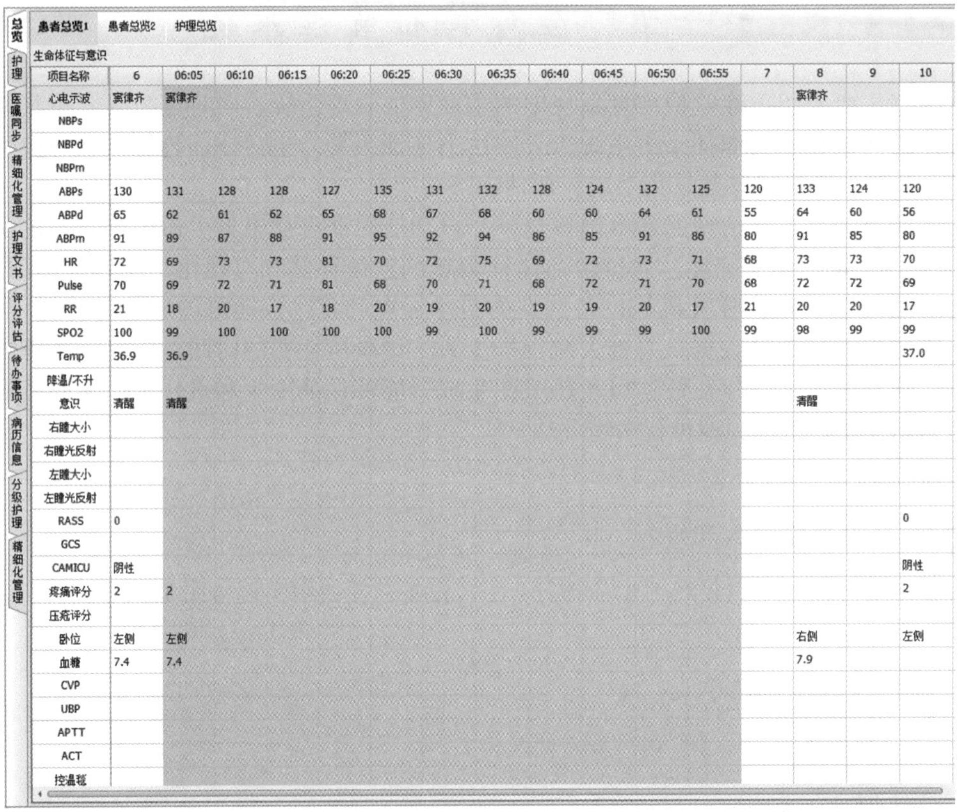

总览 护理 医嘱同步 精细化管理 护理文书 评分评估 待办事项 病历信息 分级护理 精细化管理

患者总览1 患者总览2 护理总览

生命体征与意识

项目名称	6	06:05	06:10	06:15	06:20	06:25	06:30	06:35	06:40	06:45	06:50	06:55	7	8	9	10
心电示波	窦律齐	窦律齐												窦律齐		
NBPs																
NBPd																
NBPm																
ABPs	130	131	128	128	127	135	131	132	128	124	132	125	120	133	124	120
ABPd	65	62	61	62	65	68	67	68	60	60	64	61	55	64	60	56
ABPm	91	89	87	88	91	95	92	94	86	85	91	86	80	91	85	80
HR	72	69	73	73	81	70	72	75	69	72	73	71	68	73	73	70
Pulse	70	69	72	71	81	68	70	71	68	72	71	70	68	72	72	69
RR	21	18	20	17	18	20	19	20	19	19	20	17	21	20	20	17
SPO2	100	99	100	100	100	100	99	100	99	99	99	100	99	98	99	99
Temp	36.9	36.9														37.0
降温/不升																
意识	清醒	清醒												清醒		
右瞳大小																
右瞳光反射																
左瞳大小																
左瞳光反射																
RASS	0															0
GCS																
CAMICU	阴性															阴性
疼痛评分	2	2														2
压疮评分																
卧位	左侧	左侧												右侧		左侧
血糖	7.4	7.4												7.9		
CVP																
UBP																
APTT																
ACT																
控温毯																

图 7-1-2　生命体征间隔 5 分钟显示界面

生命体征数据繁多，想要更直观地了解各体征的连续变化，提高浏览效率，可点击趋势图查看（图 7-1-3）。

需要回顾既往生命体征数据时，鼠标单击相应按钮，在弹窗中选择需要回顾的日期，可查看本次入住期间既往任一时间的生命体征数值。

Step 2　辅助报警系统

本步骤在重症监护信息系统“生命体征”模块中实现。

系统可以设置默认的各项生命体征报警线。当出现超报警线的异常数值时，系统能够自动识别，并给予警示，以协助责任护士对生命体征的管理（图 7-1-4）。

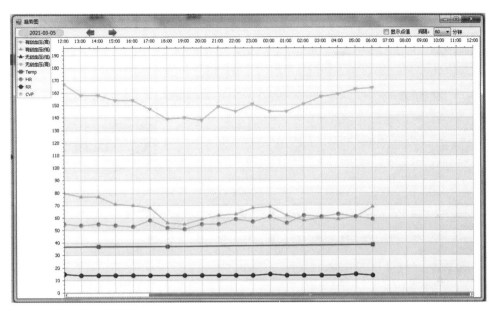

图 7-1-3　生命体征趋势图

项目名称	13	14	15	16	17	18	19	20	21	22	23	0
心电示波												
NBPs	91	101	108	142	96	85	95	96	45	38	62	63
NBPd	62	71	84	63	70	61	66	67	32	18	23	44
NBPm	69	79	89	76	74	65	73	72	35	23	33	49
ABPs	96	91	82	87	91	91	83	81	58	47	46	51
ABPd	62	58	55	56	63	63	58	58	52	38	35	38
ABPm	76	71	66	68	75	75	69	68	59	42	40	44
HR	126	131	132	133	134	135	130	130	136	137	135	133
Pulse	126	131	132	133	134	135						
RR	25	26	27	28	29	28	25	26	25	26	25	28
SPO2	97	97	99	98	97	80						
Temp		36.5				35.5						
降温/不升												

图 7-1-4　生命体征超报警线后红色警示

出现警示后，将鼠标移动至警示数值上方，双击，弹出警示处置窗口，责任护士无需进行人机界面切换，可直接记录相关处置内容，并自动生成护理记录（图 7-1-5）。

Step 3　神志监测功能

本步骤在重症监护信息系统"神志监测"模块中实现，"神志"可以与"生命体征"合并设计在同一个人机互动界面，以提升便利性。

神志监测界面包含意识状态、瞳孔大小、对光反射、昏迷评分、镇静评分、疼痛评分以及谵妄评估等项目。本界面兼容查看和录入功能，既可查看既往数据，也可每小时录入当前实时数据。录入时，部分项目可提供下拉框选项，部分为直接录入（图 7-1-6）。

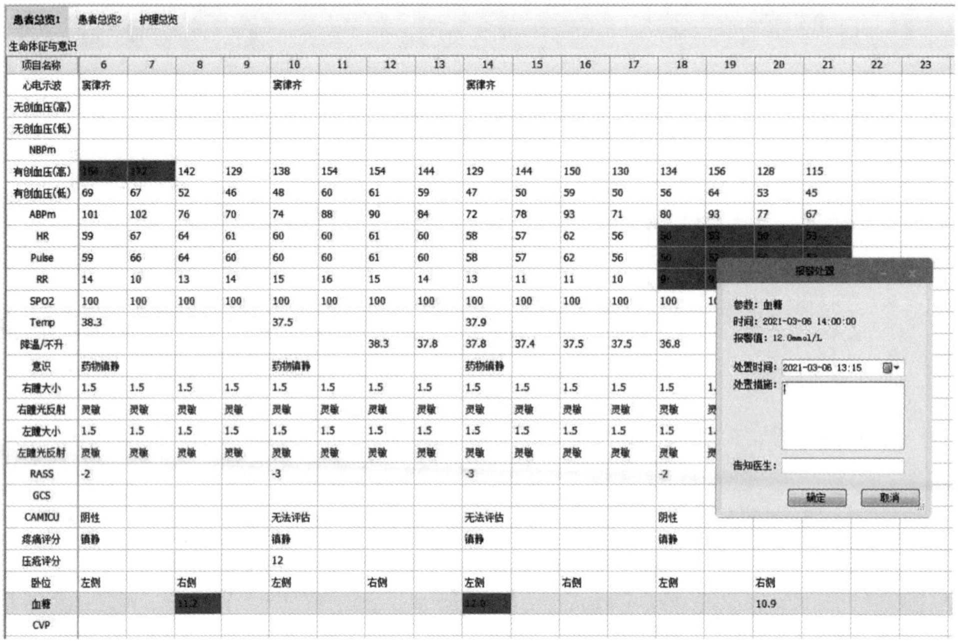

| 患者总览1 | 患者总览2 | 护理总览 |
生命体征与意识

项目名称	6	7	8	9	10	11	12	13	14	15	16	17	18	19	20	21	22	23
心电示波	窦律齐				窦律齐				窦律齐									
无创血压(高)																		
无创血压(低)																		
NBPm																		
有创血压(高)	164	172	142	129	138	154	154	144	129	144	150	130	134	156	128	115		
有创血压(低)	69	67	52	46	48	60	61	59	47	50	59	50	56	64	53	45		
ABPm	101	102	76	70	74	88	90	84	72	78	93	71	80	93	77	67		
HR	59	67	64	61	60	60	61	60	58	57	62	56	56	53	50	53		
Pulse	59	66	64	60	60	60	60	60	58	57	62	56						
RR	14	10	13	14	15	16	15	14	13	11	11	10						
SPO2	100	100	100	100		100	100	100	100	100	100	100	100					
Temp	38.3				37.5				37.9									
降温/不升							38.3	37.8		37.4	37.5	37.5	36.8					
意识	药物镇静				药物镇静				药物镇静									
右瞳大小	1.5	1.5	1.5	1.5	1.5	1.5	1.5	1.5	1.5	1.5	1.5	1.5	1.5	1.5				
右瞳光反射	灵敏	灵敏	灵敏	灵敏	灵敏	灵敏	灵敏	灵敏	灵敏	灵敏	灵敏	灵敏	灵敏	灵敏				
左瞳大小	1.5	1.5	1.5	1.5	1.5	1.5	1.5	1.5	1.5	1.5	1.5	1.5	1.5	1.5				
左瞳光反射	灵敏	灵敏	灵敏	灵敏	灵敏	灵敏	灵敏	灵敏	灵敏	灵敏	灵敏	灵敏	灵敏	灵敏				
RASS	-2				-3				-3				-2					
GCS																		
CAMICU	阴性				无法评估				无法评估				阴性					
疼痛评分	镇静				镇静				镇静				镇静					
压疮评分					12													
卧位	左侧		右侧		左侧		右侧		左侧		右侧		左侧		右侧			
血糖			11.7						12.0						10.9			
CVP																		

报警处置

参数: 血糖
时间: 2021-03-06 14:00:00
报警值: 12.0mmol/L

处置时间: 2021-03-06 13:15
处置措施:

告知医生:

确定　取消

图 7-1-5　生命体征警示处置窗口

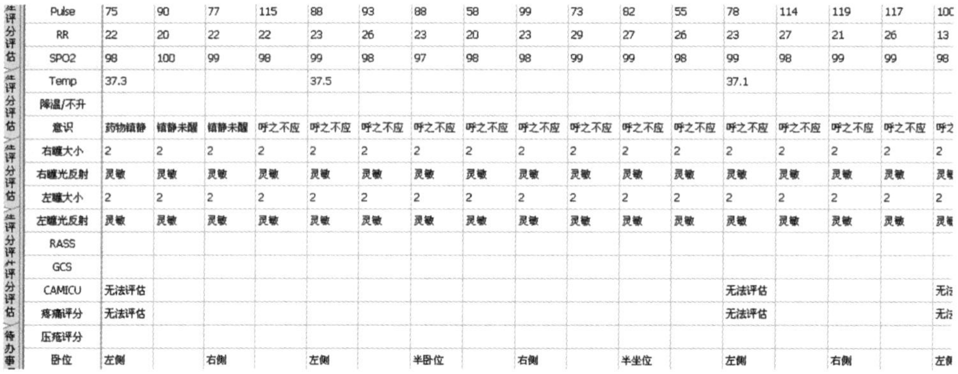

Pulse	75	90	77	115	88	93	88	58	99	73	82	55	78	114	119	117	100
RR	22	20	22	22	23	26	23	20	23	29	27	26	23	27	21	26	13
SPO2	98	100	99	98	99	98	97	98	98	99	99	98	99	98	99	99	98
Temp	37.3				37.5								37.1				
降温/不升																	
意识	药物镇静	镇静未醒	镇静未醒	呼之不应	呼之不应	呼之不应	呼之不应	呼之不应	呼之不应	呼之不应	呼之不应	呼之不应	呼之不应	呼之不应	呼之不应	呼之不应	呼之
右瞳大小	2	2	2	2	2	2	2	2	2	2	2	2	2	2	2	2	2
右瞳光反射	灵敏	灵敏	灵敏	灵敏	灵敏	灵敏	灵敏	灵敏	灵敏	灵敏	灵敏	灵敏	灵敏	灵敏	灵敏	灵敏	灵敏
左瞳大小	2	2	2	2	2	2	2	2	2	2	2	2	2	2	2	2	2
左瞳光反射	灵敏	灵敏	灵敏	灵敏	灵敏	灵敏	灵敏	灵敏	灵敏	灵敏	灵敏	灵敏	灵敏	灵敏	灵敏	灵敏	灵敏
RASS																	
GCS																	
CAMICU	无法评估												无法评估				无法
疼痛评分	无法评估												无法评估				无法
压疮评分																	
卧位	左侧		右侧		左侧		半卧位		右侧		半坐位		左侧		右侧		右

图 7-1-6　神志监测界面

　　各种评估表只需在对应评估时双击相应空格，即可弹出对应评分窗口，对照评估条目，勾选分值，点击完成，相应空格即可显示评估结果（图 7-1-7）。

　　需要回顾各评估项目全程得分变化趋势等详细数据时，点击相应模块，选择评估表类型，进入即可查看该评估表住院全程的评估情况以及变化趋势（图 7-1-8）。

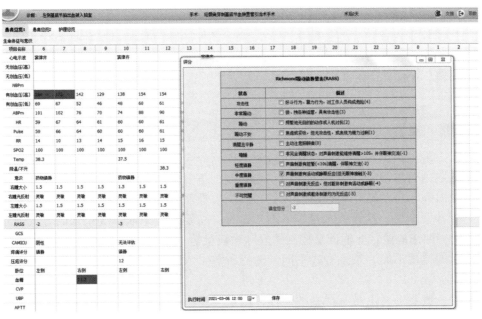

图 7-1-7 弹出式评估表评分窗口

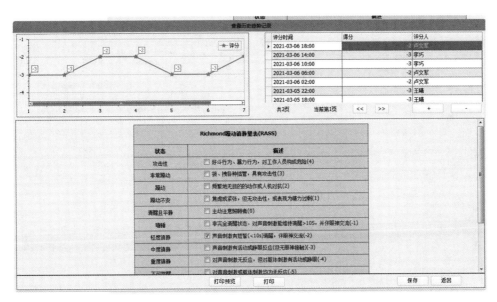

图 7-1-8 评估表历史评估记录

第二节 出入量管理系统

本节内容介绍重症监护信息系统中的出入量管理系统，包含出入量录入、出入量自动计算、全程出入量浏览、出入量明细查询等功能。

该功能保障了重症患者出入量管理的精确性、即时性以及连续性，便于重症患者的出入量管理。通过计算机的自动累计功能，简化临床护士出入量管理过程，避免护士出入量计算错误；能够实时计算当日出入总量并实时查看出入量动态变化，便于临床护士和医生随时进行出入量平衡的评估。

【案例】

薛某因病情危重入住重症监护病房 5 天，给予多种静脉药物和口服药物治疗，同时需肠内营养支持，留置尿管及多种引流管，每日排便量不等，医嘱要求每小时监测各种出入量，尽量维持出入量平衡。责任护士落实出入量监测。

【具体步骤】

Step 1 出入量录入

危重患者入量包括多种类型。有使用输液泵或营养泵等在一段时间内匀速给予的入量，如经营养泵泵入肠内营养液量、输液泵或微量泵控制的静脉输液量（图 7-2-1），计算机系统会根据速度和持续时间，自动转化为每小时入量。有一次性经胃肠道给予的入量，如口服药管饲溶药水量和胃管冲管水量、饮食饮水量等（图 7-2-2），需要护士采取单次录入的方式记录。还有其他类型入量，如输血量、非输液泵控制的静脉输液量等。

按照入量的类型不同，录入方式不同，选择所需录入模块，点击相应位置，弹出入量录入窗口。

危重患者一般要求对出量有严密的监控，出量类型不仅仅限于常规的尿量、大便量，还包括胃肠减压量、出血渗血量、引流量、超滤量以及出汗量等。在重症监护信息系统中，各种不

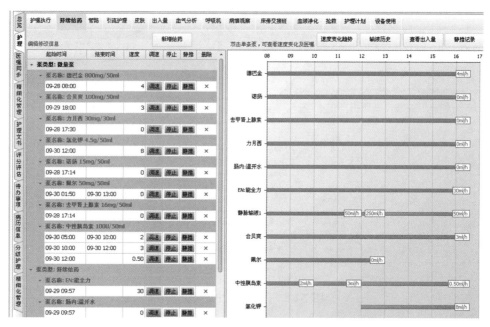

图 7-2-1 经输液泵或微量泵控制的静脉输液量管理

图 7-2-2 口服给药相应入量录入窗口

同类型的出量常常需要在不同的管理模块中录入，录入方式会有所不同，如尿量，医嘱一般要求每小时记量（图 7-2-3），而引流量会根据引流量的多少，间隔不同时间记量（图 7-2-4）。其他如大便量、出汗量、出血量等，一般不会常规记录，只有存在此项出量的情况时才需要记量。

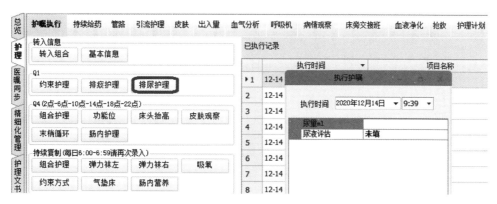

图 7-2-3　每小时尿量录入窗口

根据系统设计上的差异，选择所需录入模块，点击相应位置，弹出出量录入窗口。

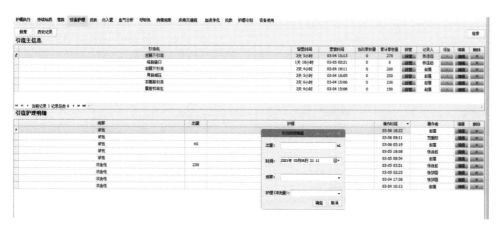

图 7-2-4　引流管管理窗口及引流量录入弹窗

Step 2　全程、动态出入量查询及浏览

此步骤在重症监护信息系统专门模块中实现。

入量、出量根据类型不同、病情的不同，录入通常是零散的，但在危重患者的管理中，要求零散的出入量能够合并到一起，便于出入量的实时评估和管理。利用计算机系统的分类、计算等功能，可实现出入量的自动分类、实时汇总，并显示出入量平衡情况。

具体步骤如下：点击"出入量浏览"，进入动态出入量查看界面，点击"实时计算"，可查询当日实时的入量、出量以及平衡情况，并可显示趋势图（图 7-2-5），直观查看每小时出入量以及平衡的动态变化情况。将光标移动至相应柱形图时，还可出现弹窗精确显示当前小时内的出入量组成明细。点击"显示入科后平衡线"，还可查询从入科到当前为止的出入总量以及总平衡情况和变化趋势（图 7-2-6）。

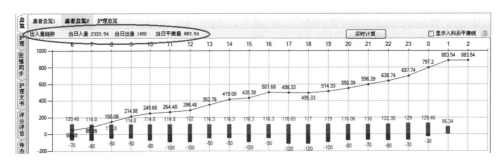

图 7-2-5 当日出入量趋势图

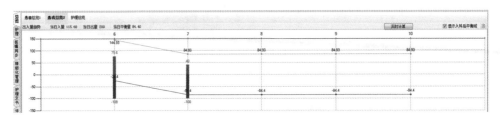

图 7-2-6 入科后全程出入量变化趋势图

当想要查看过去某日出入量情况时,可点击相应图标,选择查看过去任一日的出入量及平衡情况(图 7-2-7)。

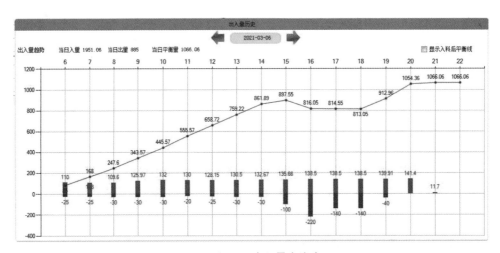

图 7-2-7 任一日出入量查询窗口

Step 3　出入量明细查询

此步骤也在重症监护信息系统专门模块中实现。

当需要对某日出入量明细进行精确查询以协助出入量管理时,可以使用此功能。窗口中出入量按照具体类型显示,责任护士或医生也可使用此功能对具体类型的出入量进行查询(图7-2-8)。此功能还便于责任护士对当日出量、入量等录入情况进行检查,查漏补缺。

此功能包括时间筛选功能,输入开始和结束时间,可以选择查看任一段时间内的各类别出入量的明细,比如查看自入科以来患者多日内的排便情况。当显示内容较多时,点击具体入量、出量类别前的三角图形，可展开或收起对应明细内容。

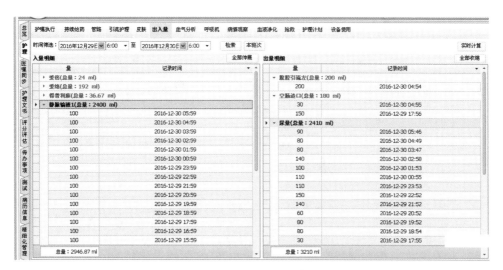

图 7-2-8　出入量明细查询界面

第三节　导管管理系统

本节内容介绍重症监护信息系统中的导管管理系统，包含导管新增、导管护理、拔管或重置、导管留置时间查看及报警、当前患者历史置管记录查询等功能。

重症患者通常留置有多种类型的导管，导管护理是监护室护士日常护理中的重要组成部分，该功能实现了重症患者图示化、连续性及整合化的导管管理。本模块将患者的所有留置导管集中到同一个窗口中显示，使责任护士能够节省时间，快速完成记录，避免了碎片化的导管护理记录，避免遗漏；责任护士能够通过图示，快速了解患者所有置管；系统还能通过设置置管天数报警线，提示需要更换的导管，避免导管的过期使用；责任护士能够在本模块中，非常快速地查看某一导管全程的护理和观察记录，使导管管理更加连续化。

【案例】

薛某因病情危重入住重症监护病房 5 天，留置有胃管、尿管、气管插管、中心静脉导管等多种管路。责任护士需做好导管护理及记录工作。

【具体步骤】

Step 1　置管、拔管录入

此步骤在重症监护信息系统"管路"模块中实现。

当需要录入新置入导管时，可以使用此功能。将光标移动至窗口左侧人体模型对应的置管部位，点击鼠标右键，在弹出的对话框中选择导管类型，录入管路信息，包括置管部位、留置深度、置管时间以及置管人（图 7-3-1）。入科带入的导管，可以选择"带入"以与本科室内置入的导管相区分。录入完成后点击确认，导管信息即显示在一览表中。

在留置导管一览表中，可显示本患者当前留置的所有导管类型及基本信息，如置管部位、深度、置管时间及留置时长、置管人等，便于责任护士随时了解导管的基本情况（图 7-3-2）。在一览表中，还可以对任一导管进行信息修改、拔管及重置等操作；错误录入时，可以点击删

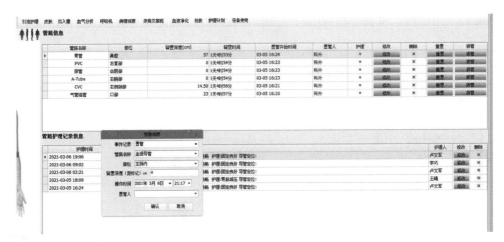

图 7-3-1　新增导管录入窗口

管路名称	部位	留置深度(cm)	留置时间	置管开始时间	置管人	护理	修改	删除	重置	拔管
胃管	鼻腔	60	3天9时52分	09-27 06:46		+	修改	×	重置	拔管
尿管	会阴部	0	3天10时54分	09-27 05:45	科外	+	修改	×	重置	拔管
PVC	右前臂	0	3天10时54分	09-27 05:44	科外	+	修改	×	重置	拔管
A-Tube	右腕部	0	3天10时54分	09-27 05:44	科外	+	修改	×	重置	拔管
气管插管	口部	23	3天10时56分	09-27 05:42	科外	+	修改	×	重置	拔管
CVC	右锁骨	14	3天10时56分	09-27 05:42	科外	+	修改	×	重置	拔管

图 7-3-2　留置导管一览表

除，以删除某种导管。

Step 2　导管观察和护理

此步骤在重症监护信息系统"管路"模块中实现。

留置导管期间，通常需要记录每班的护理观察内容以及对导管进行的相关操作，如换药、封管、深度调整等。将光标移动至导管一览表相应导管上，点击护理（图示中绿色"+"），在弹出的对话框中录入相关信息即可。录入完成点击确认，在导管一览表下方将出现本条录入记录。除录入功能外，还可查看到本条管路既往录入的所有护理记录（图 7-3-3）。

除查看患者导管置管及护理信息外，本窗口左侧人体模型还能用红色警示留置时间比较长的导管（图 7-3-4）。

Step 3　历史置管信息查询

此步骤也在重症监护信息系统"管路"模块中实现。

点击窗口左侧人体模型右下方"历史"按钮，系统弹出置管历史信息窗口，可以查询到患者本次住监护室期间所有留置过但已拔除的导管，点击任一条导管，可查看置管期间的所有护理信息（图 7-3-5）。

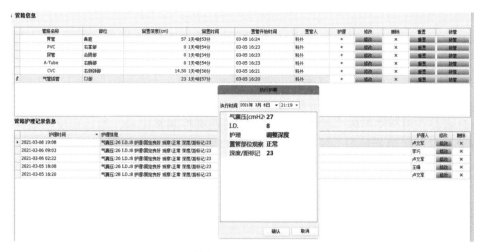

图 7-3-3　导管护理录入窗口及既往录入信息

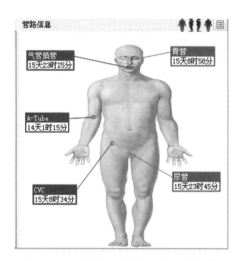

图 7-3-4　留置时间较长导管红色报警

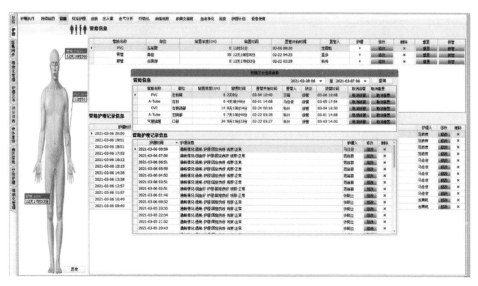

图 7-3-5　历史置管信息查询

第四节 药疗管理系统

本节内容介绍重症监护信息系统中的药疗管理系统，包含药疗医嘱同步、常规用药记录导入、微量给药管理、用药历史查询等功能。

重症患者存在用药种类多、某些药物用量需要精准控制和记录、给药速度频繁调整等特点，有时还需要通过回顾用药种类、给药速度历史数据等，对患者病情及给药反应等进行评估，本系统在一定程度上实现了以上功能。

【具体步骤】

Step 1 药疗医嘱同步

本步骤在重症监护信息系统"医嘱同步"模块中实现。

本模块能通过网络接口将 HIS 系统中药疗医嘱同步到重症监护信息系统，责任护士可通过此模块完成对患者的药疗管理。本窗口分为上下两个部分，上半部分显示当日计划执行的药疗医嘱，责任护士可通过此界面了解今日的药疗计划，对药疗进行合理规划；下半部分为当日已执行的药疗医嘱，责任护士可随时查看已执行的药疗种类及相应的执行时间。通过点击刷新按钮，系统自动检索实时数据，重新同步新开医嘱和 PDA 扫码执行的医嘱（图 7-4-1）；窗口最上方有时间筛选功能，可以自由设置同步的起止时间。

通过医嘱同步，还能实现药疗的直接导入和记录。责任护士使用 PDA 进行扫码执行后，相应的给药记录会直接生成到特护记录单，从而实现给药的自动化记录，节省责任护士完成护理记录的时间。对于无法使用 PDA 扫码执行的药疗，责任护士可以直接点击"执行"按钮，手动执行。

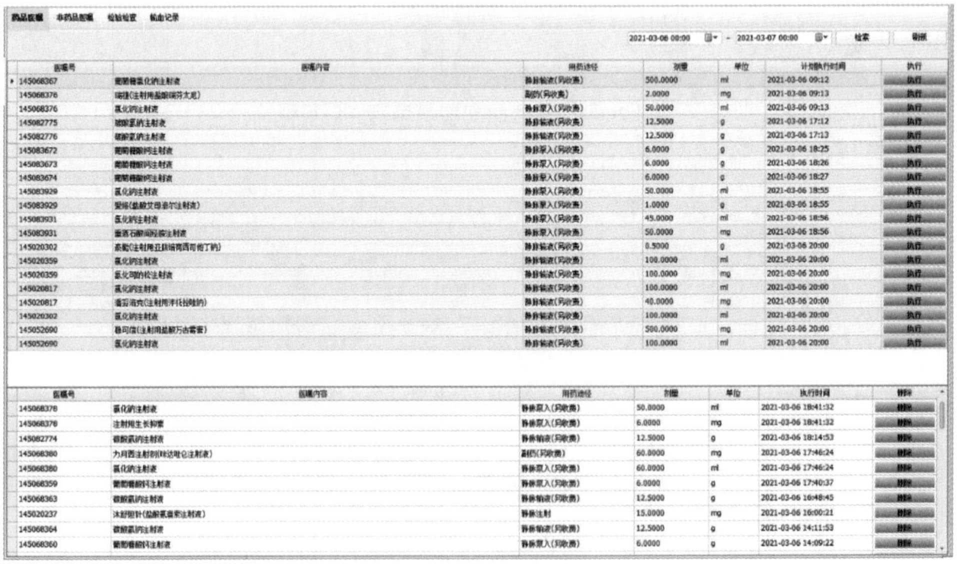

图 7-4-1 医嘱同步界面

Step 2 微量用药管理

本步骤在重症监护信息系统"给药"模块中实现。

点击"新增给药"，弹出新增给药窗口，导入或者录入药物名称、完善药液配制浓度、给药开始时间以及给药速度等数据，点击确认，生成一条微量泵入药物记录（图7-4-2）。系统将自动按照设置的给药速度生成到特护记录单，并产生相应的每小时入量。

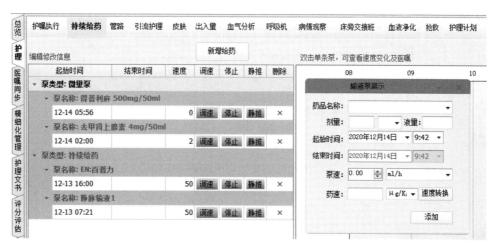

图 7-4-2　新增给药记录窗口

因病情需要，当前泵入速度发生变化时，选中需要调速的药物，点击"调速"，在弹出窗口中录入速度调整时间以及最新速度，点击确认，系统自动按照最新的速度生成到特护记录单，并产生调整后的每小时入量（图7-4-3）。

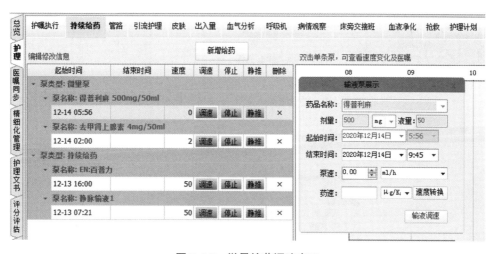

图 7-4-3　微量给药调速窗口

当用药停止时，选中需要停止的药物，点击"停止"，在弹出窗口中录入停止的准确时间，点击确认，系统自动生成停止记录到特护记录单，并停止累计每小时入量（图7-4-4）。

当某种微量泵泵入药物遵医嘱直接给予单次推注量时，点击"静推"，在弹出窗口中录入推注量及推注时间，点击确认，系统自动生成推注记录到特护记录单，并计入入量（图7-4-5）。

需要查看当前所有使用微量泵/输液泵控制速度药物的种类以及近期给药速度调整情况时，直接使用微量用药一览表即可查看。用药记录较多时，滚动侧边条查看（图7-4-6）。

因病情需要，需回顾全程微量泵/输液泵给药情况、输血种类及速度等历史数据时，使用

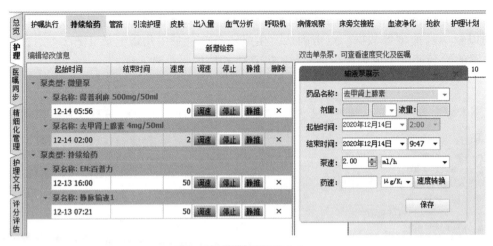

图 7-4-4　微量给药停止窗口

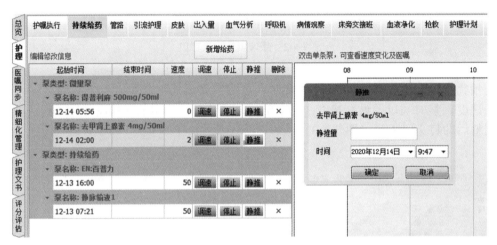

图 7-4-5　微量泵泵入药物单次推注记录窗口

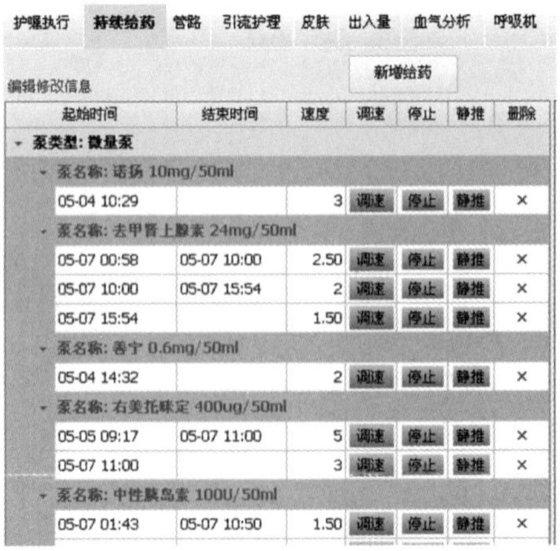

图 7-4-6　当前微量用药一览表

"输液历史"查询功能。点击后弹出输液历史窗口,输入需查询时段的起止时间,点击查询,窗口中即显示相应时段内的所有药物治疗条目、给药速度和相应速度的起止时间及停止用药时间等(图 7-4-7)。

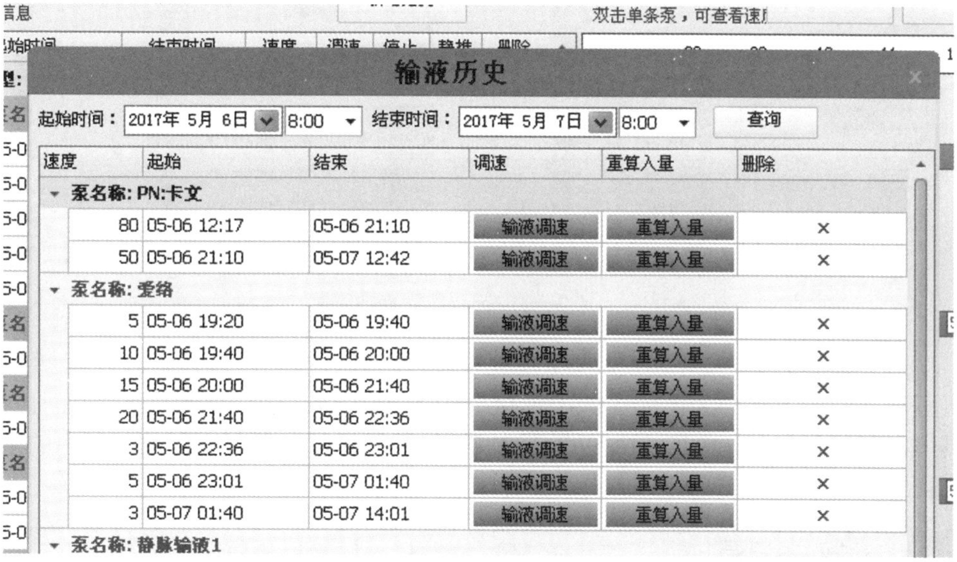

图 7-4-7 输液历史数据查询窗口

第五节 护理执行与护理观察记录系统

本节内容介绍重症监护信息系统中的护理执行与护理观察记录系统,包含常规护理观察记录、病情观察记录、护理执行内容记录、抢救记录等功能。

护理执行和观察、特殊病情观察、抢救记录等内容是保证特护记录单完整的组成部分。本功能通过不同记录模块的配合、各种标准化记录模板的使用,保证了特护记录的完整和规范。

【具体步骤】

Step 1 常规护理执行与护理观察记录

本步骤在重症监护信息系统"护理执行"模块中实现。

点击护理执行模块,进入人机互动界面,左半部分列出了大部分重症患者常见护理执行内容,包括约束护理、排痰护理、物理治疗、肠内营养护理、氧疗、排尿护理、排便护理、伤口护理、常见并发症预防和观察、功能位与康复锻炼、健康教育、基础护理等方面的常见具体项目(图 7-5-1)。

按照要求的护理执行或护理观察频率不同,可以将诸多项目按照执行频率进行分类,某些常规项目还可根据科室工作习惯设定规律的执行周期和执行时点,以便于提示责任护士完成,避免出现执行项目遗漏或观察不到位。

点击执行项目名称,即可弹出个性化对话框,下拉框选择或者手工录入相应执行内容,有需要时完善相应护理观察内容,选择正确执行时间,点击确认,即可生成相应的护理执行与观察记录。大多数护理执行与观察记录,可以生成表单式护理记录,或者按照预设的文字模板生成文字护理记录。

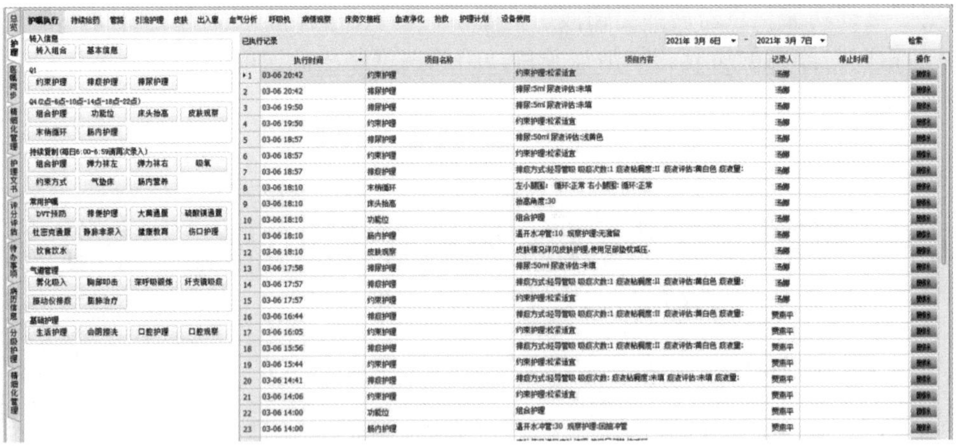

图 7-5-1　护理执行界面

人机互动界面右半部分为已完成的护理执行和观察内容一览表，提供执行时间、执行项目名称、具体内容、执行人等信息。一览表有时间筛选功能，可查看任一时间范围内的执行数据。为了便于查看，点击"执行时间"或"项目名称"，系统可以分别按要求排序。

Step 2　皮肤问题记录

本步骤在重症监护信息系统"皮肤"模块中实现。

点击皮肤模块，进入人机互动界面，可查看患者当前存在的所有皮肤问题（图 7-5-2）。皮肤问题按照发生的部位和性质进行分类，系统一般默认每个皮肤问题只显示最近少数几个班次的观察记录，需要查看更多时，则使用时间筛选功能，输入需要查询的时段后点击查询即可。当皮肤问题数量过多时，点击"全部收缩"，可只显示问题部位和类型，便于目标查找。

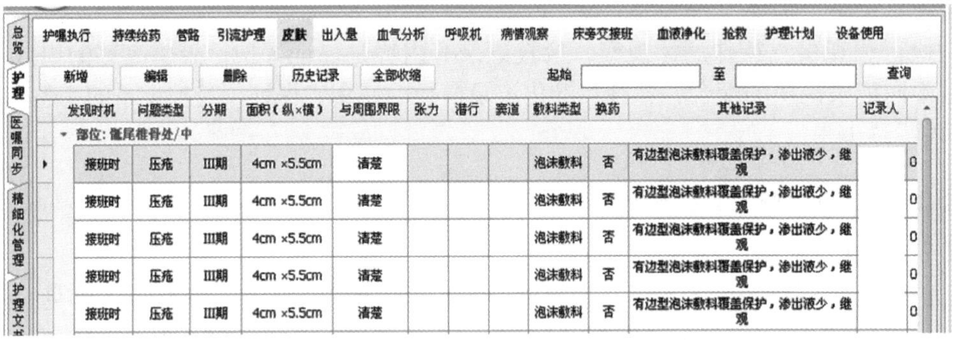

图 7-5-2　皮肤问题记录界面

出现新发皮肤问题时，点击"新增"，弹出标准化记录窗口，规范皮肤问题记录格式，便于今后数据应用。标准化记录内容包含问题类型、部位、分期、面积、张力、潜行、敷料情况等（图 7-5-3）。

需要查询入住期间既往但已愈合或好转的皮肤问题，点击"历史记录"，即可弹出皮肤问题历史记录。设置有时间筛选功能，便于查询特定时间段内的记录内容。

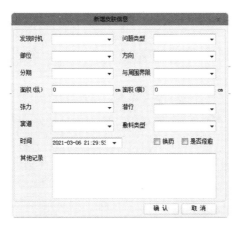

图 7-5-3　新增皮肤问题记录弹窗

Step 3　病情观察记录

本步骤在重症监护信息系统"病情观察"模块中实现。

点击病情观察模块，进入人机互动界面，根据类别，从左侧目录中选择需要记录的项目，点击项目名称，弹出相应对话窗口，即可进行相应的执行和观察记录。根据项目不同，弹出的个性化窗口所含内容也不同，逐一勾选，系统将按照预设的文字模板生成文字护理记录（图7-5-4）。对不同观察项目进行个性化记录窗口的设计，不仅可以保证重症患者病情观察记录的规范性，还可以通过对话框中具体观察内容的罗列，提高责任护士病情评估和观察的全面性和规范性。

重症患者病情复杂多变，除罗列出的观察项目外，可能出现各种不常见变化，直接点击空白对话框，手工录入即可。

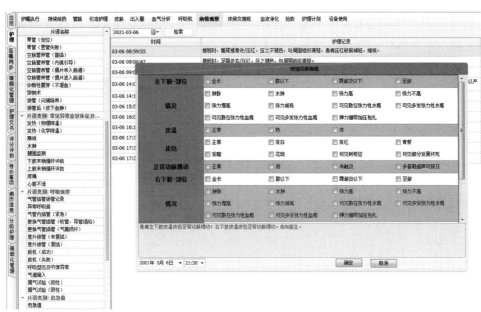

A

图 7-5-4　病情观察个性化录入窗口图例

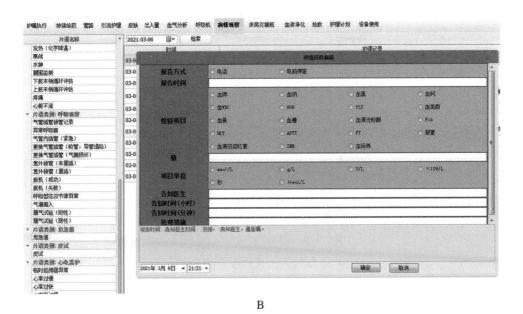

B

图 7-5-4　病情观察个性化录入窗口图例（续）

Step 4　抢救记录

本步骤在重症监护信息系统"抢救"模块中实现。

患者进行抢救，需要启动抢救记录时，点击抢救模块，进入抢救记录界面。点击抢救开始，弹出对话框，确认抢救开始时间，录入抢救原因，点击确认。

抢救开始后，根据实时给予的不同抢救处置、抢救药物或护理观察内容，切换不同窗口选择对应项目，点击，在弹出窗口中录入准确时间和相应内容即可，系统按照预设文字模板生成相应记录。

抢救过程中，根据需要录入对应时点的生命体征。如果能够实现监护仪数据的自动提取和传输，系统可自动生成每分钟生命体征数据至抢救记录中。抢救结束后，点击抢救结束，录入参与抢救人员，点击保存，即可自动生成抢救记录。

（李宇轩）

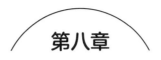

第八章

手术室信息系统

手术室信息系统功能基于手术室麻醉系统、手术室护理记录系统以及医院消毒供应中心追溯管理系统的应用，实现了手术患者身份识别的闭环管理和手术环节信息的可追溯性模式，保障患者围术期安全，提高麻醉和护理的工作效率及手术质量，促进了手术室资源最优分配与最大利用效率，同时也为医院管理的精细化提供了科学依据。

【手术室信息系统总体构架】（图 8-0-1）

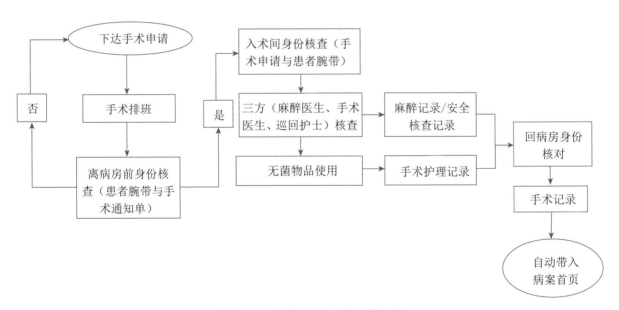

图 8-0-1　手术室信息系统总体构架

第一节　手术室麻醉系统

手术室麻醉系统针对麻醉科、手术室和外科病房开发，用于管理与手术麻醉相关的信息，实现医生下达医嘱、确认医嘱信息、患者离病房前身份核查、入手术间身份核查、三方（手术医生、麻醉医生、巡回护士）核查、信息记录、入麻醉复苏室的身份核查及信息记录，以及回病房后的身份核查等功能（图 8-1-1）。

【案例】

患者宗某，体检发现结肠占位收入普通外科。入院时患者血压 130/78 mmHg，心率 75 次 / 分，呼吸 20 次 / 分，神志清醒。于入院后 3 天在全身麻醉下行腹腔镜乙状结肠切除术，术中顺利，术毕转入复苏室平稳复苏，返回病房。

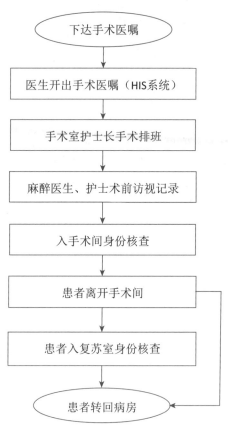

图 8-1-1　手术室麻醉系统总体流程

【具体步骤】

Step 1　手术医嘱确认和术前访视

该步骤涉及 HIS 系统、手术麻醉系统（以下简称"手麻系统"），需要护士分别在相关系统中完成此操作（图 8-1-2）。

Step 2　离病房前身份核查

该步骤利用手麻系统信息与移动护理系统信息进行核对。根据手麻系统的手术患者排班表打印准备手术患者的信息单（图 8-1-3），由手术室相关人员携带手术患者信息单至病区接该患者。

Step 3　入手术间身份核查

麻醉医生或麻醉科护士登录手麻系统，选择"手术间号"，系统显示该手术间的手术患者列表，选择该患者，系统显示患者详情，包括基本信息、手术信息、手术人员（图 8-1-4），护士进行身份核查。

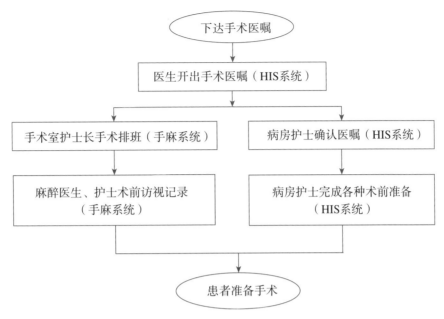

图 8-1-2　手术申请处理流程

日期	病区/床号	姓名	性别	年龄	住院号	签名
2020-12-02		宗**	男	57岁		

图 8-1-3　手术患者信息单

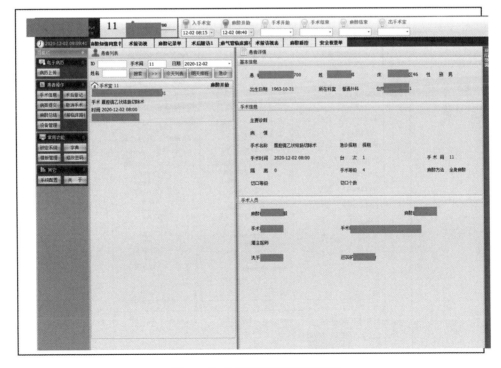

图 8-1-4　入手术间身份核查界面

Step 4 三方核查

该步骤需在手麻系统中完成，完成核查后在系统中记录。登录系统后，麻醉医生、手术医生、巡回护士共同核查"手术安全核查表"的患者信息（图 8-1-5）。手术安全核查表需要在麻醉实施前、手术开始前、患者离开手术室之前分别逐项核对，离开手术室之前签名（图 8-1-6）。

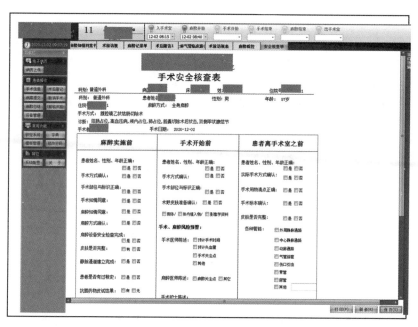

图 8-1-5　手术安全核查表

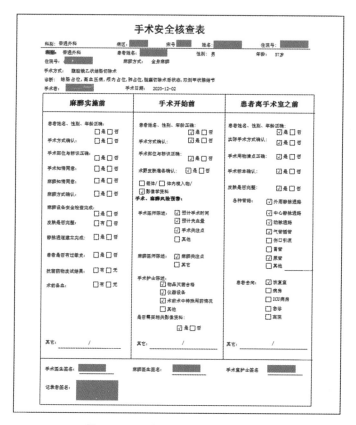

图 8-1-6　手术安全核查表打印界面

Step 5　离开手术间

麻醉医生或麻醉科护士在手麻系统中填写手术结束、麻醉结束以及出手术室时间，并选择患者去向（进复苏室或转入病房，其中转入病房包括普通病房和重症监护室）（图 8-1-7）。

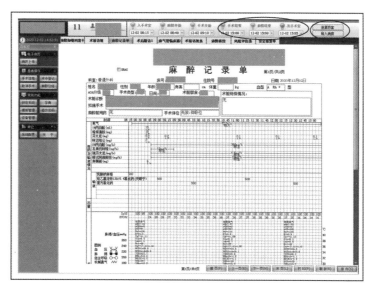

图 8-1-7　患者离开手术间界面

Step 6　入复苏室身份核查

患者至麻醉复苏室后，麻醉医生或麻醉护士核对患者的手术间号，在手麻系统中选择"复苏床号"（图 8-1-8）。手麻系统与相应床号的监护仪实现自动互联，自动采集监护仪上的患者生命体征，如 BP、R、HR、SpO_2 等，最后护士再次核对患者基本信息、手术信息、手术人员（图 8-1-9）。

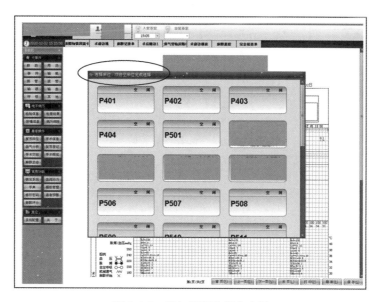

图 8-1-8　接入复苏室相应床号

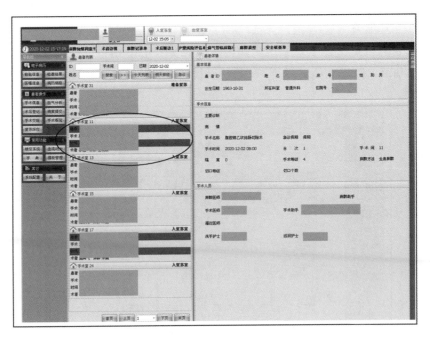

图 8-1-9 入复苏室身份核查界面

Step 7 信息记录

手麻系统对术中及麻醉复苏期患者进行各项生命体征的监测。系统通过自动采集并记录与患者所连接的监测设备所监测的数据，实时、客观地显示出来。麻醉医生可以自定义设置显示在麻醉记录单上的数据，还可以选择设置显示的频率。数据的展现形式包括数值型、波形图和趋势图等。最后，可生成麻醉记录单（图 8-1-10）。

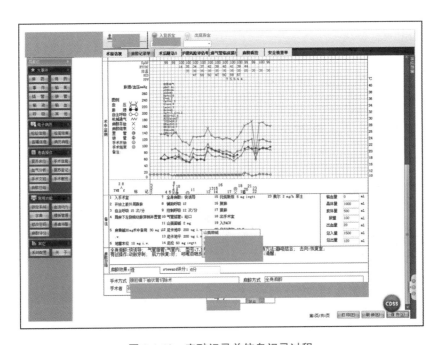

图 8-1-10 麻醉记录单信息记录过程

Step 8　患者离开复苏室

麻醉医生或麻醉护士在手麻系统中填写手术结束时间、麻醉结束时间，选择患者去向（转入病房）。

Step 9　回病房交接

患者返回病房，病房护士与麻醉医生或麻醉科护士完成患者交接。

【重点及难点】

手术室麻醉系统的实施，能够规范手术室的工作流程，实现麻醉、手术过程中的信息数字化和网络化，快速方便地对患者麻醉全过程实施动态跟踪，自动生成麻醉手术中的各种医疗文书，完整共享手术患者信息，实现对麻醉过程的管理，从而提高整个麻醉、手术管理工作的水平。

1. 确保手术患者相关信息准确可靠　登录手术室麻醉系统，由麻醉、手术、护理进行三方核查是对患者安全深切关注的关键，在系统中对不同的时间点进行精准的记录，有效降低发生安全事故的概率。同时麻醉医生根据系统内关于麻醉的相关信息，对麻醉手术进行严格的控制，对术中患者液体出入量、出血量等相关信息进行记录，确保在完成手术之后能自动生成真实的、精准的麻醉记录单。

2. 确保手术进程的监控和术间状态的实施追踪　手术室麻醉系统是由手术室护士长和医政管理层进行操作的。提交的所有手术申请台数、各手术间分配手术台数等相关数据信息，管理层能在登录该系统后及时了解，及时掌握各手术室的利用情况。同时，管理人员还可点击进入各个手术间，查看手术具体情况，可一目了然地看到每台手术当前进行状态，从而对手术室的资源进行合理分配。

（陈　雁）

第二节　手术室护理记录系统

手术室护理记录系统是结合手术工作的程序和内容，在 HIS、手术麻醉系统的基础上采用二维码，对手术患者交接、手术风险评估、导管建立与维护、手术物品清点、无菌物品管理等多环节全程监控，提高了手术室规范化、数字化管理水平。

【案例】

患者常某，体检发现肺占位收入胸外科。入院时患者血压 125/75 mmHg，心率 75 次/分，呼吸 20 次/分，神志清醒。于入院后 2 天在全身麻醉下行胸腔镜肺结节切除术，术中手术顺利，术毕转入复苏室平稳复苏，返回病房。

【具体步骤】

Step 1　登录移动护理

桌面点击"移动护理"，弹出对话框，输入用户名及密码（图 8-2-1），点击"确定"。

Step 2　登录患者界面

进入界面，弹出所有手术患者界面（图 8-2-2），输入住院号点击"查询"或者直接选择床号，弹出相对应的患者（图 8-2-3），双击进入患者信息界面，如患者体温单（图 8-2-4）。

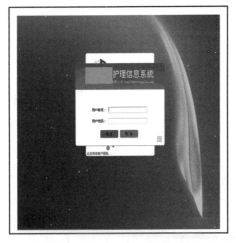

图 8-2-1 移动护理登录界面

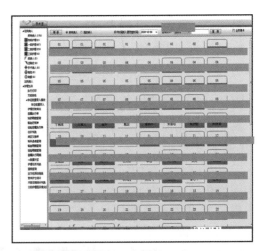

图 8-2-2 进入移动护理系统

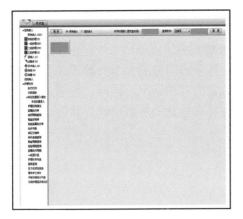

图 8-2-3 所有手术患者信息界面

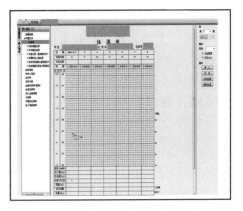

图 8-2-4 单个手术患者信息界面

Step 3 入手术间身份核查

患者进入手术间后，巡回护士使用 PDA 扫描患者腕带，核对转运交接记录单信息（图 8-2-5），无误后接收，签名并保存，PDA 信息将同步到电脑端医惠系统。也可通过点击手术患者信息界面（图 8-2-3）左侧菜单栏中的"交接单"进行核对接收（图 8-2-6）。

Step 4 手术风险评估

点击左侧菜单，选择菜单项"护理文书"—"手术清点记录"，选择"手术风险评估"，共分为"手术错误风险""用错药风险""碰撞伤风险""坠床风险""灼伤及并发症风险""压力性损伤风险""物品清点不清风险""管道滑脱风险""血栓风险""标本遗失风险"十个条目（图 8-2-7），根据患者情况逐项填写。其中"压力性损伤风险评估"项目点击后将弹出"手术患者压力性损伤风险评估表"文本框（图 8-2-8），根据患者情况勾选，自动计算压力性损伤评估得分后，系统自动弹出"手术患者压力性损伤风险措施表"（图 8-2-9），勾选出需采取的护理应对措施。"手术风险评估"项目中点击"血栓风险"项目，可弹出"深静脉 Caprini 血栓风险评估表"（图 8-2-10），根据患者实际情况逐项勾选，系统自动计算血栓评估得分后，勾选需采取的护理应对措施。

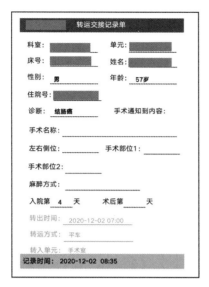

图 8-2-5　PDA 端转运交接记录单

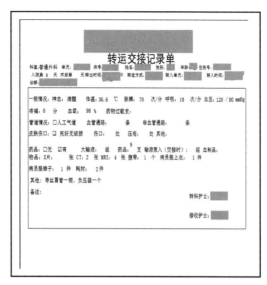

图 8-2-6　电脑端转运交接记录单

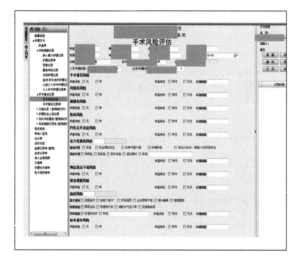

图 8-2-7　手术风险评估界面

图 8-2-8　手术患者压力性损伤风险评估表

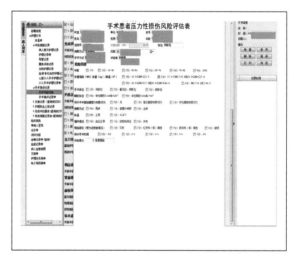

图 8-2-9　手术患者压力性损伤风险措施表

图 8-2-10　深静脉 Caprini 血栓风险评估表

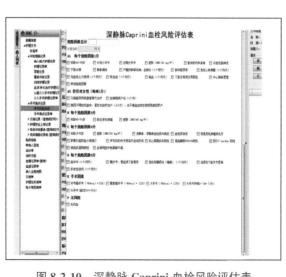

Step 5 导管建立与维护

点击左侧菜单栏，单击"护理文书—评估措施记录"，选择"导管记录"，右侧对话框显示"导管建立"菜单（图 8-2-11），菜单栏中显示已建导管，灰色代表已计划拔除。

1. 新增导管 点击"新增"，弹出"导管编辑"对话框（图 8-2-12），点击选择导管名称、部位、功能、置管方式和刻度类型，输入导管刻度，点击保存。

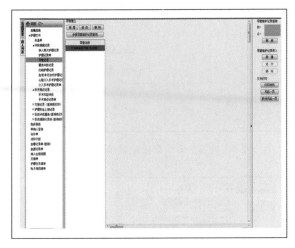

图 8-2-11 "导管建立"菜单界面

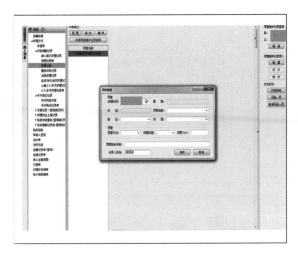

图 8-2-12 "新增导管"界面

2. 导管维护 在导管记录页面中，单击选择需维护的导管，点击右侧"导管维护记录录入"，新建，弹出"导管护理记录单"（图 8-2-13），勾选管道的位置是否在位、通畅等，保存后回到"导管护理记录"界面（图 8-2-14）。

3. 导管拔除 同"导管维护"，在"导管护理记录单"中的"拔管"记录中选择"计划"后保存。

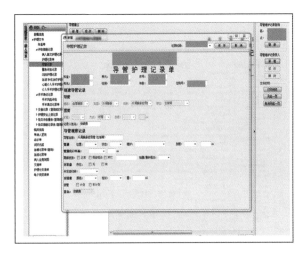

图 8-2-13 "导管护理记录单"填写界面

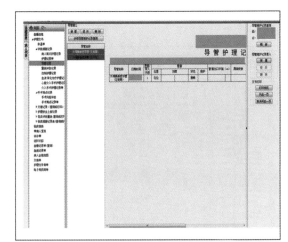

图 8-2-14 "导管护理记录"界面

Step 6　无菌物品管理

1．**无菌包使用**　进入手术室追溯信息管理系统，点击"包使用"，扫描包条码和患者腕带，选择相应的手术间号，绑定无菌包与患者，为无菌物品追溯做好准备（图 8-2-15，图 8-2-16），当术中临时添加使用无菌包时，使用方法同此。

2．**术前器械清点**　点击"手术管理"，选择器械清点，两名护士根据器械明细清点，签名并保存（图 8-2-17）。

3．**关腔后器械清点**　操作流程同术前器械清点。输入器械护士及巡回护士姓名，并保存（图 8-2-18）。

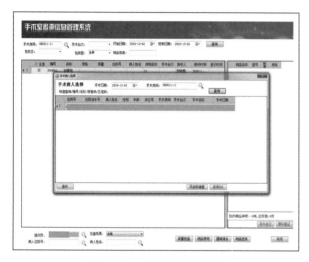

图 8-2-15　无菌包扫描界面

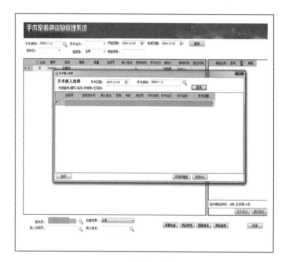

图 8-2-16　绑定无菌包和患者

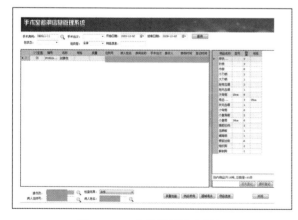

图 8-2-17　术前器械清点界面

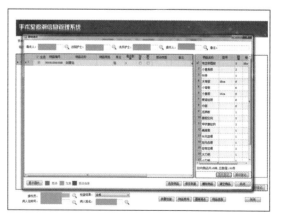

图 8-2-18　关腔后器械清点界面

Step 7　手术清点记录单

点击左侧菜单栏，单击"护理文书—手术清点记录"中选择"手术清点记录单"（图 8-2-19），术中清点项目逐项勾选，没有的项目点击"+"后手动输入（图 8-2-20）。

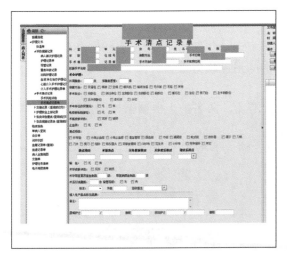

图 8-2-19　手术清点记录单填写界面

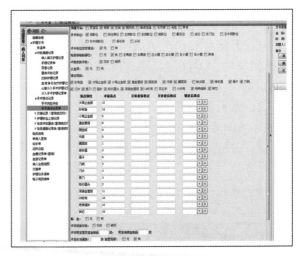

图 8-2-20　术中清点项目界面

Step 8　患者离开手术间

巡回护士使用 PDA 扫描患者腕带，选择转运交接记录单，填写转运交接记录单中信息，无误后，根据患者去向，选择转出单元（复苏室或病房），签名并保存。

Step 9　入复苏室身份核查

若患者转入复苏室，护士使用 PDA 扫描患者腕带，核对转运交接单信息，无误后，接收保存。

Step 10　患者离开复苏室

护士使用 PDA 扫描患者腕带，填写转出交接记录单。填写出复苏室时间，选择患者转回病房。

【重点及难点】

手术室护理记录系统属于重要的临床业务系统，通过多系统联合应用，各系统间数据共享、相互约束、条码化核对等方式实现了身份核查、转运交接全流程信息跟踪与闭环管理，实时记录，方便查询，实现了患者粗放型管理向精细化管理的转变。

1．全流程闭环管理保障患者安全　手术室护理记录系统的全流程闭环管理，负责所有环节的身份核查及临床护理操作的核对与执行，整个过程中所有错误均会弹出对话框提醒警示，且各个环节之间相互制约，融入信息技术保障患者安全，减少不良事件的发生。同时该系统及时采集、储存、分析、处理手术各环节监控数据，迅速反馈到各执行操作部门，为发现问题、解决问题、排查隐患提供可靠依据，促进手术质量的持续改进。

2．全流程信息跟踪促进手术室精细化管理　手术室护理记录系统采用实时录入、扫描后自动记录的方式，围术期患者安全与质量采用自动环节质控，辅以管理者在线实时监控，为管理者的有效管理提供信息支持。信息系统上线使用后，保障患者安全的同时，管理者可以从系统中直接调取相关数据有针对性地督导科室工作。针对重要事件、重点环节可实时查看，把科室工作考核的重点指标作为系统自动质控的项目，方便了实施者的查看，为管理者的精细化管理提供依据，实现了粗放型管理向精细化管理的转变，同时节约了大量的人力、物力，提高了工作效率，使手术室资源得到了最优分配与最大利用效率。

（陈　雅）

第三节　医院消毒供应中心追溯管理系统

医院消毒供应中心追溯管理系统（traceable management system，CSSD）旨在帮助医院消毒供应中心建立无菌物品质量管理追溯制度，完善质量控制过程的相关记录，以达到安全供应无菌物品的管理目标。实现医院的数据化管理、信息化管理、无纸化管理、科学化管理；实现消毒灭菌物品的可追溯，同时保证患者与医院的合法权益；提高医护人员的责任心、自觉性，从而提高医院整体的质量管理，主要记录 4W（who、where、when、what）关键节点的事件及其变化（图 8-3-1）。

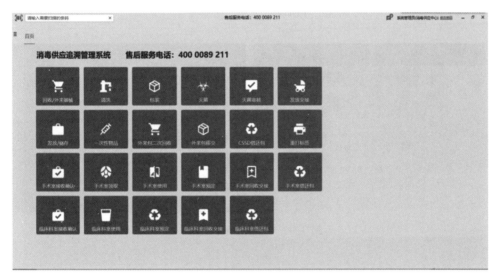

图 8-3-1　医院消毒供应中心追溯管理系统总览界面

一、消毒供应中心操作模块

本节内容为消毒供应中心操作系统，包括无菌包的回收、清洗、包装、灭菌和发放。

该功能保障了无菌包再生操作的正确性，依据包的唯一标识（条码标签），对无菌包的整个再生操作进行限制和信息记录。无菌包的再生操作采用二维码扫描的方式，回收时，自动记录回收人员、回收时间、回收包名称、数量等信息，以及对无菌包使用过程中丢失条形码的情况提供应急处理；清洗时，记录回收器械的设备清洗操作和手工清洗操作信息，并对清洗消毒设备在整个清洗消毒过程中的监测数据实施监控并记录；配包时，系统图文提示无菌包的配置，并提供整个包以及单个器械的图片，依照指引进行配包和确认正确性，在配包审核完成并合格的情况下，打印无菌包的唯一标识（条码标签）实施封包；灭菌时，对整个灭菌过程中的监测数据实施监控并记录，同时依据灭菌测试包的结果审核灭菌质量，判定灭菌过程是否合格；发放时，确保物品发放正确和安全。按照先进先出的原则，系统自动提示发放物品的编号，并可根据设定自动提示将要失效的库存无菌包，避免物品错发、漏发及发出过期物品的现象。保障了无菌包流转的正确性，避免差错的发生。

【具体步骤】

Step 1 系统登录

【流程图】（图 8-3-2）

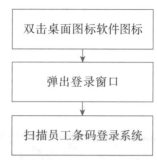

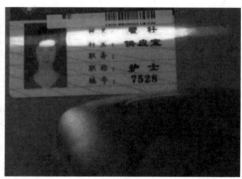

图 8-3-2 追溯管理系统登录

Step 2 回收操作

1. 有条码回收 手术器械包全部使用有条码回收，器械使用完毕后贴上第一段回收追溯条码，需随器械一同回到回收区域。

【流程图】（图 8-3-3）

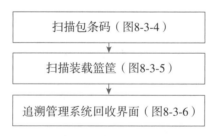

图 8-3-3 流程图

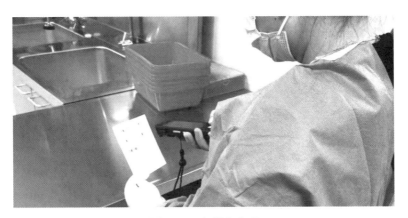

图 8-3-4　扫描包条码

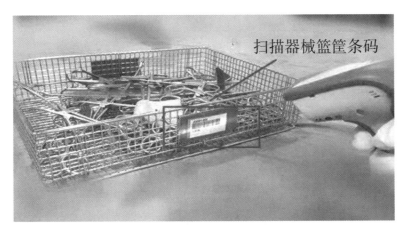

图 8-3-5　扫描装载篮筐

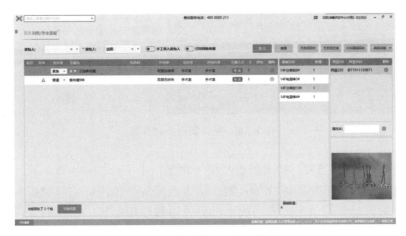

图 8-3-6　追溯管理系统回收界面

2. 无条码回收 器械包条码遗失、新器械包回收等无回收条码情况下，可使用此项功能。
【流程图】（图 8-3-7）

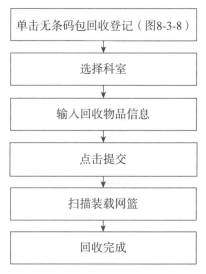

图 8-3-7 流程图

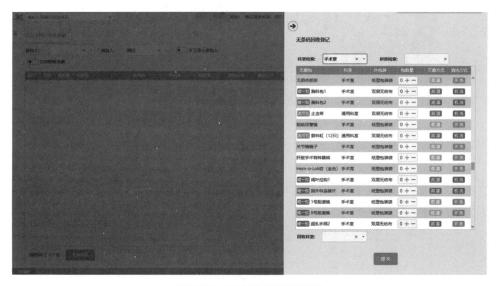

图 8-3-8 无条码包回收界面

3. 外来器械及植入物回收 外来器械及植入物是指由医疗器械生产厂家、公司租借或免费提供给医院可重复使用的医疗器械或植入物，该类器械周转范围广，风险较大。本系统可以记录更加详细的器械信息并记录于追溯系统中，更可以通过信息化手段强制操作者必须按规范处理外来器械。

【流程图】（图 8-3-9）

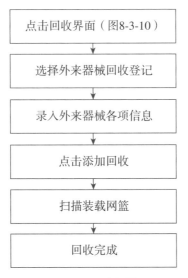

图 8-3-9 流程图

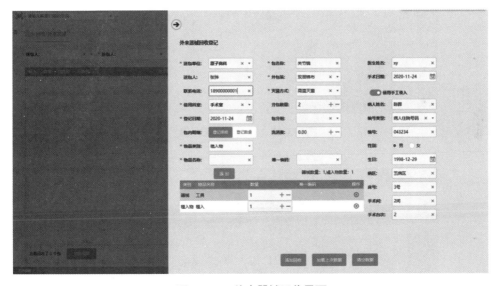

图 8-3-10 外来器械回收界面

Step 3 清洗操作

【流程图】（图 8-3-11）

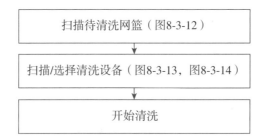

图 8-3-11 流程图

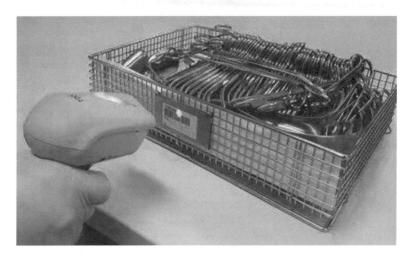

图 8-3-12 扫描待清洗网篮

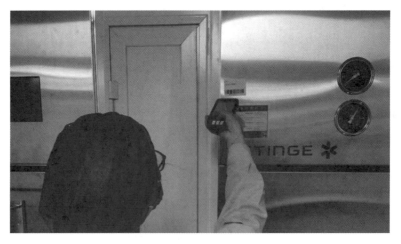

图 8-3-13 选择清洗设备

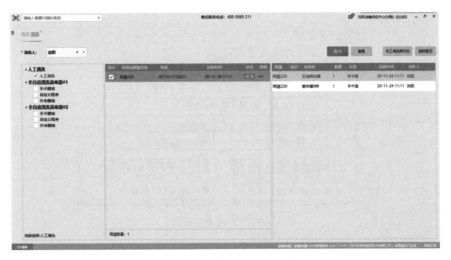

图 8-3-14　选择清洗设备

Step 4　包装操作

【流程图】（图 8-3-15）

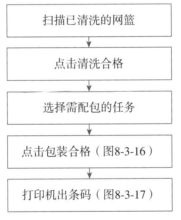

图 8-3-15　流程图

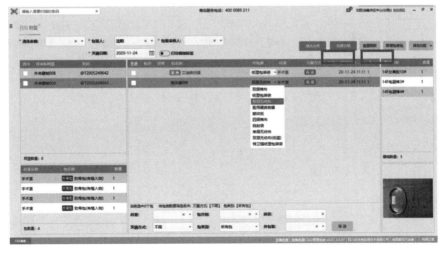

图 8-3-16　配包审核界面

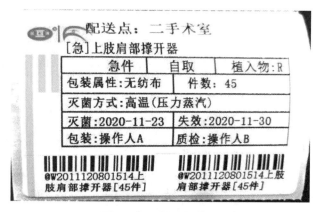

图 8-3-17 器械包条码

Step 5 灭菌操作

1. 灭菌
【流程图】（图 8-3-18）

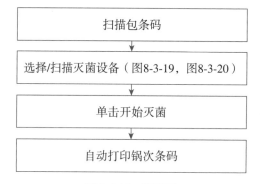

图 8-3-18 流程图

电脑上重复扫描某个包不会造成数量叠加，PDA 上重复扫描某个包会提示是否取消该包

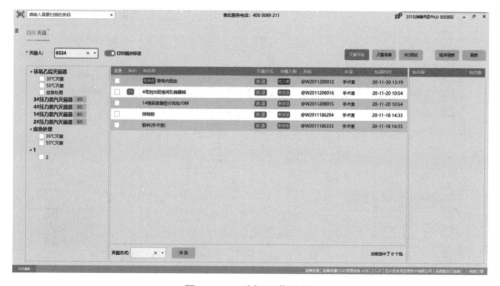

图 8-3-19 选择灭菌设备

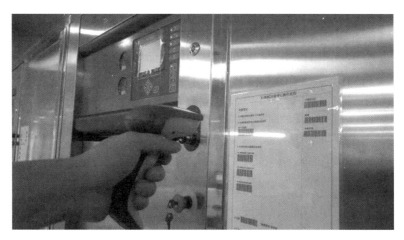

图 8-3-20　扫描灭菌设备条码

2．灭菌审核

（1）化学监测审核

【流程图】（图 8-3-21）

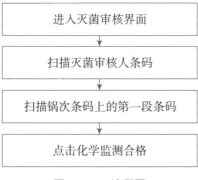

图 8-3-21　流程图

（2）生物监测审核

【流程图】（图 8-3-22）

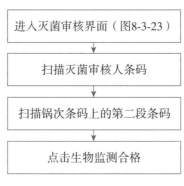

图 8-3-22　流程图

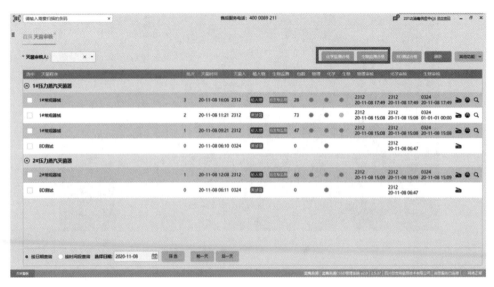

图 8-3-23　灭菌审核界面

Step 6　发 放 操 作

1. 无菌包发放

【流程图】（图 8-3-24）

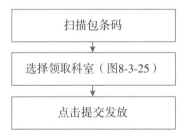

图 8-3-24　流程图

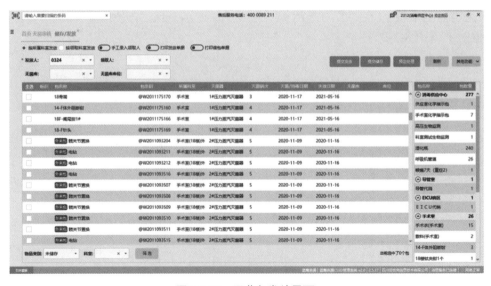

图 8-3-25　无菌包发放界面

2．非追溯包 / 一次性物品发放

【流程图】（图 8-3-26）

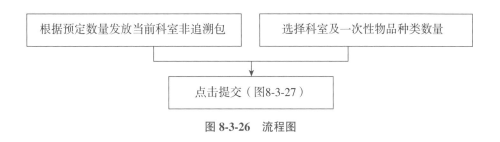

图 8-3-26　流程图

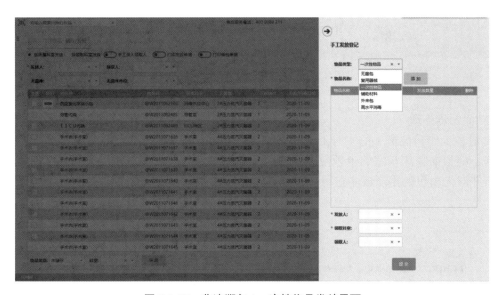

图 8-3-27　非追溯包 / 一次性物品发放界面

二、消毒供应中心管理模块

1．一次性物品库存管理　该管理模块可实现一次性物品追溯和召回。一次性物品入库时录入生产厂家、批号等相关信息，发放时可选择是否打印单据，库存会随着发放或使用实时增减，某一物品临近过期或库存不足时，系统会自动弹出提示。

【流程图】（图 8-3-28）

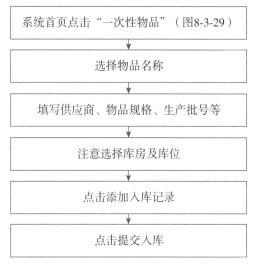

图 8-3-28　流程图

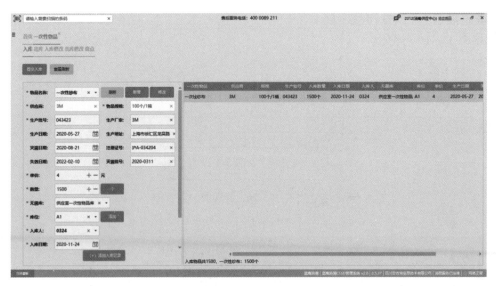

图 8-3-29 一次性物品库存管理界面

2．岗位人员管理

（1）对各工作岗位员工的实时工作状态予以监控（图 8-3-30），同时提供工作人员宏观调配决策依据；能根据临床科室的申领使用情况对无菌包的制作生产订出计划（图 8-3-31），确保临床供应；并对无菌包的生产成本进行核算等管理。

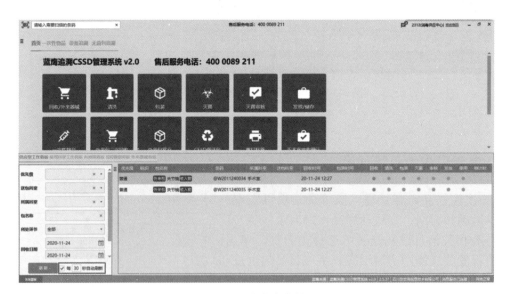

图 8-3-30 工作状态监控界面

（2）对基础数据进行深入挖掘、分析，为管理科学性提供拐杖。

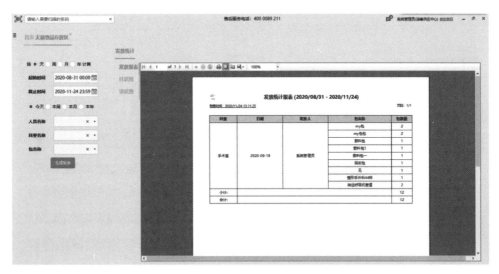

图 8-3-31 发放统计界面

（3）对员工工作量进行统计分析（图 8-3-32），为绩效考核提供合理的客观依据（图 8-3-33）。

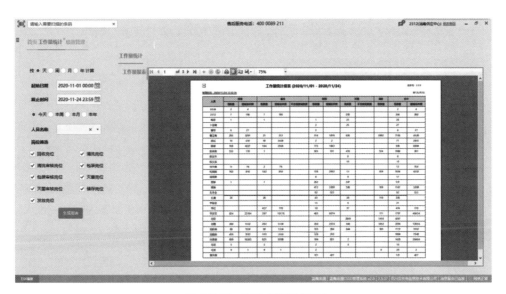

图 8-3-32 工作量统计界面

（4）对科室内部进行继续教育培训（图 8-3-34）。

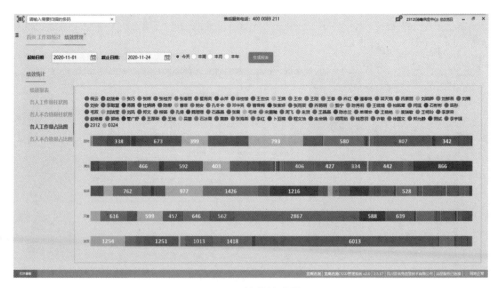

图 8-3-33　绩效统计界面

图 8-3-34　培训学习记录界面

三、临床科室及手术室操作模块

　　临床科室及手术室可以通过预定，向消毒供应中心发送所需物品的名称、数量、使用时间等信息，特殊要求可填写在备注栏内，并能随时通过本界面查询消毒供应中心受理情况。使用时登记，扫描包外条码标记，系统根据 HIS 传输过来的患者基础信息，将所使用的器械包信息与使用患者相关联，同时记录交接人及时间，至此整个无菌包流转的全部流程均被完整记录。备用手术包可通过存放操作存放于手术包无菌存放间内，系统会统计数量并提示有无即将过期包；需使用时，通过领取操作关联领用者、手术间，再通过使用操作完成整个无菌包流转的完整记录。

【具体步骤】

Step 1　预定物品

【流程图】（图 8-3-35）

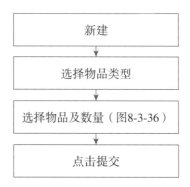

图 8-3-35　流程图

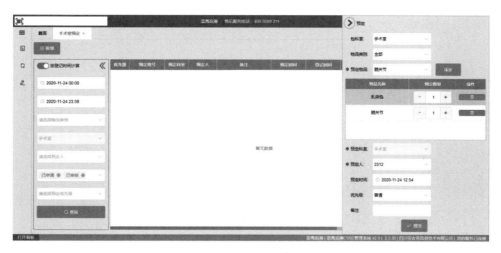

图 8-3-36　物品预定界面

Step 2　接收确认

【流程图】（图 8-3-37）

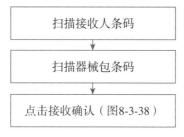

图 8-3-37　流程图

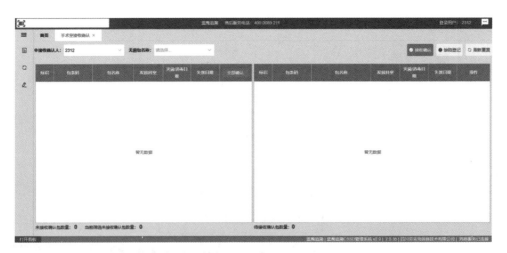

图 8-3-38 接收确认界面

Step 3 领取

【流程图】（图 8-3-39）

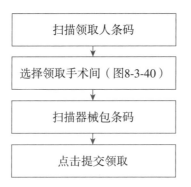

图 8-3-39 流程图

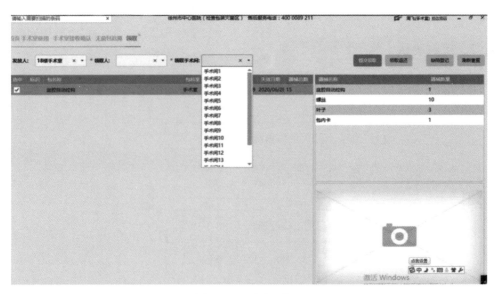

图 8-3-40 领取界面

Step 4　使用

【流程图】（图 8-3-41）

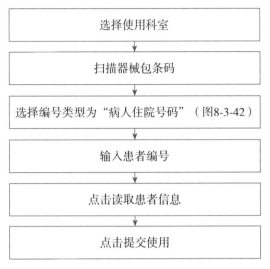

图 8-3-41　流程图

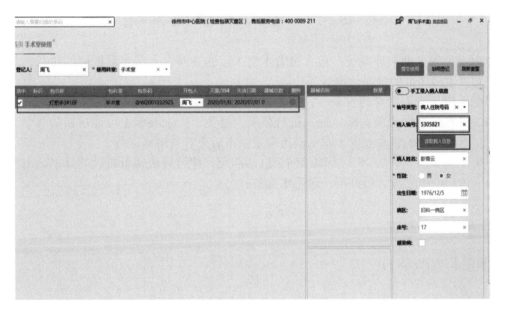

图 8-3-42　使用界面

四、追溯管理模块

本模块可以通过包条码、患者住院号及设备型号对无菌包的生产过程、使用情况和流转情况及患者所使用的无菌包情况进行追溯查询（图 8-3-43）。

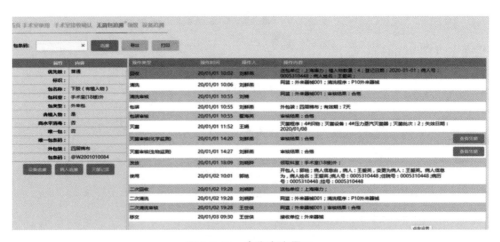

图 8-3-43　追溯查询界面

（方　茜）

第四节　围术期护理系统

本节内容为围术期护理系统，包含患者术前术后的查对、术前术后医嘱的执行、术前术后的病历书写、生命体征的智能化填写等功能。

该功能保障了患者核对的安全性，简化了书写流程：采用以患者为中心的核对方式，扫描患者腕带，读取所有的术前医嘱，逐一进行核对，避免了护士临床上可能出错的几个环节，如接错患者、术前药物的错拿或者未拿、病历拿错、术后患者送错病区等。

【案例】 罗某，男，73 岁，入院诊断为肝细胞癌，拟行腹腔镜肝肿物切除术，由责任护士完成术前、术后健康宣教，做好接、送手术准备。

一、术前护理系统

【流程图】（图 8-4-1）

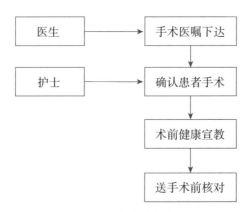

图 8-4-1　术前准备流程

【具体步骤】

Step 1　手术确认

护士通过当日手术排程确认次日手术患者（图 8-4-2）。

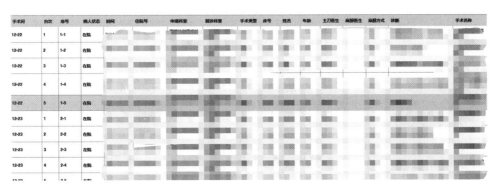

图 8-4-2　手术排程

Step 2　手术相关医嘱打印

该步骤由具有执业证书的护士登录账号和密码，进入 HIS 系统（图 8-4-3），打印手术带药、胃肠减压条码，做好带药准备（图 8-4-4）。如患者无此项医嘱则省略。

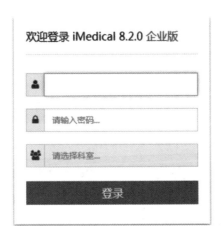

图 8-4-3　HIS 系统登录界面

	序号	登记号	床位号	病人姓名	年龄	处置状态	医嘱名称	剂量	频率	用药途径	备注	总量
⊘	①					需执行　1	注射用头孢西丁钠(注射用头孢西丁钠(1000mg)) 静脉输液	2000 mg	q.d.	静滴	术前0.5-1小时	2000 mg
⊘	②					需执行　1	钠钾镁钙葡萄糖注射液(乐加(500ml)) 静脉输液	500 ml	q.d.	静滴	术前用	500 ml
⊘	③					需执行　1	氟尿嘧啶注射液(氟尿嘧啶注射液(10ml：250mg)) 静脉输液	500 mg	q.d.	经腹腔给入	术中用	500 mg
⊘	④					需执行　1	胃肠减压		q.d.			1
⊘	⑤					需执行　1	注射用头孢西丁钠(注射用头孢西丁钠(1000mg)) 静脉输液	2000 mg	q.d.	静滴	术中用	2000 mg

图 8-4-4　手术医嘱执行标签条码打印

Step 3 术前健康宣教

责任护士向次日手术患者行手术健康宣教，交代术前、术后注意事项。

（一）患者接入手术室的查对

该步骤为本系统的核心步骤，该步骤的执行通过 PDA 完成。

1. 登录账号 每个有执业证书的护士均有一个自己的登录账号和密码，通过输入账号和密码，护士可登录护理信息系统，并具备相应的医嘱执行权限。

2. 进入系统后，点击功能界面选择"出入管理"，扫描患者腕带，系统会提示"选择事件"，下拉菜单设"手术"和"转科"，前者有上手术、下手术及手术暂停选项，此处选择"上手术"并点击"登记"，同时患者手术交接单中自动补充上手术时间，且与登记时间一致。具体步骤见图 8-4-5 ～图 8-4-9。

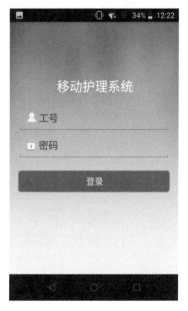 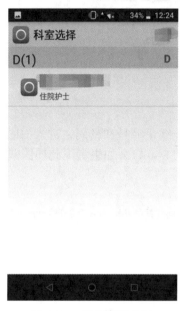 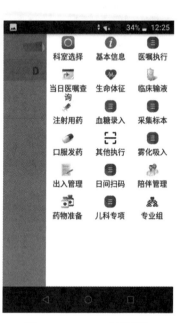

图 8-4-5 PDA 登录界面 　　　 图 8-4-6 选择护理单元 　　　 图 8-4-7 PDA 功能界面

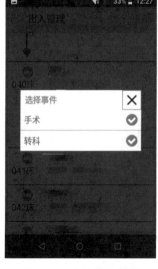 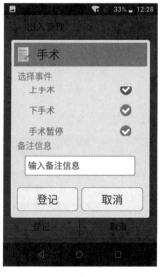

图 8-4-8 出入管理选项 　　　 图 8-4-9 上手术登记

（二）术前观察记录的自动生成

护士在 PDA 系统上完成"上手术"登记时，HIS 系统中会自动生成一笔护理记录，其时间与登记时间一致，自动导入手术交接单上的生命体征，具体描述为"患者接入手术室"，如图 8-4-10、图 8-4-11 所示。

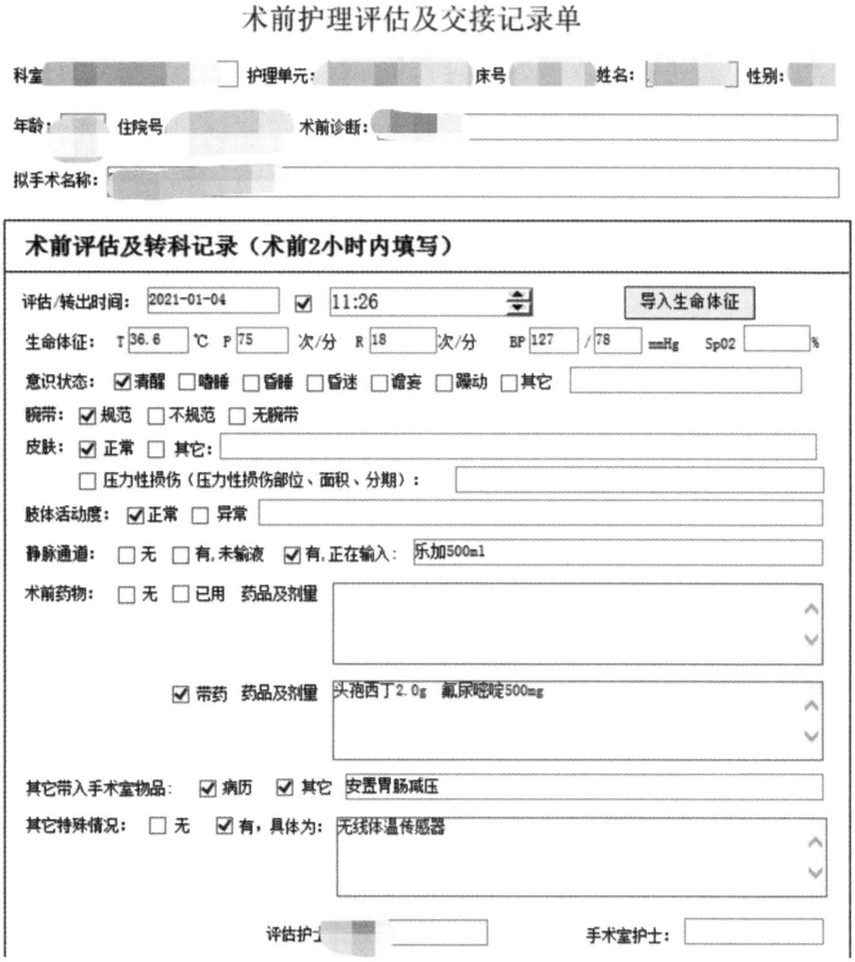

图 8-4-10 手术交接单

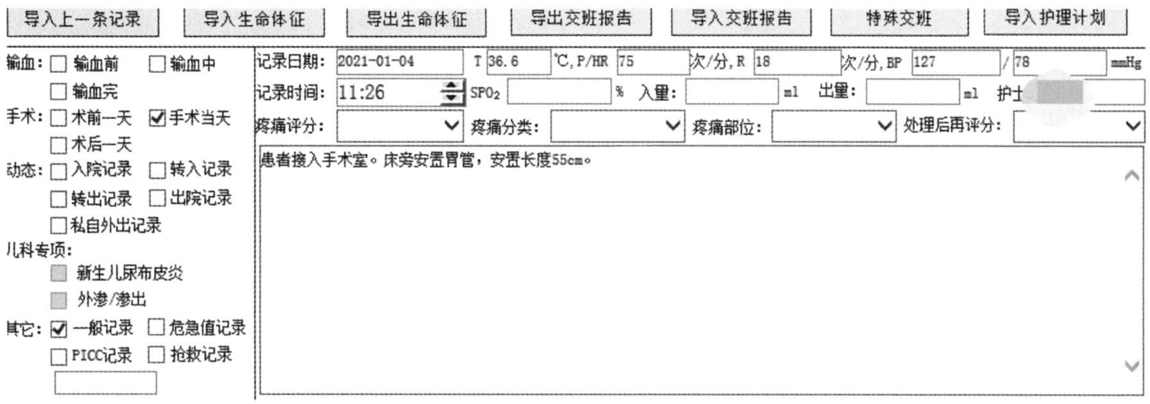

图 8-4-11 上手术护理记录

（三）执行术前带药、胃肠减压等医嘱

患者接入手术室前，护士使用 PDA 扫描患者腕带，根据医嘱用法进入相应菜单界面，扫描医嘱执行标签进行执行，如抗生素类药物选择静脉输液选项，氟尿嘧啶注射液等化疗药、胃肠减压医嘱选择其他来执行，哌替啶（杜冷丁）、山莨菪碱（654-2）进入注射用药页面执行，实操步骤见图 8-4-12。

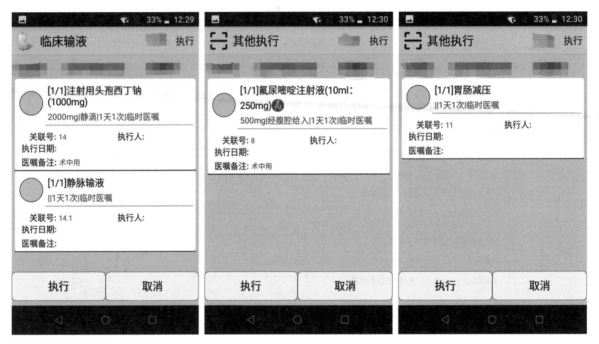

图 8-4-12 手术相关医嘱执行

注：患者出入管理登记和执行术前医嘱时，应分别扫描患者腕带，执行多条医嘱时只扫描一次腕带，进入不同的功能界面进行执行。

完成以上内容后，护士需打印手术交接单，与工作人员再次核对患者信息，准确无误后送患者入手术室。

二、术后护理系统

（一）患者入病室的查对

此处操作同患者接入手术室的查对，护士使用 PDA 选择"出入管理"后扫描患者腕带，选择"手术"，登记"下手术"（图 8-4-13）。

（二）术后观察记录的生成

此处操作同术前观察记录的自动生成，护士登记"下手术"后，HIS 系统自动生成时间与登记下手术时间一致的护理观察记录，内容为"患者术毕返回 ×× 科室第 ×× 护理单元"，具体可参照术前观察记录，此时生命体征栏为空白，需手动补充。

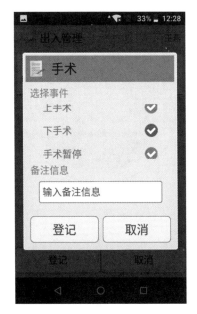

图 8-4-13　下手术登记

（三）术后体温单事件登记的智能化系统

患者体温单会自动抓取患者术毕返回病房后护理记录中关于手术的描述，在体温单中自动生成时间＋事件，例如，患者术后护理记录中描述为"患者于 ×××时间行 ×××手术"，体温单中会自动添加 ×××时间，事件为"手术"，具体如图 8-4-14、图 8-4-15。

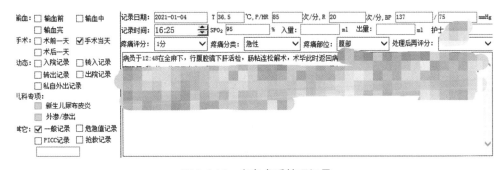

图 8-4-14　患者术后护理记录

日期	时间	类型	用户	操作
2021	10:29	入住		删除
202	12:48	手术		删除

图 8-4-15　体温单手术登记

（蒋　艳）

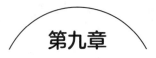

第九章

中医护理信息系统

中医护理信息系统的建立，有赖于中医护理字典库的建设。标准的疾病、症状、中医护理措施、中医护理技术等名称，为中医临床护理信息管理提供了依据，有利于中医临床护理数据的收集，为中医护理信息化发展奠定了基础。

第一节　中医护理首页评估

中医护理首页评估包括对患者评估信息的录入及输出等功能。该功能通过电子结构化表单的形式，实现了对患者基本信息、中医四诊评估（如神志、面色、形态、舌质舌苔、脉象、饮食、二便、皮肤等）的阳性体征、辨证分型及入院诊断等信息的采集，通过对患者信息及时、准确的获取，为制订专科专病的中医护理方案提供依据。

【案例】　某患者住院首日，责任护士对其进行中医护理评估。

【流程图】（图 9-1-1）

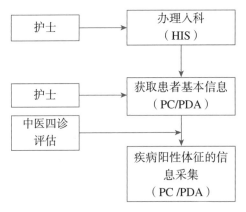

图 9-1-1　中医护理首页评估流程

【具体步骤】

Step 1　获取患者基本信息

1. 登录账号　每个有执业证书的护士均授予唯一的登录账号和密码，通过输入账号和密码，护士可通过终端登录到护理信息系统。

2．获取患者基本信息　在 PC 端通过选择"床号"，进入患者信息采集界面，系统直接提取患者的基本信息，如图 9-1-2 所示。

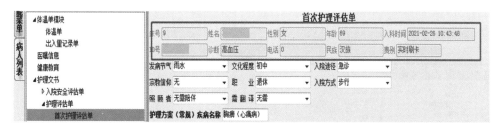

图 9-1-2　系统自动提取患者基本信息

Step 2　护理信息采集

点击"护理文书"下的"入院安全评估单"，选择相应的评估量表，可进行患者安全评估，如图 9-1-3 所示。

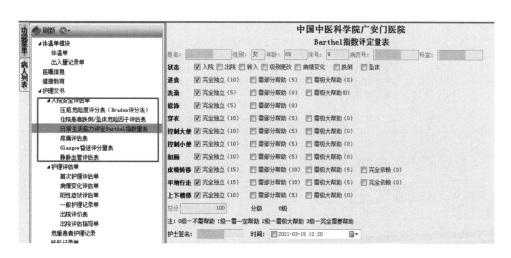

图 9-1-3　患者入院安全评估单

点击"护理文书"下的"护理评估单"，选择"首次评估单"，进入首次护理评估单界面，逐项填写患者一般信息及疾病名称，如图 9-1-4 所示。

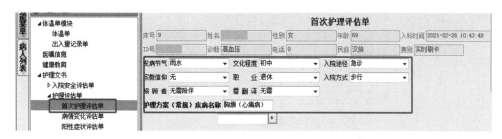

图 9-1-4　患者的一般信息及疾病名称

护士按照中医四诊内容进行采集，逐项勾选评估信息，并根据评估的阳性症状进行辨证，明确患者疾病的辨证分型，如图 9-1-5～图 9-1-8 所示。

为方便护士快捷地录入相关信息，避免护士评估漏项，所有评估信息条目采用勾选形式，不得空项。逐项填写完成后点击"保存"，即完成护理评估信息的录入。

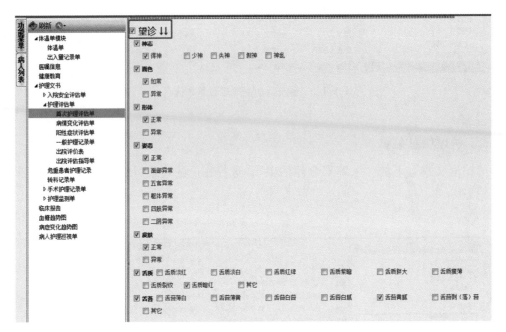

图 9-1-5　阳性症状的评估——望诊

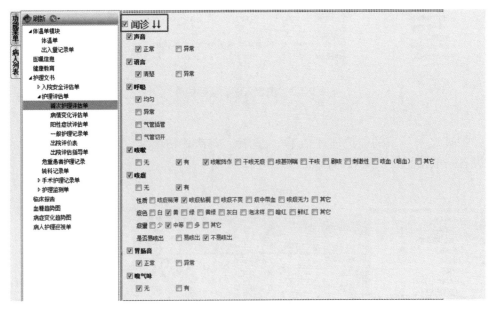

图 9-1-6　阳性症状的评估——闻诊

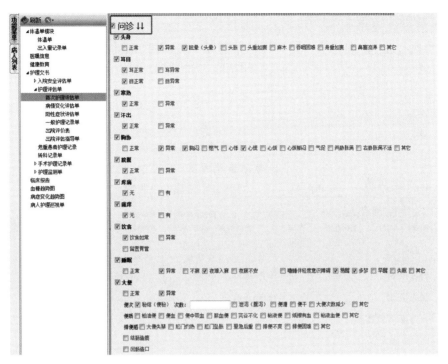

图 9-1-7　阳性症状的评估——问诊

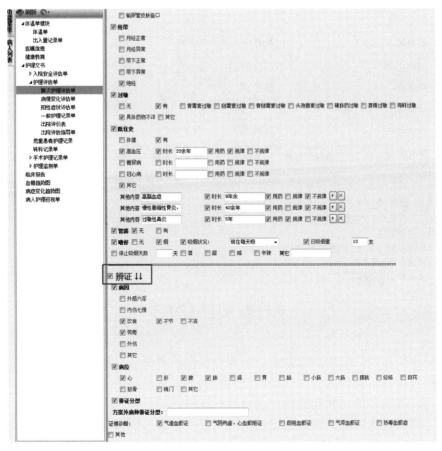

图 9-1-8　辨证

Step 3　护理评估查询及打印

该步骤的执行在 PC 端完成。相关评估信息录入完成并点击"保存"之后，点击"打印首页"，即可实现对护理评估信息的查询及打印功能，如图 9-1-9 所示。

中国中医科学院广安门医院

护理记录单首页

科室: _____　　床号: 9　　ID号: _____　　入科时间: 2021-02-26 10:43:

一、一般信息

姓名: _____　年龄: 69　　性别: 女　　民族: 汉族　　发病节气: 雨水

职业: 退休　　文化程度: 初中　　费用类别: 实时刷卡　　家庭住址: _____

二、四诊

（一）望诊

神志:得神　　　　　　　面色:如常　　　　　　　形体:正常

姿态:正常　　　　　　　皮肤:正常　　　　　　　舌质:舌质暗红

舌苔:舌苔黄腻

（二）闻诊

声音:正常　　　　　　　语言:清楚　　　　　　　呼吸:均匀

咳嗽:咳嗽阵作　　　　　咳痰:咳痰粘稠；黄；中等；个　胃肠音:正常
　　　　　　　　　　　　　　　易咳出

嗅气味:无

（三）问诊

头身:眩晕（头晕）　　　耳目:耳正常；目正常　　　寒热:正常

汗出:正常　　　　　　　胸协:胸闷；心慌　　　　　脘腹:正常

疼痛:无　　　　　　　　瘙痒:无　　　　　　　　　饮食:饮食如常

睡眠:夜难入寐；易醒；多梦　大便:秘结（便秘）　　　小便:正常

月经:绝经　　　　　　　管路:无　　　　　　　　　过敏:具体药物不详

既往史:高血压；时长；20余年；用药；规律；其它；高脂血症；时长；9年余；用药；
　　　　不规律；慢性萎缩性胃炎，反流性食管炎；时长；40余年；用药；不规律；过

三、辩证

（一）病因:饮食；不节；劳倦

（二）病位:心；脾；肺

（三）辨证分型:气虚血瘀证

四、入院诊断

护理方案（常规）疾病名称:胸痹（心痛病）

西医诊断:高血压

责任护士: _____　　　　　　　　　　　　记录时间:21-02-26　12:35

图 9-1-9　护理记录单首页

该执行程序的作用：①能快速完成对患者的首次护理评估，避免护士漏评估、不按时评估等情况；②因首次评估的相关信息以结构化表单的形式呈现，护士只需要按照提示完成相关信息的选择即可，提高了评估的准确性；③通过系统的进一步流程再造，相关的评估信息条目将被直接读取，完成首次中医护理电子记录，提高护士临床工作的效率；④完成基础的中医四诊信息采集，为准确地进行辨证施护奠定基础。

Step 4　形成阳性症状评估单

该步骤的执行在 PC 端完成。根据评估的阳性症状，给予相应症状评分，并依据专病的中医护理方案，结合患者意愿，选择适用于患者的中医护理干预方法，如图 9-1-10 所示。

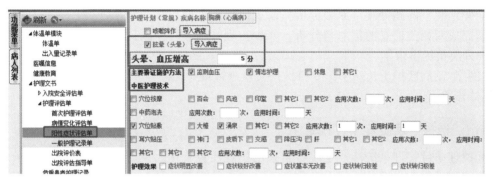

图 9-1-10　阳性症状评估单

Step 5　形成一般护理记录单

该步骤的执行在 PC 端完成。根据患者的首次评估内容、阳性症状及给予的中医护理措施，形成一般护理记录单，如图 9-1-11 所示。

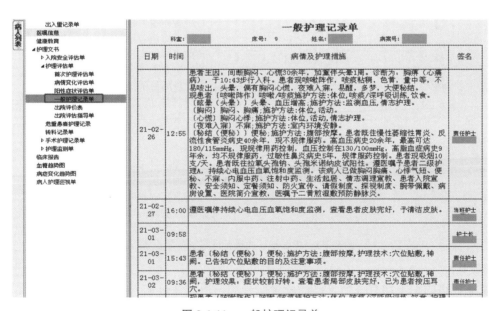

图 9-1-11　一般护理记录单

第二节 中医护理质量控制管理系统

本节内容为中医护理质量管理，包含各中医护理质量指标（专科、优质、文件等）的考核记录、问题汇总、问题处理（原因分析、改进措施、预期目标、效果评价）等环节的记录。该系统自动完成对相关信息的汇总与分析，实现护理管理者对中医护理质量的动态观察与质量分析，为管理决策提供依据。

【案例】 某病区护士长对中医专科护理质量进行自查。

【具体步骤】

Step 1　选择护理质量考核项目

中医护理质量管理系统涉及全院各科室的护理质量管理。设有一定的授权，即录入、修改及查看是有不同权限设置的。根据工作职责，分为护理部、科护士长、护士长、护士等不同层级的权限。具体权限如图 9-2-1 所示。

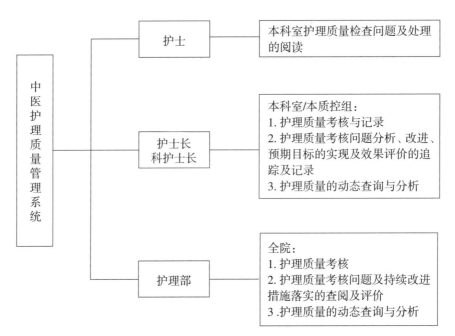

图 9-2-1　中医护理质量管理系统权限设置

有执业资格的护士均有一个自己的登录账号和密码，通过输入账号和密码，护士可登录到护理管理系统，并执行相应的权限。护士长权限登录后点击"护理质量控制"下的"护理质量自查"，在右侧界面呈现"检查指标"模块，点击"中医专科护理质量评分标准"，在"级别"选项内选择"科室自查"，点击"增加"，呈现"专科护理质量"检查表单，如图 9-2-2 所示。

Step 2　护理质量考核信息录入

该系统将中医护理质量指标和原始数据标准化，以百分制的表格形式给予量化考核。护理管理者在进行考核录入时可参考各条目考核分值进行量化评价，并对扣分原因给予备注说明，如图9-2-3所示。

逐项考核录入完成后，点击"保存"，即完成相应护理质量考核信息的录入。

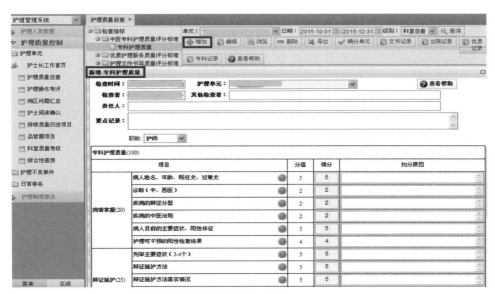

图9-2-2　"专科护理质量"检查表单

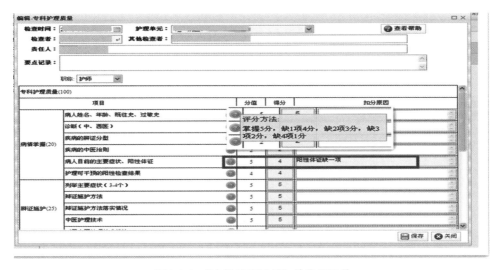

图9-2-3　"专科护理质量"检查记录单

Step 3　护理质量问题追踪处理

针对护理质量考核中出现的扣分项目，系统将自动生成一条问题目录。点击左侧界面"护理质量控制"下的"护士长工作首页"，系统界面右侧呈现"问题处理"模块，黄色标识为已处理事项，蓝色标识为待处理事项，如图9-2-4所示。

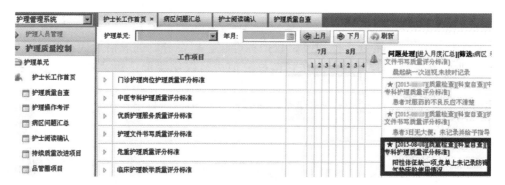

图 9-2-4　护理质量问题追踪

双击待处理问题，进入"问题处理"模块，如图 9-2-5 所示。

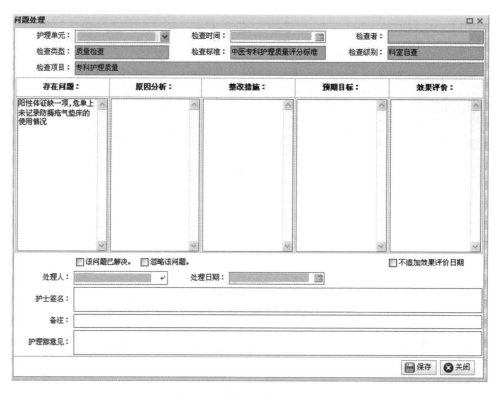

图 9-2-5　护理质量问题处理

针对护理质量检查中出现的问题，护士长进行原因分析，制订整改措施及预期目标，并在一定时期内进行效果评价，填写完成后点击"保存"，完成对护理质量问题的追踪处理。

Step 4　护理质量问题反馈

针对不同权限，该系统对护理质量考核中出现的问题及追踪处理措施予以实时记录、反馈。

1. 护理部可对全院各层级的护理质量考核问题进行查阅及评价，如图 9-2-6 所示，针对护士长对护理质量考核问题的处理，护理部给予相应的指导意见。

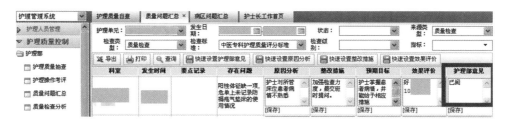

图 9-2-6 护理质量问题反馈

2. 护士针对本科室护理质量考核问题的处理进行查阅,如图 9-2-7 所示。

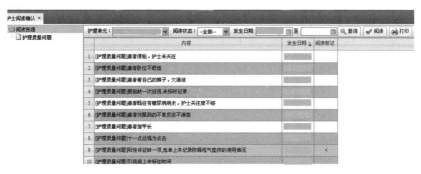

图 9-2-7 护理质量问题查阅

Step 5 护理质量动态查询与分析

该系统可以对不同的护理质量考核指标进行动态量化分析,且具备以下特点:①权限不同,查询与分析的范围也不同。护理部可实现对全院各科室、各项护理质量指标、各时间段的查询与分析;护士长可实现对本科室各护理质量指标、各时间段的查询与分析。②可实现对各级护理质量指标的查询与分析。如图 9-2-8 示例,对于中医专科护理质量的分析,可以通过点击"护理质量控制"下的"质量检查分析"对"专科护理"整体质量情况进行分析;也可逐级细化,

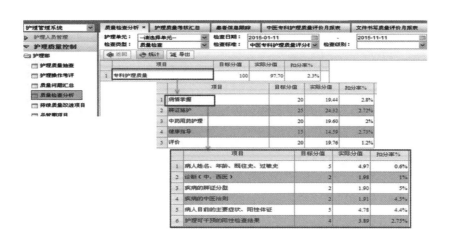

图 9-2-8 护理质量动态查询与分析

实现对终极指标的考核分析,如点击"专科护理质量",可对其子指标(病情掌握、辨证施护、中药用药护理、健康指导、评价)进行分析;点击"病情掌握"可对其6项子指标进行分析。

第三节　中医护理效果评价系统

随着人类步入互联网时代,庞大的信息数据彻底颠覆了人们对传统数据的理解与认知。大数据加速新技术从互联网向更广泛的领域渗透,全面辐射到各行各业,医疗行业也不例外。在医疗服务体系中,护士作出最佳的临床护理决策有赖于正确、实时的信息数据,而这些数据通过以标准结构化的方式呈现,护理工作者可以进行数据的共享和比较,因此,将医院信息系统的所有数据进行整合并分析利用,为护士提供正确的信息以支持临床决策是未来护理管理研究的重要方向。

中医护理效果评价系统的提出正是基于目前时代背景,为充分体现中医护理服务理念和传统优势展开的探索。该系统是通过建立中西医护理知识库,实现疾病与症状、主要辨证施护方法、中医护理技术等中医护理措施相关联,并基于医院信息系统平台,实现医、护一体的临床信息采集,自动完成对护理效果的评价,最终实现以"评估—症状—措施—评价"为导向的个体化护理流程及动态效果评价,体现中医护理"同症异护、异症同护"的服务理念。该系统为护士在临床服务中提供标准化的、个体化的中医护理方案,提高护士工作效率;同时,通过对医疗、护理信息的整合分析,逐步优化中医护理服务方案及服务流程,提升中医护理服务质量。

中医护理结构化电子病历系统由评估、症状、辨证施护方法、中医护理技术、护理效果评价等步骤完成,依赖于医院信息系统和中西医护理知识库相关数据支持,且各数据库之间应建立关联规则,实现信息的及时、准确提取。

【流程图】(图9-3-1)

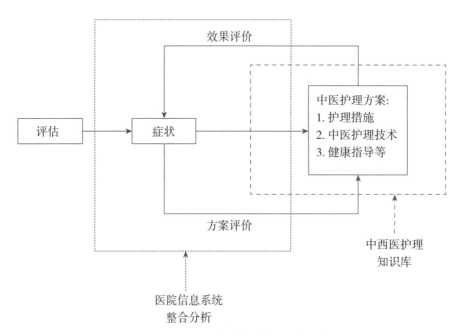

图9-3-1　中医护理效果评价系统流程

【具体步骤】

Step 1　基本信息提取

护士通过选择床号，系统自动提取患者基本信息，包括姓名、性别、年龄、ID、文化程度、入院日期、疾病诊断、症候类型等。

Step 2　评估

按照中医四诊内容进行采集，逐项勾选评估信息。系统根据首次评估内容，提取阳性症状，生成阳性症状评估单，如图 9-3-2 所示。

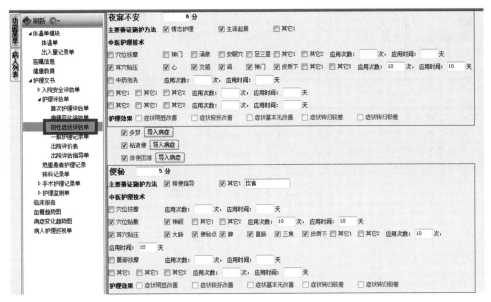

图 9-3-2　阳性症状评估单

Step 3　症状评分

护士根据患者对症状的主观感受，给予症状评分，如图 9-3-3 所示。

图 9-3-3　阳性症状评分

Step 4　选择辨证施护方法

依据患者的疾病中医诊断，结合患者存在的主要症状，系统自动显示对应的辨证施护方法，护士选择适宜的辨证施护方法。例如，若"肺癌"患者有"咳嗽/咳痰"症状，则相应的辨证施护方法出现"体位、咳痰/深呼吸训练、拍背"等选项，护士结合患者实际情况，选择相应的措施及中医护理技术。"辨证施护方法"可以根据患者病情变化，实现手工补充功能。

Step 5　中医护理技术的实施与评价

护士根据患者的辨证分型、主要症状，选择适宜的中医技术。系统通过读取医嘱，提取中医护理技术项目的应用次数及应用时间，如图9-3-4所示。

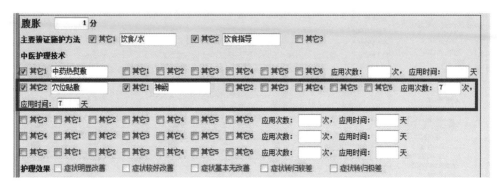

图 9-3-4　中医护理技术的实施

实施后，对中医护理技术"依从性"和"满意度"进行评价，如图9-3-5所示。

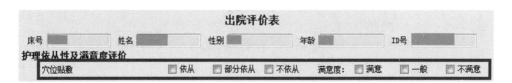

图 9-3-5　中医护理技术的评价

Step 6　中医护理效果评价

中医护理实施效果，根据症状的评分变化，自动形成某一症状改善效果评价，评价指标为"明显改善、较好改善、基本无改善、转归极差"，如图9-3-6所示。

图 9-3-6　中医护理实施效果评价

针对每个症状的评分变化，形成病情变化趋势图，可直观评价患者病情变化趋势，如图 9-3-7 所示。

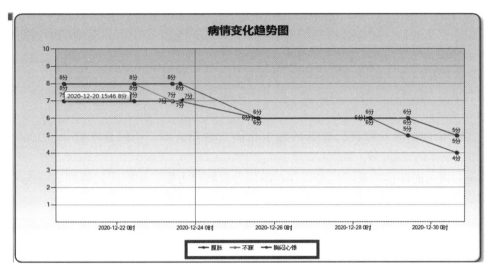

图 9-3-7 病情变化趋势图

该系统的建立可实现以下功能：

1. 依据"评估—症状—措施—评价"，自动生成患者的个体化中医护理方案，并能对方案进行人工调整。

2. 全程记录辨证施护方法、中医护理技术实施的时间、频次、穴位等情况。

3. 综合分析患者各症状改善的情况，包括改善的程度、症状改善的时间等。

4. 通过症状改善情况，对辨证施护方法、中医护理技术进行分析、改进。

（张素秋　石福霞）

主要参考文献

刘志君，陈燕，晏峻峰．国内外护理信息学发展现状及问题探讨，第一届中国中医药信息大会论文集，2014．

秀丽．对我国护理信息化标准建设的思考．护理学杂志，2013，28（4）：86-87．

张艳，毛树松，范德兰，等．物联网在临床护理中的应用．护理学杂志，2012，27（23）：79-80．

巩玉秀．加强护理信息化建设，促进护理工作的质量和效率．中国数字医学，2009，4（5）：11-12．

王宁，胡琬．国内医院信息系统标准化存在的问题及解决方案．中国医院管理，2005，25（10）：37-39．

肖开晚．医院信息化标准之痛．当代医学，2006，2（3）：82-84．

许燕．国内外护理信息化实践现状．中国护理管理，2010，10（5）：11-14．

刘静，臧渝梨，娄凤兰．护理信息学与信息的标准化．中国实用护理杂志，2009，25（5）：72-74．

程薇．对发展我国护理信息化建设的思考．中华护理杂志，2006，41（6）：533-534．

曹世华，章笠中，许美芳．护理信息学．杭州：浙江大学出版社，2012．

Lin CJ，Cheng SJ，Shih SC，et al．Discharge Planning．International Journal of Gerontology，2012，6（4）：237-240．

Henke RM，Karaca Z，Jackson P，et al．Discharge Planning and Hospital Readmissions．Med Care Res Rev，2017，74（3）：345-368．

秦虎，时艳博，王帅同．基于结构化电子病历的医疗质量管理系统应用研究．中国数字医学，2020，15（02）：13-14，17．

田伟．中国骨科大手术静脉血栓栓塞症预防指南．中华骨科杂志，2016，36（2）：65-71．

赵玉沛．中国普通外科围手术期血栓预防与管理指南．中华外科杂志，2016，54（5）：321-327．

高小雁，高远，秦柳花．医院内骨科静脉血栓栓塞症护理与管理．北京：北京大学医学出版社，2020．

李小鹰．内科住院患者静脉血栓栓塞症预防中国专家建议．中华老年医学杂志，2015，34（4）：345-352．

王深明．深静脉血栓形成的诊断和治疗指南（第三版）．中国血管外科杂志电子版．2017，9（4），250-257．

Guidelines for the Early Management of Patients With Acute Ischemic Stroke：2019 update to the 2018 Guidelines for the Early Management of Acute Ischemic Stroke．Stroke，2019，50（12）：3331-3332．

林丹，于卫华．误吸风险评估工具的研究进展．护理研究，2013，27（32）：3601-3603．

刘华平，巩玉秀，么莉，等．护士人力资源现状分析和配置标准研究．中国护理管理，2005，5（4）：22-25．

范玲，徐阳，王诗尧．信息化管理在护理人员绩效分配中的应用与体会．中国护理管理，2011，11（8）：8-9．

王建荣．输液治疗护理实践指南与实施细则．北京：人民军医出版社，2012．

王银虎，齐俊传，张行坤．信息化管理系统在血液净化临床中的应用探讨．中国医疗设备，2019，34（003）：109-112.

Suk KH，Sungho K，Hyehyeon K，et al．Dialysis Net：Application for Integrating and Management Data Sources of Hemodialysis Information by Continuity of Care Record．Healthcare Informatics Research，2014，20（2）：145-151.

冷波，王树忠，王蓉，等．一体化移动血液净化信息系统的设计与实现．中国数字医学，2018，13（1）：44-45，90.

彭莉，刘絮卿，金圣海，等．血液透析信息管理系统的设计与实现．中国数字医学，2017，6：39-41.

林晓斐．《中国居民营养与慢性病状况报告（2015年）》发布．中医药管理杂志，2015，13：89-89.

郭岩松．《中国慢性病防治工作规划（2012-2015年）》印发．中国医药导刊，2012，14（7）：1100.

刘登，潘毅慧，王丽萍，等．上海市基层社区家庭病床服务与利用情况调研．中国卫生质量管理，2019，26（02）：1-3，12.

麦艳冰，罗嘉莉，熊志琴，等．社区家庭病床病人护理安全评价指标体系的构建．护理研究，2018，32（4）：551-555.

姚能亮．中国居家医疗的服务模式探索．中国全科医学，2020，23（12）：1455-1458.

张洪君．临床护理与管理信息化实践指南．北京：北京大学医学出版社，2016.

章敏，周素素，谢言虎，等．CONCERT-CL闭环靶控输注系统在腹腔镜胃肠手术麻醉中的应用．国际麻醉学与复苏杂志，2017，38（08）：695-698.

陈敏，平永美，蓝丽霞，等．手术麻醉信息系统在实现麻醉流程闭环管理中的作用．中医药管理杂志，2020，28（20）：55-56.

王冉，李斌．手术麻醉信息系统的构建及应用．护理学杂志，2013，28（018）：22-23.

魏革，窦建洪，刘晓辉，等．手术室移动护理信息系统的设计与应用．中华护理杂志，2015，50（02）：198-200.

韦金翠．云计算下手术室移动护理信息系统的构建与临床应用评价．南京中医药大学，2017.

李雪静，魏彦姝，张明霞，等．移动护理信息系统在手术室质量管理中的应用．中国护理管理，2012，12（11）：63-66.

胡琪．云计算下手术室移动护理信息系统的构建与应用．中医药管理杂志，2020，28（01）：62-63.

WS 310.1-2016 医院消毒供应中心 第一部分：管理规范

WS 310.2-2016 医院消毒供应中心 第二部分：清洗消毒及灭菌技术操作规范

WS 310.3-2016 医院消毒供应中心 第三部分：清洗消毒及灭菌监测标准